AF435341

MANUAL DE MEDICINA SUBACUÁTICA

Director de la obra:
Manuel Salvador Marín

Codirectores:
Eladio Collado Boira
Vicente Aguilella Fernández

Es propiedad de: © 2022 Amazing Books S.L. www.amazingbooks.es

Director editorial: Javier Ábrego Bonafonte

Razón social: C/ Rosa Chacel N.º 8 escalera 1º oficina 4º C. 50018 Zaragoza – España

Primera edición: Septiembre 2022

ISBN: 978-84-17403-97-3

Depósito Legal: Z 1207-2022

Cómo citar este libro: MANUAL DE MEDICINA SUBACUÁTICA. Manuel Salvador Marín, Eladio Collado Boira, Vicente Aguilella Fernández. Editorial Amazing Books, ISBN: 978-84-17403-97-3

Las ilustraciones de este libro han sido elaboradas y redibujadas por Adrexy Álvarez.

Nota del Director: durante los años 90 fui médico de la FASCV e integrante del equipo médico de FEDAS, durante ese tiempo recogí de mis compañeros y de los buceadores multitud de fotos de lesiones ocurridas durante la práctica del buceo que después utilizaba en mis charlas.

Aún conservo las diapositivas y las imágenes escaneadas, algunas de las cuales he utilizado en este libro, he intentado atribuirlas correctamente a sus autores, pero dado el tiempo transcurrido y la pérdida de algunas notas, es posible que me haya equivocado, y en alguna no figura su autor, por ello pido disculpas de antemano.

Para cualquier aclaración al respecto diríjanse escribiendo a la siguiente dirección de e-mail: info@amazingbooks.es

AMAZING BOOKS S.L. dispone de un repositorio en su web en donde se puede acceder a las «fe de erratas» o «fe de errores» de sus publicaciones cuando son detectadas tras la impresión del libro. A dicho repositorio se puede acceder a través del link con su PC o con un smartphone haciendo la lectura a través del código QR.

Introducción

La preparación de este manual de Medicina Subacuática se gestó durante el curso 2020-21 del Postgrado de Especialización en Medicina Hiperbárica y Subacuática de la Universitat Jaume I –UJI– de Castelló, con el objeto de que los alumnos dispusieran de un compendio donde pudieran recuperar y consultar fácilmente las enseñanzas que habían recibido *online*.

Las lecciones *online* se reestructuraron y completaron dándoles el formato de capítulos de libro, aportándoles nuevo material y referencias bibliográficas, en aquellos en los que nos pareció necesario, y añadiéndoles enlaces QR con vídeos de técnicas y prácticas, lo que además nos permite efectuar nuevas aportaciones y actualizaciones periódicas.

En la redacción de los capítulos han colaborado físicos, médicos, enfermeros, técnicos, policía subacuática del GEAS, forenses… todos ellos implicados desde hace años en nuestro país en el terreno de la fisiopatología de la inmersión, diagnóstico y tratamiento de los accidentes disbáricos, lesiones e intoxicaciones por animales marinos e investigación policial y forense de los accidentes fatales.

Todos aquellos que venían dedicándose vocacionalmente a tener operativas las escasas cámaras hiperbáricas del territorio español, diagnosticando y tratando los accidentes, y los dedicados a investigar, registrar y determinar las causas de los fallecimientos, ahora agrupados en la Asociación Española de Medicina Hiperbárica y Subacuática –ASEMHS–, se prestaron generosamente a colaborar en el proyecto de forma desinteresada y entre todos reunimos una importante casuística y experiencia.

Esperamos que este manual cumpla las expectativas de los lectores deseosos de profundizar en la Medicina Subacuática y agradecemos a nuestras familias su paciencia y comprensión por el tiempo que les hemos sustraído y por todas aquellas cosas que nuestro trabajo les impidió llevar a cabo.

Sin el soporte de la Facultad de Ciencias de la Salud y la Fundación Universidad Empresa –FUE– de la Universitat Jaume I no hubiera sido posible ni este manual ni los cursos de postgrado, por lo que les estamos muy reconocidos.

Y al final de estos agradecimientos, pero en absoluto en último lugar, nuestro sincero reconocimiento a D. Javier Ábrego y a Amazing Books, por su incondicional ayuda y confianza en nuestro proyecto y por habernos abierto un mundo absolutamente nuevo en la edición de libros y difusión del conocimiento.

Índice de contenidos

Adscripción del equipo de autores

DIRECTOR DE LA OBRA

Dr. Manuel Salvador Marín

Unidad Terapéutica Hiperbárica en Hospital Gral. Univ. de Castellón

CODIRECTORES

Prof. Dr. Eladio Collado Boira

Decano de la Facultad de Ciencias de la Salud de la UJI

Prof. Dr. Vicente Aguilella Fernández

Catedrático de Física Aplicada. Jefe de Laboratorio de Biofísica Molecular. Universitat Jaume I

COLABORADORES

D. Fernando Aguirre

Cabo Iº Jefe del GEAS (Guardia Civil)

D. Leonardo Alperi

Unidad Terapéutica Hiperbárica. Hospital Gral. Univ. de Castellón

Dr. Joan Miquel Batle

Unidad Hiperbárica MEDISUB. Clínica Juaneda. Palma de Mallorca

Dña. Margarita Bertolín

Unidad Terapéutica Hiperbárica. Hospital Gral. Univ. de Castellón

Dr. Josep María Casadesús

Servicio de Patología Forense. Instituto de Medicina Legal y Ciencias Forenses de Cataluña

D. Óscar Gómez

Técnico Camarista. Unidad Terapéutica Hiperbárica. Hospital Gral. Univ. de Castellón

Dr. Josep María Inoriza

Unidad Hiperbárica. Hospital de Palamós

Dr. Francisco Llopis

Médico de Urgencias. Unidad Terapéutica Hiperbárica. Hospital Gral. Univ. de Castellón

Dr. Javier Madero

Médico Intensivista. Unidad Hiperbárica Consorcio Hospital Provincial de Castellón

Dr. Pablo Puerto

Cirujano. Unidad Hiperbárica del Hospital Universitario de Canarias

Dr. Emilio Salas

ORL, Unidad Hiperbárica del Hospital San Carlos. San Fernando (Cádiz)

Dra. Eva Sanz

Médico RHB. Centro GF (Madrid)

Dr. Juan Traver

Médico Generalista. Unidad Terapéutica Hiperbárica. Hospital Gral. Univ. de Castellón

Dr. Pere Ureta

Médico de Urgencias. BARIMED

CAPÍTULO 1

LEYES FÍSICAS EN EL AMBIENTE SUBACUÁTICO E HIPERBÁRICO

Prof. Dr. Vicente Aguilella

CONTENIDOS ADICIONALES:
LEYES FÍSICAS EN EL AMBIENTE SUBACUÁTICO
E HIPERBÁRICO

CAPÍTULO 1

LEYES FÍSICAS EN EL AMBIENTE SUBACUÁTICO E HIPERBÁRICO

Prof. Dr. Vicente Aguilella

En este capítulo se describen algunas leyes físicas que intervienen en la fisiología humana cuando nuestro organismo se encuentra en un ambiente subacuático (buceo profesional o deportivo) o hiperbárico (sometido a presiones superiores a la atmosférica habitual debido a las condiciones de trabajo o al tratamiento en una cámara hiperbárica, como se verá más adelante). Estas leyes físicas tienen que ver, en primer lugar, con las variaciones de presión que se producen con la profundidad dentro del agua y con los efectos del aumento de la presión en la mezcla de gases que respiramos. En segundo lugar, con el efecto de la presión externa sobre la cantidad de gases disueltos en los vasos sanguíneos y en otros tejidos. La física de la transmisión del sonido y la propagación de la luz en el agua también se menciona, aunque su importancia es mucho menor.

1.1 Presión y unidades de medida

Se define la presión (P) como el cociente entre una fuerza (F) y el área de la superficie sobre la que actúa (S): $P = F / S$. Esa fuerza puede tener orígenes diversos: los choques de las moléculas de un gas contra las paredes donde se contiene, la tensión en las paredes de una arteria, el peso (fuerza de atracción de la tierra) del fluido, entre otros más. Esta presión debida al peso de un fluido (líquido o gas) es la que tiene más interés para nosotros. La presión atmosférica a la que estamos habituados (1 ata a nivel del mar) no es más que la presión debida al peso del aire que hay en la atmósfera terrestre y su disminución con la altura sobre el nivel del mar se debe a la menor cantidad de aire que hay por encima de una cierta altura. De modo análogo, la presión en un líquido como el agua de mar aumenta con la profundidad por ser mayor el peso total del agua por encima de esa profundidad.

Como se muestra en la Tabla 1, la variación de la presión con la altura sobre el nivel del mar y la variación con la profundidad en el agua son muy distintas debido a la enorme diferencia de las densidades del agua (1000 kg/m^3) y del aire (1,29 kg/m^3, a nivel del mar y temperatura ambiente). Una regla práctica muy útil para cálculos rápidos es tomar una disminución de la presión de 0,1 ata cada 1000 m de altitud y un aumento de 1 ata cada 10 m de profundidad.

Tabla 1

Variación de la presión con la altura sobre el nivel del mar y con la profundidad en el agua

Altitud (m)	Presión (ata)	Profundidad (m)	Presión (ata)
0	1	0	1
1000	0,89	10	2
2000	0,78	20	3
3000	0,69	30	4
4000	0,61	40	5
5000	0,52	50	6

1.2 Unidades absolutas del Sistema Internacional y unidades técnicas o de manómetro

Puesto que en la vida en nuestro planeta siempre está presente la presión atmosférica, es habitual para muchas aplicaciones prácticas referirse no a la presión absoluta, sino a la diferencia entre dicha presión absoluta y la presión atmosférica. Esa diferencia se conoce como presión relativa, presión manométrica o, en los textos en inglés, *gauge pressure*.

$$P \text{ manométrica} = P \text{ absoluta} - P \text{ atmosférica}$$

La unidad de la presión en el Sistema Internacional (SI) es el newton (N) por metro cuadrado (m^2) y recibe el nombre de pascal (Pa). 1 Pa es una presión muy pequeña en comparación con la presión atmosférica a nivel del mar (que es aproximadamente 10^5 Pa o 100 kPa). Sin embargo, hay otras unidades que se emplean con más frecuencia y que se recogen en la Tabla 2. Algunas de esas unidades hacen referencia a la longitud de una columna de líquido —generalmente mercurio (Hg) o agua— ya que, como veremos a continuación, la presión debida a una columna de líquido es proporcional a su altura. En la misma tabla aparecen ciertas unidades de presión (bar, mca, msw) que se emplean casi exclusivamente para expresar la presión barométrica o relativa. Las presiones relativas en el cuerpo humano (como la tensión arterial, la tensión ocular, etc.) suelen expresarse en mmHg o en cm H_2O.

Tabla 2
Unidades de presión

Unidad	Definición
Pascal (Pa)	N/m^2
Atmósfera (ata)	P del aire a nivel del mar (101,3 kPa)
«kg fuerza» o «kg»	kg/cm^2
mmHg (Tor)	P de una columna de 1 mm de mercurio
cm H_2O	P de una columna de 1 cm de agua
psi	peso de 1 libra/pulgada^2
bar	10^5 Pa (100 kPa)
msw	P de una columna de 1 m de agua de mar

Figura 1

Imagen de un manómetro de los utilizados para medir la presión relativa (*gauge*) en nuestra cámara hiperbárica. Nótese el uso de las unidades «bar» y «msw»

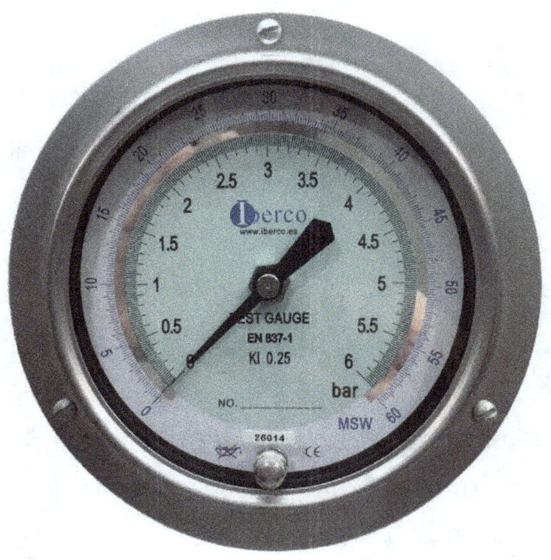

Fuente: Manuel Salvador

Para facilitar la conversión de presiones de unas unidades a otras se facilita la siguiente tabla con factores de conversión en la que se han resaltado los de uso más frecuente:

Tabla 3

Factores de conversión entre las diferentes unidades de presión

	kPa	ata	bar	mmHg	cm H_2O	psi	mca	msw
kPa =	1	$9,87\times10^3$	0,01	0,75	10,2	0,145	0,102	0.1
ata =	101,3	1	1,013	760	1030	14,7	10,33	10.1
bar =	100	0,987	1	750	1020	14,5	10,2	10
mmHg	0,133	$1,32\times10^3$	$1,33\times10^3$	1	1,36	$1,93\times10^2$	$1,36\times10^2$	$1,33\times10^2$
cmH_2O	0,098	$9,68\times10^4$	$9,68\times10^4$	0,736	1	$1,42\times10^2$	0,01	$0,98\times10^2$
psi =	6,89	$6,8\times10^2$	$6,89\times10^2$	51,7	70,3	1	0,70	0,69
mca =	9,8	0,10	0,1	76,5	102	1,48	1	0,98
msw =	10	$9,87\times10^2$	0,1	7,5	102	1,45	1,02	1

Una equivalencia entre unidades útil para recordar es la siguiente: 1 bar = 10 msw = 1 ata = 100 kPa = 760 mmHg.

1.3 Presión atmosférica y presión hidrostática

Los líquidos, a diferencia de los gases, son muy poco compresibles (habitualmente, se consideran incompresibles) y, como consecuencia, la presión ejercida sobre un punto de un líquido en equilibrio se transmite con igual intensidad en todas las direcciones y a todos los puntos de este. Esto se conoce como el Principio de Pascal. Constituye el fundamento de las prensas hidráulicas, elevadores o accionadores hidráulicos, etcétera.

Veamos con un ejemplo sencillo cómo varía la presión con la altura (o la profundidad) en un líquido. La Figura 2 muestra un recipiente con un líquido en el cual existe una diferencia de presión entre un punto cualquiera de la superficie y otro punto situado a una profundidad h.

Figura 2
Variación de la presión con la altura en un líquido

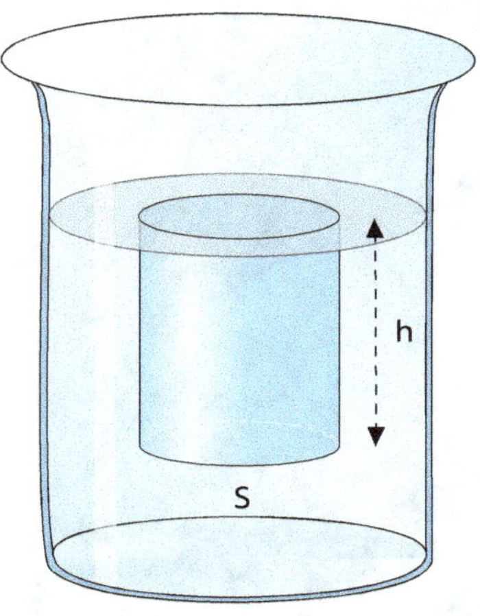

Esa diferencia de presiones (Δp) se debe exclusivamente al peso del líquido que hay entre ambos puntos separados por la distancia vertical h. Consideremos un cierto volumen de líquido $V = S\,h$. Su peso es la masa m por la aceleración de la gravedad g, es decir, mg, y esa masa puede expresarse como el producto del volumen V por la densidad del líquido ρ, es decir, $mg = \rho\,S\,h\,g$. Dividiendo esa fuerza por la superficie S sobre la que actúa llegamos a la diferencia de presiones que buscamos:

$$\Delta p = \rho\,h\,g$$

Esta proporcionalidad entre presión y columna de un líquido es el origen de varias de las unidades que acabamos de ver. En los gases (por ejemplo, en el aire), la relación entre Δp y h deja de ser lineal, ya que la densidad del gas varía considerablemente con la presión. No obstante, para pequeñas altitudes sirve la regla práctica de 0,1 ata menos cada 1000 m de altitud.

Ejemplo

La presión a la que está sometido un buceador aumenta 1 atmósfera (1 ata) cada 10 m de profundidad (es la aproximación habitual de 1 ata ≈ 1 bar = 10 msw). En la superficie del agua tendremos 1 ata. A 90 m de profundidad, la presión será de 10 ata. A esos 90 m, un manómetro registraría 9 bar (que es la presión relativa).

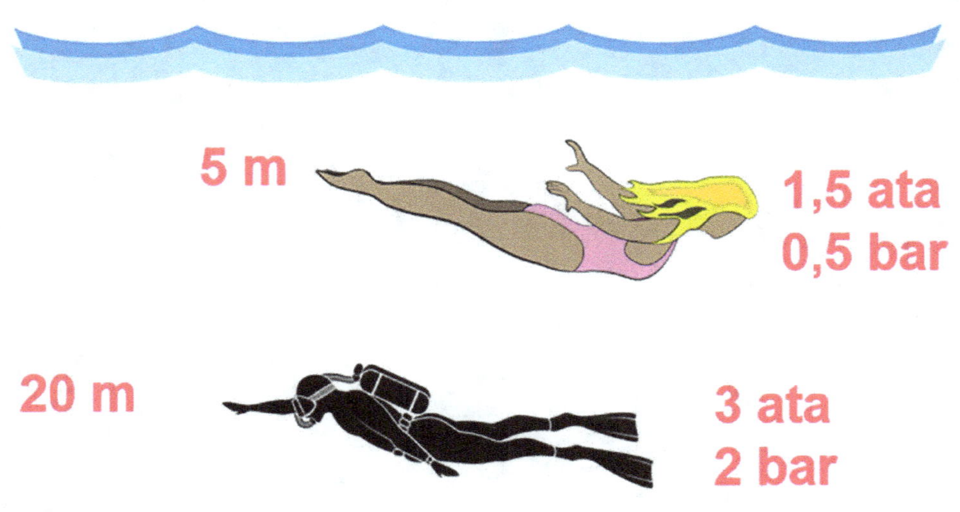

A una profundidad de 1 m, la presión hidrostática del agua (unos 74 mmHg) ya es suficiente para impedir la respiración normal del aire atmosférico (1 ata) debido a la fuerza externa que han de vencer los músculos responsables de la ventilación. Esto hace inviable el uso de un esnórquel para el buceo, aunque se haga a poca profundidad. Por este motivo, los tubos de esnórquel no suelen superar los 35-45 cm.

Figura 4

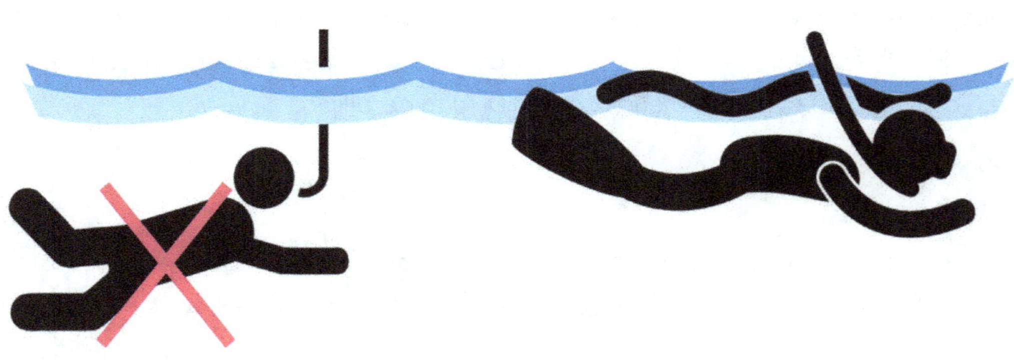

MANUAL DE MEDICINA SUBACUÁTICA

1.4 Ley de Boyle

Todos los gases se comportan igual a presiones y temperaturas con relevancia fisiológica. En estas condiciones, satisfacen la misma relación entre la presión (P), su volumen (V) y la temperatura absoluta (T) (expresada en la escala Kelvin, en la que $0\ ^{\circ}C = 273\ K$ y $100\ ^{\circ}C = 373\ K$). Esta relación se llama ley universal de los gases ideales y se expresa como:

$$P\,V = n\,R\,T$$

En la expresión anterior R es una constante ($8,31\ J\ mol^{-1}\ K^{-1}$) y n es el número de moles de gas, proporcional a la masa de gas contenida en ese volumen. Una consecuencia de esta ley es que, si se mantiene la temperatura constante, la presión y el volumen de una cierta cantidad de gas son inversamente proporcionales. Esta relación se conoce como **ley de Boyle**.

$$P\,V = \text{constante}$$

Si comparamos los volúmenes a dos presiones diferentes tendremos la relación:

$$P_1\,V_1 = P_2\,V_2 \qquad\qquad \text{o bien: } P_1\,/P_2 = V_2\,/V_1$$

Puesto que la temperatura corporal se mantiene prácticamente constante, los volúmenes gaseosos de las cavidades aéreas no rígidas del organismo disminuyen en proporción inversa a la presión externa sobre ellos. Esa variación es pequeña con la altitud sobre el nivel del mar, pero considerable con la profundidad dentro del agua (Figura 5).

En condiciones subacuáticas, el efecto de la presión externa sobre el volumen de los pulmones y del oído medio es extraordinariamente importante. El volumen de aire en los pulmones se reduce a la mitad al descender sin respirar desde la superficie hasta los 10 m de profundidad. La figura siguiente ilustra estas variaciones de volumen.

Figura 5

Variación de un volumen gaseoso con la presión debida a la altitud sobre el nivel del mar (en azul) o debida a la profundidad en el agua (violeta) suponiendo que la temperatura no cambia

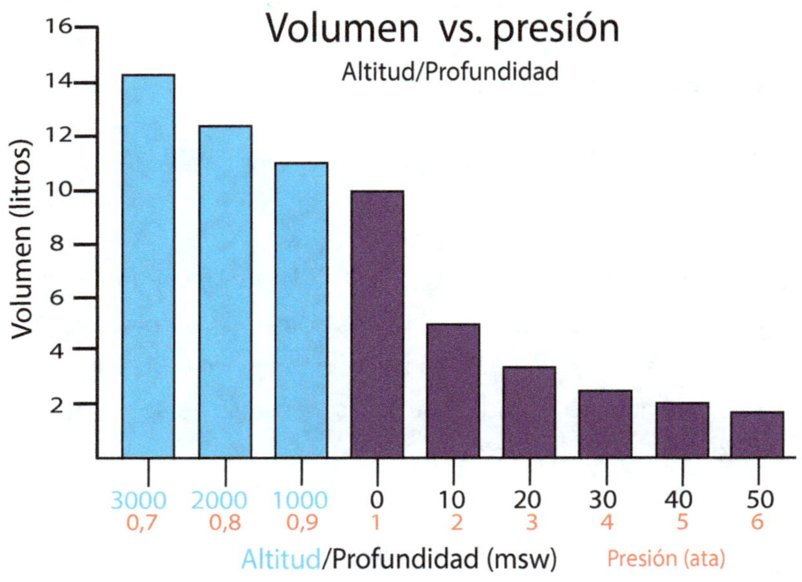

Figura 6

Variaciones con la profundidad del volumen del aire en los pulmones (en condiciones de apnea) y de cualquier otro volumen gaseoso cerrado (como puede ser una burbuja de gas que asciende a la superficie)

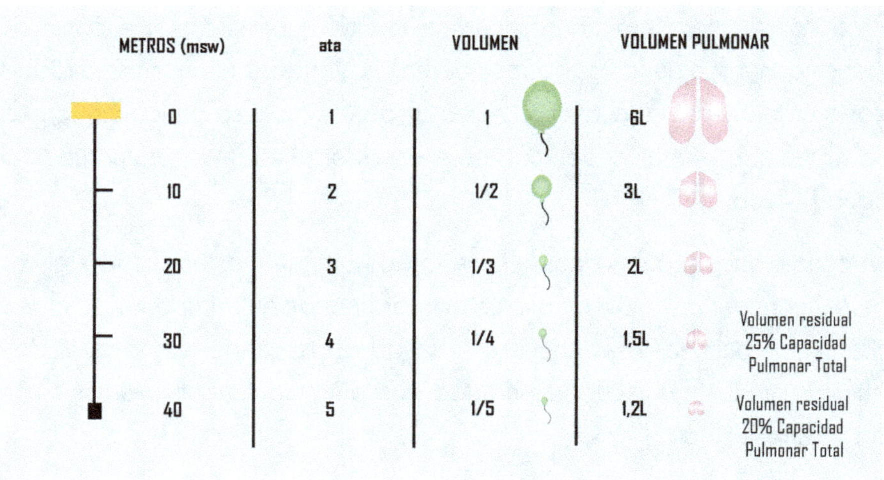

Posteriormente, al hablar de la flotabilidad, veremos qué consecuencias tiene esta disminución de volumen del aire de los pulmones de un buceador en apnea (que contiene la respiración durante una inmersión) al aumentar la presión hidrostática. Nótese que la ley de Boyle se aplica a una masa de gas determinada (como sucede con el aire en los pulmones de un apneísta o de un buceador con equipo autónomo que contiene la respiración).

En el buceo autónomo, la regla de oro es «no dejar de respirar». Contener la respiración durante el ascenso es un motivo de accidente que puede ser mortal. Si un buzo se encuentra a 20 m respirando aire a la presión de 3 ata (es decir, la presión ambiental, la del agua a esa profundidad) y emerge conteniendo la respiración, el aire que llenaba sus pulmones a 3 ata ocupará un volumen 3 veces mayor en condiciones de 1 ata (superficie). El barotrauma pulmonar es más que probable.

El ejemplo anterior se entiende mejor si tenemos presente que en el buceo autónomo la presión del aire respirado y la presión ambiental (la presión hidrostática a esa profundidad) son la misma. Esa es la función que realiza el regulador del equipo autónomo. Por lo tanto, el volumen de los pulmones no cambia (Figura 7). A pesar del papel del regulador, aunque el volumen respiratorio en profundidad es el mismo que en la superficie, la presión y la densidad del gas es mayor. Por tanto, la ventilación requiere mayor esfuerzo al tener que mover una mayor masa de aire, lo cual limita la capacidad de trabajo del buzo.

Omitimos aquí otros detalles relacionados con la posición del buceador en el agua (vertical u horizontal) y la diferente presión hidrostática según la profundidad a la que se encuentren las distintas partes del cuerpo. Aunque estas variaciones son en apariencia de escasa magnitud, pueden tener importancia para la estabilidad del buceador.

Para terminar este apartado, mencionemos que otra consecuencia de la ley universal de los gases ideales es la proporcionalidad entre la temperatura y la presión de un gas que ocupa un volumen determinado: $P = (n\,R\,/\,V)\,T$. La compresión de un gas hace que aumente su temperatura y, a la inversa, la expansión de un gas da lugar a su enfriamiento. Cuando se comprime aire para cargar una botella de buceo (por ejemplo, hasta 200 bar), se calienta. Hay que refrigerar la botella para conseguir un llenado más efectivo (Figura 8).

Figura 7

Variaciones con la profundidad del volumen del aire en los pulmones. Panel izquierdo: en condiciones de apnea. Panel derecho: con un equipo autónomo de buceo

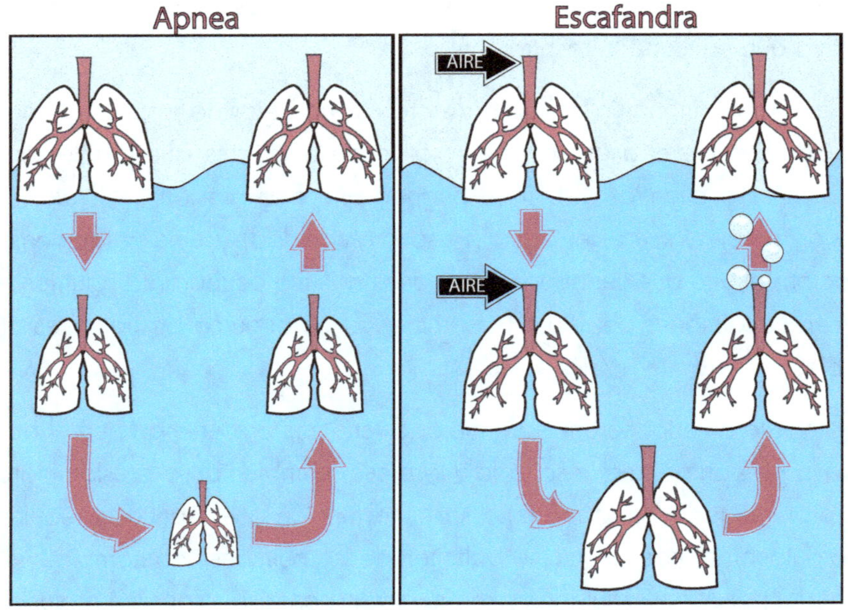

Figura 8

Armario de seguridad para la carga de botellas de buceo de acuerdo con la actual legislación. A la derecha, sistema antiguo con cubo con agua para enfriar la botella, hoy prohibido por la falta de seguridad

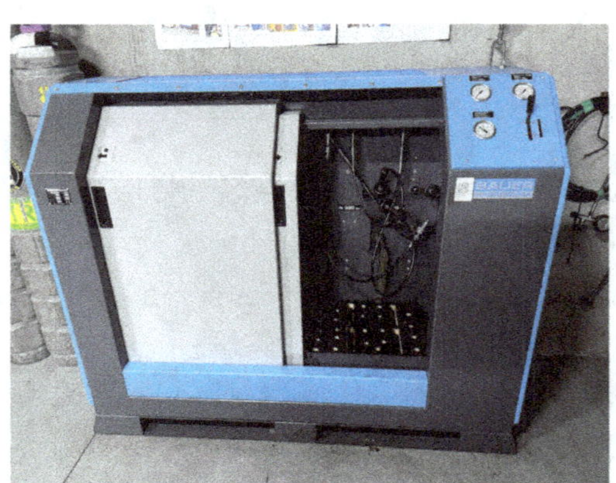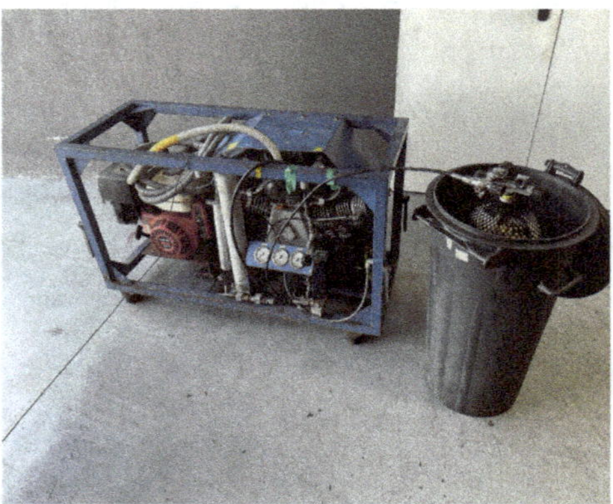

Fuente: REPROSUB

1.5 Ley de Dalton o de las presiones parciales

El aire que respiramos es una mezcla de varios gases entre los que el oxígeno es el que desempeña el papel más importante en nuestra fisiología, aunque también el nitrógeno adquiere relevancia a presiones elevadas o cuando la presión externa disminuye bruscamente en el ascenso a la superficie de un buzo. Para poder tener en cuenta el efecto de cada gas es necesario tener presente la ley de Dalton, que se aplica a una mezcla de gases y se puede enunciar del modo siguiente:

La presión ejercida por una mezcla de gases es la suma de las presiones parciales que ejercería cada uno de los gases si fuera el único que ocupara el volumen total de la mezcla a la misma temperatura.

De modo que la presión del aire es la suma de las presiones parciales de los gases que lo componen (O_2 y N_2, en mayor medida, y otros pocos gases en mucha menor proporción).

$$P_{aire} = P_{O_2} + P_{N_2} + P_{N_2} + P_{Ar} + P_{CO_2} + P_{H_2O}$$

La presión parcial de cada gas es proporcional al porcentaje en moles de dicho gas en la mezcla. Si la fracción de moles del gas *(g)* sobre el total es F_g, la presión parcial de ese gas en una mezcla de presión total *P* será:

$$P_g = F_g \, P$$

De modo que: $\qquad\qquad F_g = P_g \,/\, P$

o expresado de otro modo: $\quad P = P_g \,/\, F_g$

En la Figura 9 se pueden ver las presiones parciales y la presión total del aire atmosférico en kPa. El cociente de cada presión parcial y la presión total nos da la proporción en moles de cada gas en la mezcla (para el O_2 y N_2, por tener pesos moleculares similares, la proporción en peso es prácticamente igual a la proporción en moles).

$$F_{O2} = P_{O2} \,/\, P = 20,9 \,/\, 101,3 = 0,21 \qquad\qquad (21\ \%)$$

$$F_{N2} = P_{N2} \,/\, P = 78,1 \,/\, 101,3 = 0,77 \qquad\qquad (77\ \%)$$

Presión total del aire atmosférico (101.3 kPa) y presiones parciales de los gases presentes habitualmente en el aire

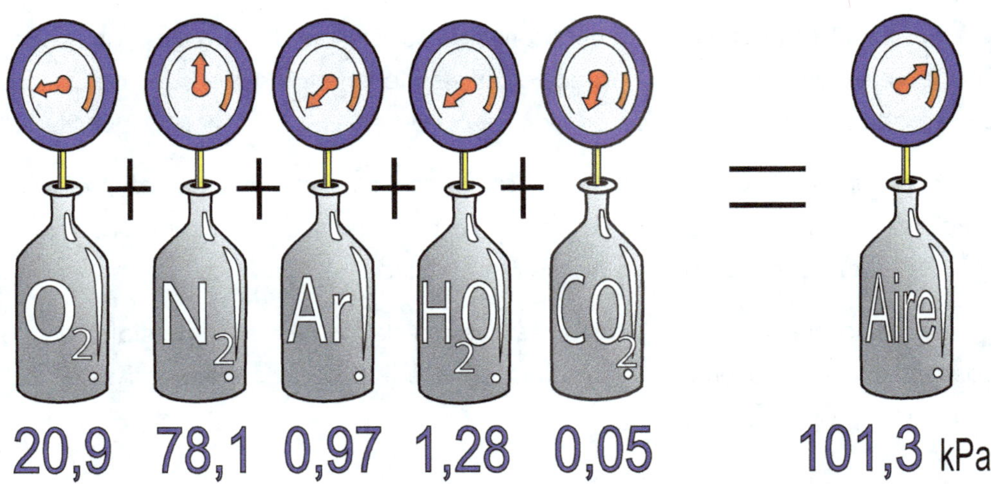

Ejemplos

1. ¿Cuál es la presión parcial de oxígeno P_{O2} en el aire que un buceador respira a 30 metros de profundidad?

$$F_{O2} \text{ del aire} = 0,21$$

Presión ambiente a -30 metros = 4 ata (1 ata atmosférico + 3 ata P hidrostática).

Usamos la relación anterior $P_g = F_g\, P$ y así obtenemos:

$$P_{O2} = 0,21 \times 4 \text{ ata} = 0,85 \text{ ata}$$

2. ¿Qué P_{O2} respira el enfermero en el interior de una cámara hiperbárica a 18 msw?

$$F_{O2} \text{ del aire} = 0,21$$

Presión ambiente a 18 msw = 2,8 ata (1 ata atmosférico + 1,8 ata P hidrostática correspondientes a los 18 msw).

Usamos la relación anterior $P_g = F_g\, P$ y así obtenemos:

$$P_{O2} = 0,21 \times 2,8 \text{ ata} = 0,59 \text{ ata}$$

Conocer las presiones parciales de cada gas a una determinada profundidad es esencial para valorar posibles riesgos, ya que la toxicidad de un gas depende de su presión parcial en los pulmones. Un gas inocuo, como el N_2 cuando se respira aire a presión atmosférica, puede resultar tóxico a presiones elevadas. Algo parecido sucede con el O_2 si alcanza presiones parciales tóxicas para el organismo.

El oxígeno resulta tóxico cuando su presión parcial excede los 1,7 ata. Esta presión parcial P_{O2} se alcanza cuando se respira aire a una presión ambiental equivalente a una profundidad superior a 70 m (cuando $0,21\, P = 1,7$ ata, resulta $P = 1,7 / 0,21 = 8,1$ ata). Sin embargo, al respirar aire, los efectos de la narcosis por nitrógeno aparecen a partir de $P_{N2} = 4$ ata equivalente a una profundidad de -40 m (siendo $P_{N2} = 0,79$, resulta $P = 4 / 0,79 = 5$ ata).

1.6 Solubilidad de gases en líquidos: ley de Henry

La ley de Henry establece que la solubilidad de un gas en un líquido es proporcional a la presión parcial de ese gas en contacto con el líquido. Se entiende por solubilidad la máxima concentración C_g de un gas disuelto en un líquido cuando se alcanza el equilibrio (es decir, en condiciones de saturación). Podemos expresar esta ley introduciendo como constante de proporcionalidad la llamada constante de Henry (K_H) y escribirla así:

$$P_g = K_H\, C_g$$

Es decir, para un cierto gas en contacto con un líquido a una temperatura determinada, *cuanto mayor sea la presión parcial externa, mayor será la concentración de gas disuelto cuando se alcanza el equilibrio.*

La constante de Henry depende del gas y del líquido en cuestión. Además, K_H aumenta con la temperatura. Por lo tanto, si se mantienen el resto de las condiciones fijas, una mayor T implica mayor K_H y menor C_g. O bien, a la inversa, habrá más gas disuelto a bajas T que a altas. Esta conclusión coincide con la apreciación habitual de que las bebidas carbónicas frías contienen más gas carbónico que cuando se calientan.

Ilustración gráfica del efecto de la presión externa sobre la cantidad de gas disuelto en un líquido. El aumento de P_g hace que la concentración de gas en el líquido, una vez alcanzado el equilibrio, C_g sea mayor

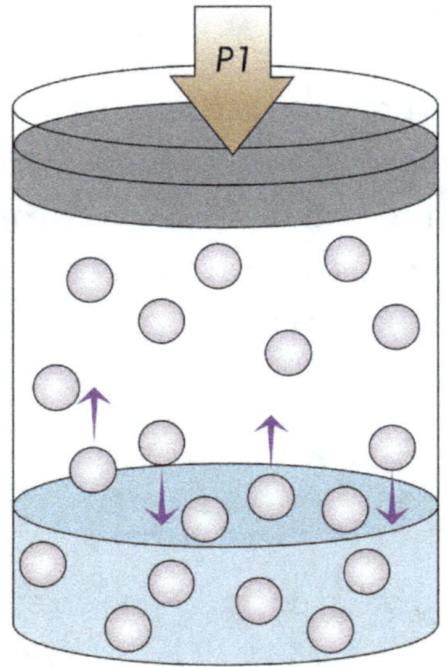

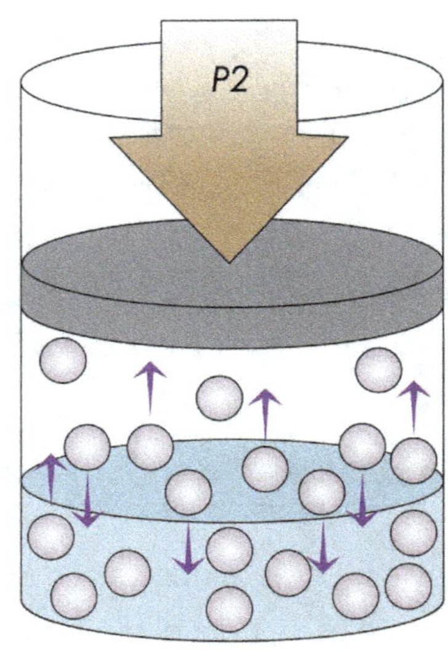

Cada gas tiene una solubilidad distinta en un determinado líquido (es decir, distinta K_H). Y, de forma análoga, para un determinado gas su solubilidad será distinta según el líquido (o el tipo de tejido en el organismo). Por ejemplo, el dióxido de carbono, CO_2, es muy soluble en el agua; el nitrógeno es muy soluble en grasas y aceites, pero menos soluble en agua. La Tabla 4 muestra la diferente solubilidad en la sangre de algunos gases habituales. Por tanto, la concentración de cada uno de esos gases en la sangre no tiene por qué ser la misma, incluso si sus presiones parciales lo fueran. Si se comparan los valores del O_2 y del N_2 vemos que el primero es mucho más soluble (casi el doble) que el segundo.

Tabla 4

Solubilidades de varios gases en la sangre

Gas	Solubilidad (gas/sangre)*
Oxígeno	0,024**
Nitrógeno	0,013
Óxido Nitroso	0,045
Argón	0,26
Anhídrido carbónico	0,6
Helio	0,008

*Solubilidad en ml gas/ml sangre con 100 % de gas y a 17 °C

**No incluye el ligado a la hemoglobina

Junto a la máxima concentración de gas disuelto en un líquido (cuando se produce la saturación), hay otro factor a considerar que es el tiempo necesario para alcanzar esa saturación mediante la difusión del gas hacia el líquido (o desde el líquido hacia afuera si en algún momento la concentración de gas excede la de equilibrio en esas condiciones, es decir, si hay sobresaturación). El tiempo característico necesario depende de la naturaleza del gas, de la del líquido y del gradiente de presión respecto a la presión atmosférica. La ley de Graham establece que la velocidad de difusión de los gases es inversamente proporcional a la raíz cuadrada de sus pesos moleculares.

1.7 Tensión superficial y ley de Laplace

Por la importancia que tiene la formación de cavidades gaseosas en los tejidos, particularmente en la sangre, y los efectos que una embolia gaseosa puede ocasionar, vamos a tratar aquí brevemente de las leyes físicas que relacionan la presión en un fluido con la tensión (fuerza por unidad de longitud) en las paredes que contienen ese fluido.

Las fuerzas de tensión superficial mantienen la cohesión entre las moléculas de la superficie de un líquido. Son las responsables de efectos bien conocidos como la capilaridad y la formación de meniscos en líquidos. Se denomina tensión superficial a la cantidad de energía necesaria para aumentar la superficie del líquido por unidad de área.

También, pueden definirse la tensión superficial como la *fuerza que actúa tangencialmente por unidad de longitud en el borde de una superficie libre de un líquido en equilibrio y que tiende a contraer dicha superficie.*

Ambas definiciones implican que un líquido ofrece resistencia al aumento de la superficie libre. Algunas moléculas, llamadas surfactantes, tienen la propiedad de reducir la tensión superficial del agua. Es lo que sucede con los detergentes o con la mezcla de lípidos y proteínas presente en las paredes alveolares y conocida como surfactante pulmonar.

Las paredes de una burbuja gaseosa en un líquido como la sangre están sometidas a una cierta tensión superficial que tiende a disminuir su superficie, es decir, a reducir el tamaño de la burbuja. Esa fuerza está contrarrestada por la presión del gas contenido en la burbuja (más exactamente, por la diferencia de presiones entre el interior y el exterior de la burbuja). Véase la Figura 11.

Figura 11

Equilibrio de fuerzas en una burbuja. La tensión superficial en las paredes compensa el exceso de presión interior respecto al exterior

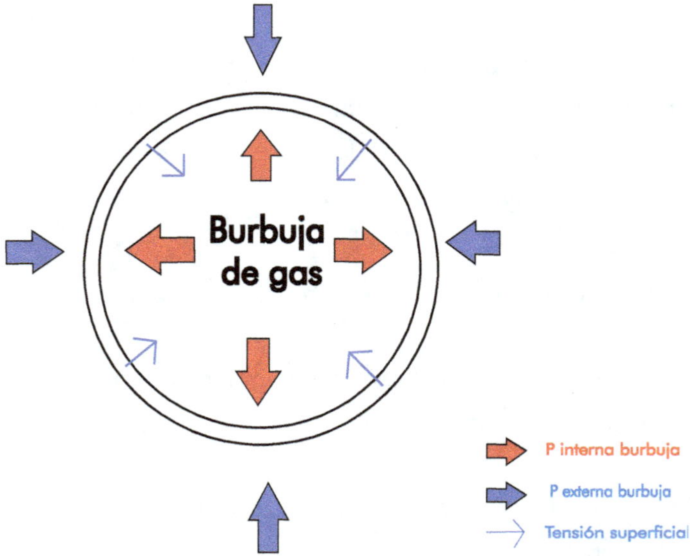

La ley de Laplace establece que la presión interna relativa provocada por las paredes ΔP es proporcional a la tensión g (Fuerza por unidad de longitud) en ellas e inversamente proporcional al radio R de la superficie cilíndrica o esférica. La expresión concreta varía en un factor 2 entre la geometría esférica (gotas, burbujas, alveolos) y la cilíndrica (vasos sanguíneos).

Para una burbuja de radio R como la de la Figura 12 con una tensión superficial en sus paredes γ, la ley de Laplace se expresa así:

$$\Delta P = P_{in} - P_{out} = \frac{2\gamma}{R}$$

Cuanto más pequeña es la burbuja (menor R), mayor es la presión relativa en su interior. A veces, la ley de Laplace suele escribirse relacionando la presión interior en la burbuja P_b con la presión ambiental P_a en el tejido circundante (o en el torrente sanguíneo) y adopta la forma:

$$P_b = P_a + \frac{2\gamma}{R}$$

La Figura 12 muestra gráficamente cómo para la misma presión gaseosa interior, la variación del radio de curvatura de las paredes da lugar a una tensión distinta en ellas que se visualiza mediante un adelgazamiento en el espesor de la pared elástica.

Figura 12

Visualización de la variación de la tensión en las paredes con su radio de curvatura para un mismo valor de ΔP

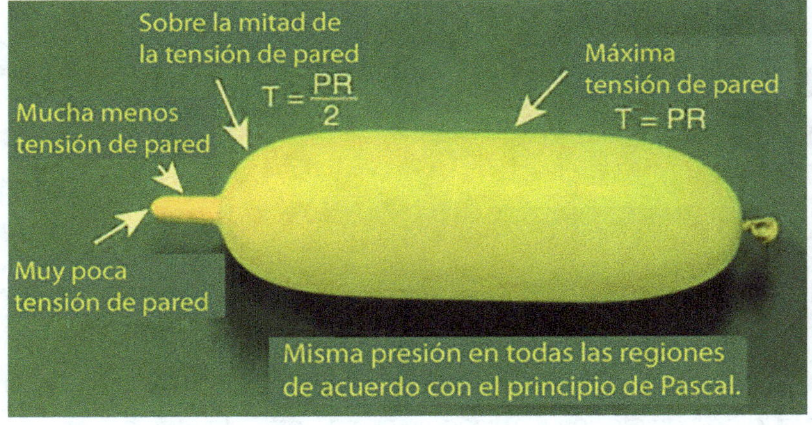

Fuente: Hyperphysics.phy-astr.gsu.edu

En condiciones de una gran sobresaturación, las burbujas se forman *ex novo*, es decir, donde no hay núcleos de gas preexistentes (nucleación *ex novo*). Pero lo más habitual es que se formen a partir de núcleos de gas preexistentes que crecen hasta convertirse en burbujas.

La tensión superficial de la pared de la burbuja hace que tienda a disolverse y que solo actúe como núcleo de gas un cierto tiempo. El contacto con moléculas tensioactivas en su capa exterior le dará, sin embargo, estabilidad mecánica ya que los agentes tensioactivos disminuyen la tensión superficial una cierta cantidad π (Figura 13).

$$A) \quad P_b = P_a + \frac{2\gamma}{R} \qquad\qquad B) \quad P_b = P_a + \frac{2\,(\gamma-\pi)}{R}$$

Figura 13

El contacto con moléculas tensoactivas en el exterior de la burbuja interfiere con la difusión del gas y le confiere, por lo tanto, estabilidad mecánica.
En la burbuja A la diferencia P_b-P_a es mayor que en la burbuja B como se desprende de las ecuaciones anteriores

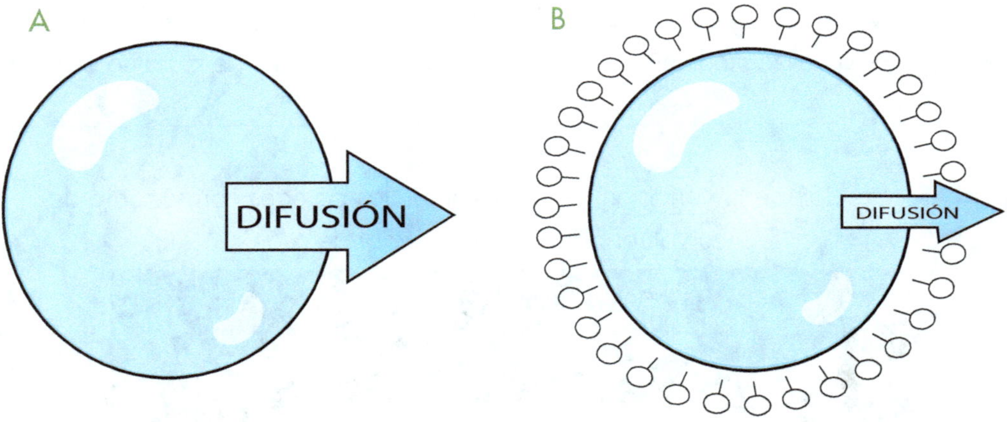

Flotabilidad: principio de Arquímedes

En el buceador sumergido parcial o totalmente en el agua, la flotabilidad es una cuestión importante para su seguridad. Tanto para impedir el descenso involuntario como para evitar un ascenso incontrolado que no respete las paradas necesarias para la descompresión. Cuando un cuerpo está sumergido parcialmente en un líquido, el equilibrio se alcanza cuando el peso del cuerpo está perfectamente compensado con el empuje vertical del fluido. Si no hay tal equilibrio, el cuerpo se desplazará hacia el fondo (si su peso supera al empuje) o hacia la superficie del líquido (si el empuje es mayor que el peso).

El principio de Arquímedes establece que *todo cuerpo sumergido en un fluido experimenta un empuje vertical igual al peso del fluido desalojado.*

La primera consecuencia importante es que el empuje no depende para nada de las propiedades intrínsecas del cuerpo sumergido, sino únicamente de las del fluido (de su densidad, concretamente). El empuje *(E)* que produce el líquido hacia arriba es una consecuencia directa de la diferente presión en la parte inferior del cuerpo sumergido y en su parte superior, como se ilustra gráficamente en la Figura 14:

Figura 14

Fuerzas que originan el empuje vertical en un fluido

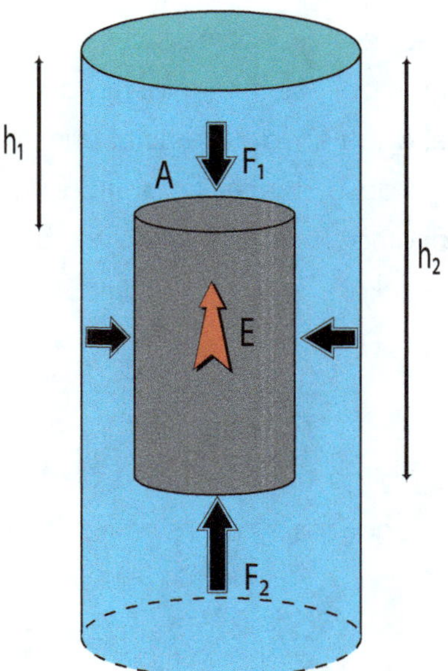

$$E = F_2 - F_1 = P_2 A - P_1 A = (P_2 - P_1) A = \rho_{liq}\, g\, (h_2 - h_1)\, A = \rho_{liq}\, V g = m_{liq}\, g =$$
$$\text{peso fluido desalojado}$$

El equilibrio de flotación se alcanza cuando el peso del cuerpo iguala al empuje sobre la parte sumergida, es decir, cuando

$$\rho_{cuerpo}\, V_{cuerpo}\, g = \rho_{liq}\, V_{sumergido}\, g$$

Esta expresión relaciona la proporción entre el volumen del cuerpo sumergido y el total con las densidades del cuerpo y del líquido.

$$\rho_{cuerpo} / \rho_{fluido} = V_{sumergido} / V_{cuerpo}$$

La densidad promedio del cuerpo humano es de unos 0,95 g/cm^3 y la del agua del mar, 1.028 g/cm^3 para una salinidad de 38 g/l como la del Mediterráneo (1.027 g/cm^3 para la salinidad promedio de los océanos de 35 g/l). Con estos valores, la parte del cuerpo sumergida es aproximadamente un 92 %.

Cuando un buceador en apnea se sumerge, el volumen de aire en los pulmones disminuye con la profundidad (por efecto del aumento de la presión hidrostática). Recordemos que, a 10 m de profundidad, la presión se ha duplicado (pasando de 1 a 2 ata) y el volumen del aire en los pulmones se ha reducido a la mitad. Como consecuencia de la reducción del volumen total del apneísta, su densidad (que era ligeramente inferior a la del agua en la superficie) aumenta y, a partir de una cierta profundidad (pocos metros), pasa a tener flotabilidad negativa y a descender sin esfuerzo. En el buceo autónomo, la flotabilidad se regula con el lastre y el inflado del chaleco hidrostático —jacket— con aire, como se ilustra en la figura:

Figura 15

Un lastrado incorrecto obliga al buceador a avanzar oblicuamente para compensar una flotabilidad positiva o negativa, simple suma de vectores

1.8 Transmisión de la luz y el sonido en el medio acuático

Distorsión de la percepción visual

La velocidad de la luz en el agua es menor que en el aire por tratarse de un medio más denso. Esto da lugar al fenómeno de la refracción que se visualiza como un cambio de trayectoria de los rayos de luz al pasar de un medio a otro (los rayos «se doblan»).

Figura 16

Distorsión de la percepción visual causada por la refracción

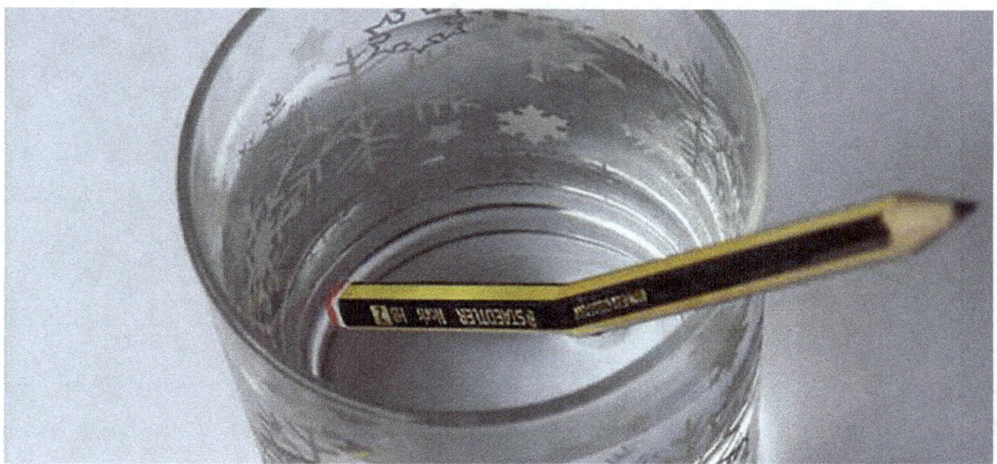

Fuente: De Velual - Trabajo propio, CC BY-SA 4.0, wikimedia commomns

Con la máscara de buceo se consigue una doble refracción (agua-aire y aire-córnea), pero hay una distorsión en la imagen que se forma en la retina (Figura 17) que se manifiesta en dos efectos:

1. Los objetos parecen un 25 % más grandes.

2. La distancia a la que se encuentran se percibe diferente:

   a. Si están a menos de 1,2 m se perciben más cercanos de lo que están.

   b. Si están a más de 1,2 m se perciben más lejanos (este efecto se aumenta en agua turbia).

Distorsión en la imagen que se forma en la retina como consecuencia
de la refracción agua-aire

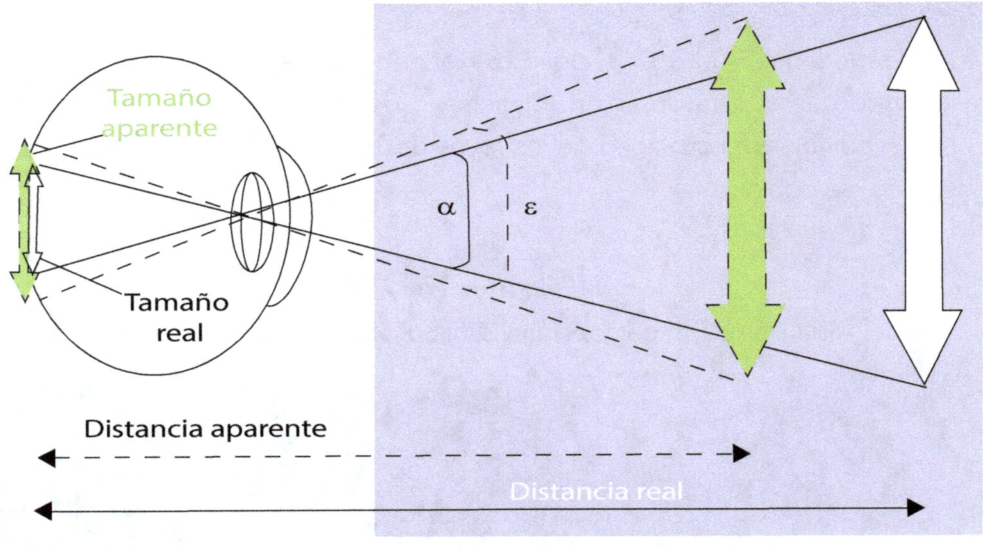

Absorción selectiva de la luz

El otro efecto que se produce en la transmisión de luz en el agua es la diferente absorción de la luz según su longitud de onda (su color, si nos referimos a luz visible). En conjunto, la intensidad de la luz solar disminuye considerablemente con la profundidad, como se aprecia en la Figura 18.

La absorción comienza en el rojo. La luz naranja es la siguiente en desaparecer, seguida de la amarilla y, posteriormente, la verde. En aguas profundas, los únicos colores visibles son el azul y el violeta (Figura 19).

La turbiedad del agua también afecta la posibilidad de distinguir los colores porque las partículas en suspensión dispersan la luz. El agua turbia es más transparente a las longitudes de onda en el rango del verde. Por esa razón, el agua clara es azul, mientras que el agua turbia es, generalmente, verde. A 20 m, incluso en agua transparente, el rojo no es visible y el amarillo ha desaparecido en el 95 %. Sin embargo, la intensidad del azul es un 40-50 % de la que había en la superficie.

Figura 18

Disminución de la intensidad de la luz solar con la profundidad en el agua.
Izquierda: intensidad total. Derecha: según la longitud de onda

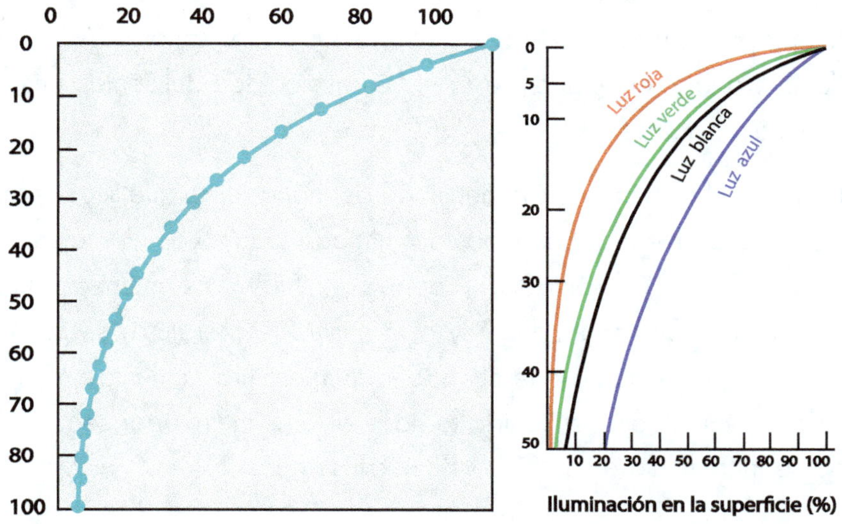

Figura 19

Profundidades medias a las que deja de apreciarse cada color

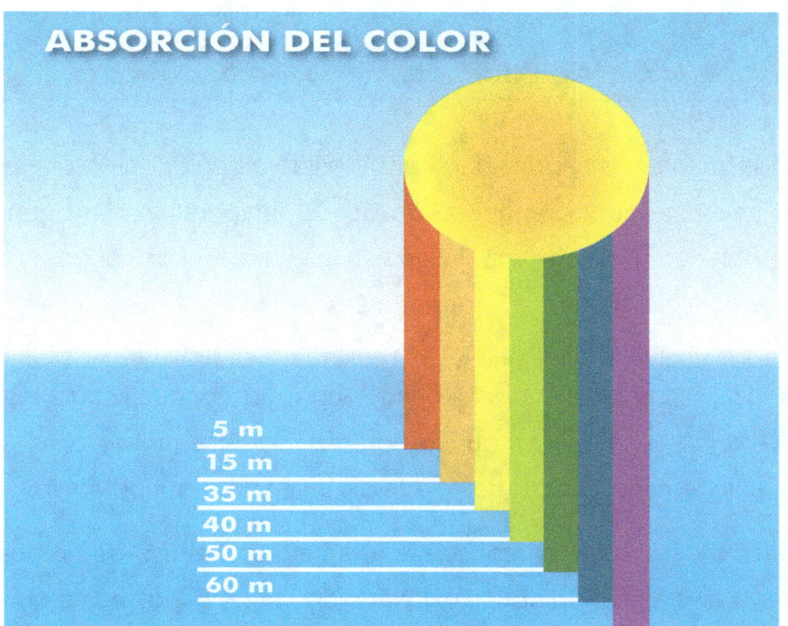

Transmisión del sonido en el agua

Las ondas de sonido son ondas de presión y la densidad del medio es clave en su velocidad de propagación. Cuanto más denso es el medio en el que el sonido se propaga, mayor es la velocidad de las ondas sonoras. Mientras que el sonido se propaga en el aire a 343 m/s, la velocidad del sonido en el agua del mar es casi cinco veces mayor: 1530 m/s.

Esa velocidad aumenta con la densidad del agua: es lo que sucede cuando la temperatura es menor y cuando la salinidad es mayor. Por ejemplo, en agua dulce, a 30 °C, el sonido se propaga a 1510 m/s, mientras que en el agua del mar de salinidad 35 g/l y a la misma temperatura, se propaga a 1546 m/s. Se ha estimado que cuando la temperatura aumenta en un grado centígrado, la velocidad del sonido lo hace en 2,5 metros por segundo; si la salinidad se incrementa en 1 %, la velocidad se hace 1,4 m/s mayor.

En el agua, el sonido viaja tan rápidamente que el intervalo entre su llegada a ambos oídos es inapreciable. Por tanto, es casi imposible determinar la dirección de donde procede ese sonido y localizar su origen (a diferencia de lo que sucede en el aire).

1.9 Transferencia de calor en el medio acuático

Hay dos factores asociados a la transferencia de calor corporal en el medio acuático. En primer lugar, el hecho de que la temperatura del agua del mar siempre es inferior a la corporal, incluso en los lugares más cálidos, por lo que se produce continuamente una transferencia térmica del cuerpo del buceador al agua: por lo tanto, siempre va a existir enfriamiento del buceador, rápido o lento según su protección. En segundo lugar, la conductividad térmica del agua es unas 26 veces mayor que la del aire. Son dos motivos para asegurar un aislamiento térmico adecuado que impida llegar a la hipotermia.

La pérdida de calor corporal se atenúa mediante el uso de una adecuada protección. Salvo en condiciones extremas de temperatura, basta con un traje de neopreno del grosor adecuado (que suele oscilar entre 3 y 7 mm, según la temperatura del agua). El neopreno contiene en su interior pequeñas burbujas de gas (N_2 debido al proceso de fabricación) cuya conductividad térmica es muy pequeña y ejercen un papel aislante.

Junto a la pérdida de calor por conducción o por convección, no hay que olvidar el enfriamiento pulmonar por los gases respirados, ya que cuanto más denso sea el aire inhalado, mayor será la transmisión de calor. En particular, cuando se emplean mezclas que contienen helio, pues este gas tiene una conductividad térmica aproximadamente 6 veces a la del aire.

La diferencia entre la temperatura corporal y la del agua se acentúa con la profundidad en todas las estaciones del año, excepto el invierno.

CAPÍTULO 2

FISIOLOGÍA DE LA RESPIRACIÓN ORIENTADA AL BUCEO

Dr. Manuel Salvador

CONTENIDOS ADICIONALES:
FISIOLOGÍA DE LA RESPIRACIÓN ORIENTADA AL BUCEO

FISIOLOGÍA DE LA RESPIRACIÓN ORIENTADA AL BUCEO

Dr. Manuel Salvador

Quizá parezca excesiva la importancia que se le da a la ventilación pulmonar, pero hay que tener presente que la absorción y la eliminación de los gases inertes se realiza por esa vía, que la intoxicación por los gases respiratorios se realiza por la misma vía, así como es la vía para la hipoxia y la hiperoxia, para los barotraumas pulmonares y los embolismos arteriales gaseosos, así pues, se debe profundizar en su conocimiento.

Bajo la acción de los músculos respiratorios, las costillas se elevan y separan alejando las inserciones del diafragma que sincrónicamente se contraerá y aplanará atrayendo a los pulmones tras de sí, merced a la presión negativa del espacio interpleuras.

Para la elevación de las costillas podríamos usar el símil del asa de un cubo.

Figura 1

Las costillas se elevan y separan y el diafragma se tensa como el cuero de un fuelle cuando se separan sus ramas

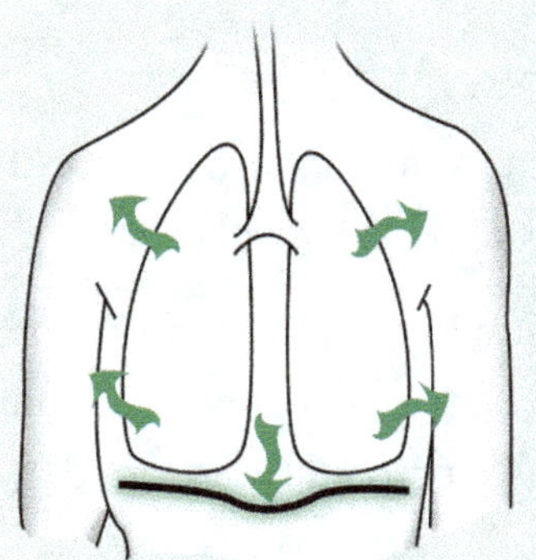

Durante la inhalación el diafragma desciende

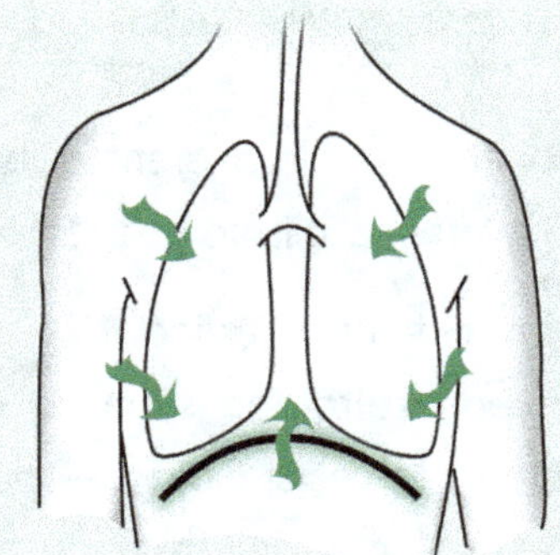

Y en la exhalación el diafragma asciende

2.1 Volúmenes respiratorios

Figura 2

Volúmenes respiratorios (con sus siglas en inglés)

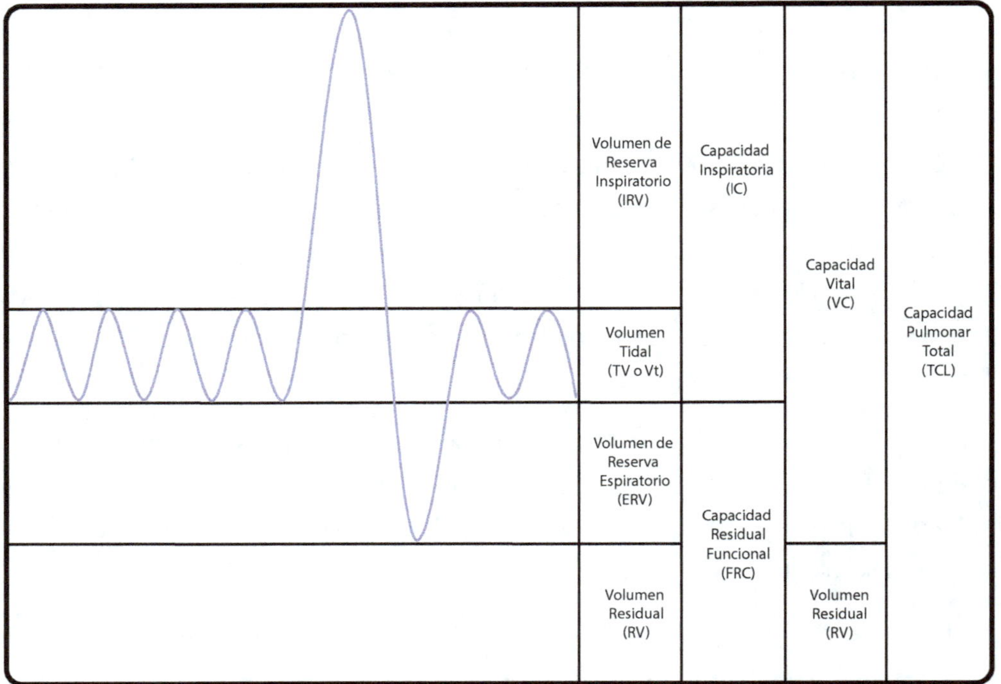

Fuente: Ilustración Manuel Salvador

2.2 Histéresis pulmonar

Se denomina así a la diferencia de volumen pulmonar en las curvas de inflación y deflación para una misma presión en las curvas presión volumen.

Fijaos en la flecha vertical del gráfico siguiente, para una misma presión, el volumen en espiración siempre es mayor que el volumen en inspiración. Esto representa la resistencia del pulmón a aceptar un cambio de volumen y a volver a su volumen inicial, además están implicadas las fuerzas de tensión superficial.

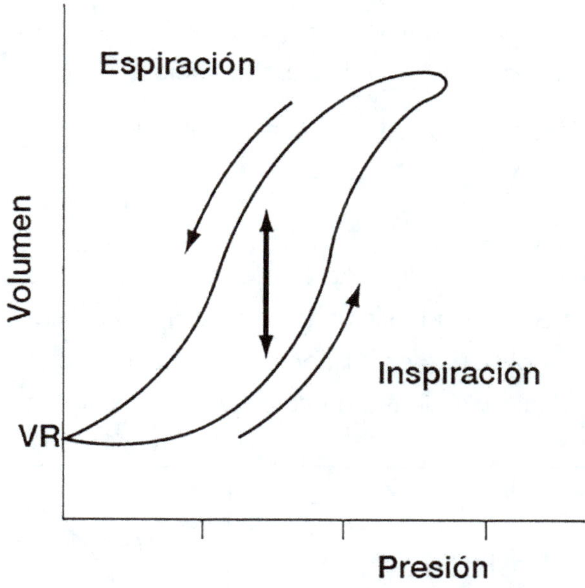

Fuente: Ilustración Manuel Salvador

2.3 Retroceso elástico del pulmón

- Es lo opuesto a la distensibilidad, o compliance, también se denomina elastanza.

- El retroceso elástico de los pulmones es la diferencia entre la presión en el alveolo, que en la apnea es la misma que la presión en boca, y la presión pleural, que es la presión en el esófago torácico.

- El retroceso elástico del tórax es la diferencia entre la presión en el esófago y la pared del tórax.

- El retroceso elástico total del sistema es la diferencia entre la presión alveolar y la pared del tórax

- En la inspiración forzada, el retroceso elástico de los pulmones supera al de la pared del tórax, los pulmones están tan rígidos que los músculos inspiratorios no pueden vencerlos.

- En la espiración forzada ocurre al revés, la rigidez reside en la pared del tórax, que no puede comprimir a los pulmones más allá de ese punto

- En ambos límites, el sistema respiratorio es muy rígido: en inspiración, la causa son los pulmones; en espiración, la pared torácica.

- Veamos a continuación las curvas de presión / volumen.

Figura 4

Curvas de rigidez o distensibilidad de los pulmones y de la caja torácica.
Al 100 % de la capacidad pulmonar total (CPT), los pulmones alcanzan la
rigidez máxima, y al vaciar los pulmones y alcanzar el volumen residual (VR)
es la caja torácica la que alcanza la máxima rigidez

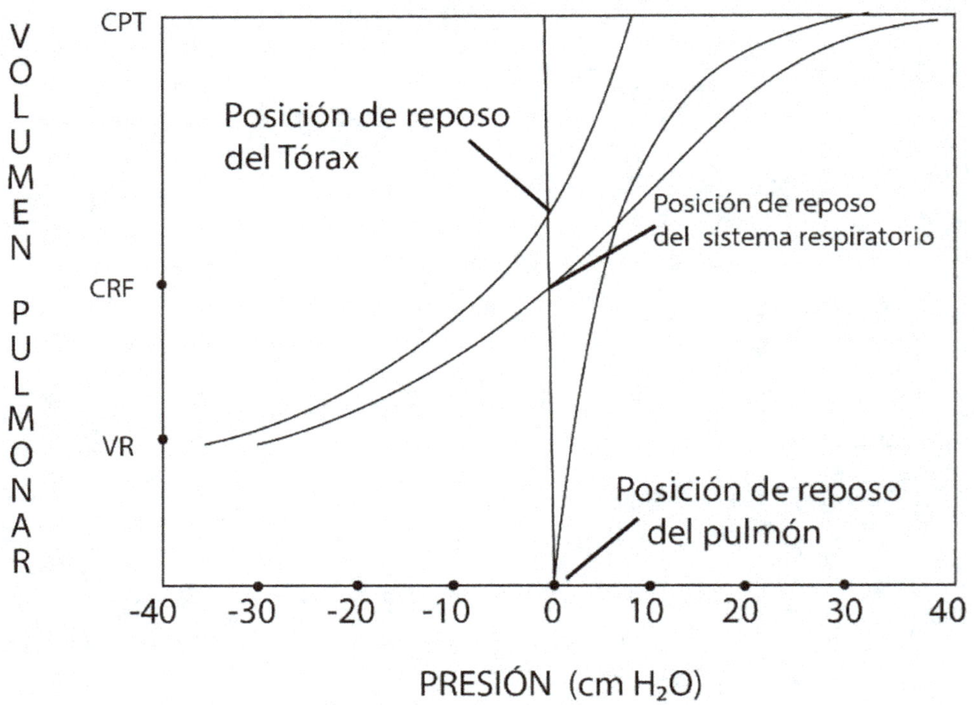

Fuente: Ilustración Manuel Salvador

En un sujeto normal, la curva P-V del pulmón muestra que su posición de reposo o colapso está por debajo del VR. En cambio, la posición de reposo del tórax está situada aproximadamente en el 60% de la capacidad vital (CV).

La curva P-V del sistema respiratorio se construye a través de la suma algebraica de las curvas del pulmón y tórax. La posición de reposo (CRF) del sistema respiratorio se alcanza aproximadamente a un 30 % de la CV, volumen en el cual las presiones del pulmón y tórax son de igual valor, pero de sentido opuesto.

2.4 Ventilación pulmonar: resistencia al flujo y turbulencias

- La disminución de presión en el espacio pleural por la acción conjunta del diafragma y de los músculos respiratorios hace que el aire fluya hacia los alveolos, pero parte de esa presión negativa se invierte en vencer la resistencia al flujo.

- Podríamos pensar que es en los bronquiolos más estrechos donde se encuentra mayor resistencia, pero el número de bronquiolos es tan elevado (desde la tráquea hasta los alveolos hay un promedio de 25 divisiones) que la sección de todos ellos sumada es muy superior a la de la tráquea, por ello, su resistencia al flujo es mucho menor.

- Es como soplar a través de un embudo desde su parte más estrecha.

Resistencia al flujo y ejercicio

- Al realizar ejercicio, aumenta tanto el volumen corriente o tidal como la frecuencia respiratoria, y la resistencia al flujo aumenta.

- La espiración deja de ser pasiva y entran en acción los músculos respiratorios para vencer una creciente resistencia al flujo espiratorio, de hecho, el límite de la ventilación máxima viene impuesto por la resistencia al flujo en la espiración.

Turbulencias y densidad del gas respirado

- A bajas velocidades en los bronquiolos, el flujo es laminar, en cuyo caso la densidad del gas apenas influye.

- Cuando las vías periféricas confluyen en las vías aéreas centrales, la sección total disminuye y se produce lo que se conoce como «aceleración convectiva», el flujo se torna turbulento y la densidad del gas sí que importa, aumentando la resistencia al flujo que se vuelve «densidad dependiente».

2.5 Máxima ventilación voluntaria: turbulencias y densidad

- La máxima ventilación voluntaria depende del máximo flujo espiratorio, y ambos dependen de la resistencia al flujo que depende a su vez de la densidad del gas respirado.

- En reposo y con una respiración pausada, el flujo es laminar, sin embargo, al realizar ejercicio físico, aunque sea moderado, el flujo se torna turbulento en las vías aéreas altas (no en los bronquiolos por su mayor sección en conjunto), entonces, sí influye la densidad del gas respirado, y el flujo de aire es inversamente proporcional a la raíz cuadrada de la densidad del gas:

$$\text{Flujo} = K \, / \, \sqrt{\text{densidad}}$$

Veamos un ejemplo: un buceador que se encuentre a -30 m (4 ata) a causa de la resistencia al flujo impuesta al respirar un gas 4 veces más denso, tendría una limitación de la máxima ventilación voluntaria del 50 %.

Figura 5

Ventilación máxima durante el buceo

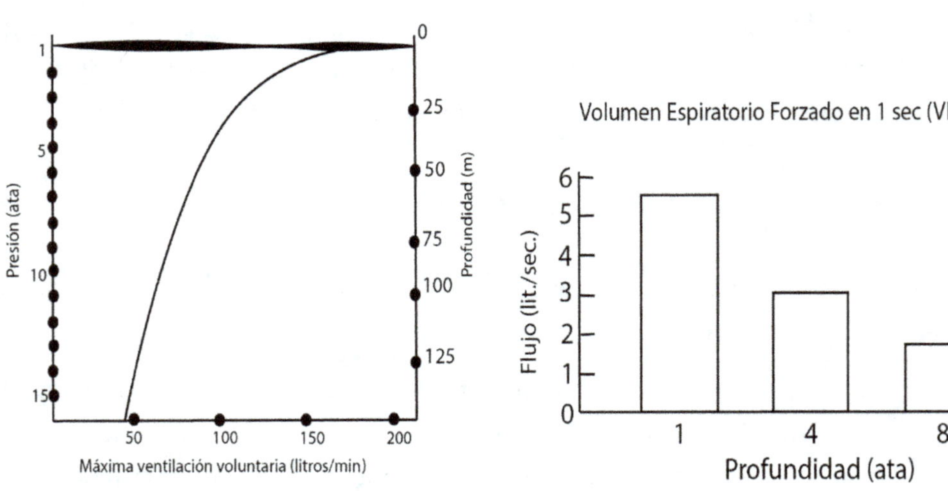

Fuente: Ilustración Manuel Salvador

2.6 Colapso y cierre de los bronquiolos

- Durante la espiración forzada, si la resistencia al flujo es tal que la caída de presión en las vías iguala el retroceso elástico de los pulmones, la presión dentro de los bronquiolos es inferior a la presión exterior y se colapsarán al no estar dotados de paredes rígidas.

- Así pues, la ventilación máxima viene limitada no por el flujo inspiratorio, sino por el flujo espiratorio, por el colapso dinámico de las vías aéreas intratorácicas, de ahí la utilidad de pruebas como el VEMS.

2.7 Volumen de cierre (closing volume) y la capacidad al cierre (closing capacity)

Hemos encontrado en la literatura médica, tanto en inglés como en español, que diversos autores emplean estos dos términos como sinónimos cuando no lo son, por ello y por la importancia que tienen estos conceptos en la medicina subacuática, hemos utilizado las siguientes referencias:

- El Syllabus for the Basic Sciences in Intensive Care Medicine 3°[1].

- Milic-Emili, J. Closing volume: a reappraisal (1967–2007).

- Sprung, J et al. Review article: Age related alterations in respiratory. function – anesthetic considerations[3].

- Capacidad al cierre = volumen residual + volumen de cierre

En un adulto joven en bipedestación, la capacidad al cierre es de aproximadamente 500 ml sobre el volumen residual.

La capacidad al cierre (CC) se ve aumentada por:

- A mayor flujo o esfuerzo espiratorio: mayor CC.

- Enfermedad de pequeñas vías (asma o bronquitis crónica [BNCO]): mayor CC.

- A mayor congestión sanguínea pulmonar, como insuficiencia cardiaca congestiva o edema pulmonar o hipertensión pulmonar: mayor CC.

- Enfisema o fibrosis pulmonar: mayor CC.

- Con la edad:

  - A los 44 años, la capacidad funcional residual (CFR) en supino es menor que la CC.
  - A los 66 años, la CFR en bipe es menor que la CC.

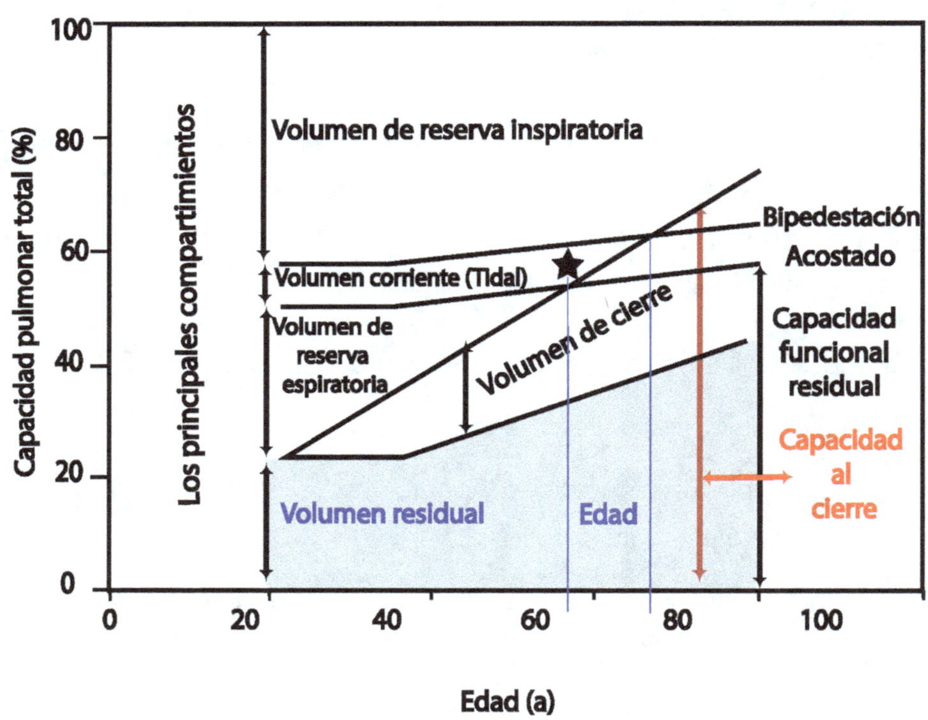

Figura 6

Modificado de Zaugg & Luchinetti (2000)[4]

- La capacidad pulmonar a la que los bronquiolos se cierran limitando la espiración se llama capacidad al cierre (CC) o closing capacity.

- La CC aumenta con la edad. Normalmente, la CFR es siempre mayor a la CC, pero dejará de serlo cuando con la edad el volumen de reserva espiratorio disminuya, con lo que las pequeñas vías colapsarían al final

MANUAL DE MEDICINA SUBACUÁTICA

de una espiración normal, lo que conducirá a la aparición de hipoxemia, atelectasia y a un deficiente intercambio gaseoso debido a una alteración de la ventilación / perfusión o «V/Q mismatch», es decir, que zonas del pulmón sin perfusión están ventiladas, mientras zonas bien perfundidas no tienen ventilación.

- Hacia los 70 años, la CC tiende a igualar a la CFR, con lo que las pequeñas vías pueden cerrarse al final de una espiración normal (tidal).

- Habitualmente, la CC es igual a la CFR a los 66 años en bipedestación, y a los 44 años en decúbito supino.

2.8 Conclusiones

1. La máxima ventilación voluntaria viene determinada por el flujo máximo espiratorio.

2. El flujo en las vías aéreas periféricas es laminar y no se ve afectado por el aumento de la densidad del gas.

3. La reducción del área en las vías centrales induce aceleración convectiva, lo que induce turbulencias y, entonces, sí afecta la densidad.

4. La capacidad al cierre aumenta con la edad hasta igualar a la capacidad residual funcional.

2.9 Densidad de los gases e intercambio gaseoso pulmonar

Cuando respiramos un aire más denso, la difusión de la bocanada de aire fresco inspirado (tidal 0,5 l) en el aire contenido en los pulmones (VPT 3,5 l) se ve enlentecida, de acuerdo con la ley de Graham, que dice que la velocidad de difusión y efusión de los gases es inversamente proporcional a la raíz cuadrada de sus masas molares, equivalente a las densidades.

Para un correcto intercambio gaseoso y hematosis, la mezcla entre el aire fresco inspirado y el contenido en la capacidad residual funcional que llena los alveolos debe efectuarse correctamente, difundiendo el oxígeno hacia el alveolo y el anhídrido carbónico hacia el exterior.

Los gases comprimidos, y por lo tanto más densos, ven enlentecida su difusión con un resultado similar al que ocasionaría un aumento del «espacio muerto», en el que a pesar de producirse la ventilación con normalidad, el intercambio de gases con la sangre capilar sería deficiente, sin embargo, las experiencias realizadas tanto en modelos animales como con seres humanos no han mostrado que se produzcan limitaciones significativas en los buceadores.

2.10 Ventilación y CO_2 en los buzos

- Buceando con aire, la mezcla respirada tiene FiO_2 = 0,21, por lo que difícilmente puede haber hipoxia.

- Los buceadores suelen tener unos patrones ventilatorios propios y una $PaCO_2$ de 65-70 mmHg, cuando lo normal es de 40 mmHg.

- Los buceadores suelen disminuir la frecuencia respiratoria, aumentar el tidal y hacer pausas de apnea en inspiración.

- Los buceadores hipoventilan porque ellos eligen hipoventilar, no parece tratarse de una técnica aprendida, sino de una adaptación involuntaria.

Bibliografía

1. Medicine C of IC. Syllabus for the Basic Sciences in Intensive Care Medicine: A Guide to the CICM First Part Examination (THIRD EDITION 2017). 2017. 33 p.

2. Milic-Emili J, Torchio R, D'Angelo E. Closing volume: A reappraisal (1967-2007). Eur J Appl Physiol. 2007;99(6):567–83.

3. Sprung J, Gajic O, Warner DO. Review article: Age related alterations in respiratory function - Anesthetic considerations. Can J Anesth. 2006;53(12):1244–57.

4. Zaugg M, Lucchinetti E. Respiratory function in the elderly. Anesthesiol Clin North America [Internet]. 2000 Mar;18(1):47–58. Available from: https://linkinghub. elsevier.com/retrieve/pii/S0889853705701486

CAPÍTULO 3

LA PREINMERSIÓN HOWI
(*HEAD-OUT WATER IMMERSION*)

Dr. Manuel Salvador

CONTENIDOS ADICIONALES:
LA PREINMERSIÓN HOWI
(*HEAD-OUT WATER IMMERSION*)

LA PREINMERSIÓN HOWI (*HEAD-OUT WATER IMMERSION*)

Dr. Manuel Salvador

3.1 ¿Qué es HOWI?

Es el acrónimo para «Head-Out Water Immersion».

Se refiere a permanecer en posición vertical con el agua al cuello sin perder el contacto de las vías respiratorias con la atmósfera, como en los baños de mar o en las pausas en el buceo en apnea.

Esta posición conlleva transformaciones fisiológicas cuyo estudio es imprescindible para entender los cambios en los buceadores[1].

3.2 Cuando nos introducimos en el agua

- **La densidad del agua** es casi 1000 veces superior a la del aire, por ello, cuando nuestro cuerpo se introduce en un medio líquido, bien de forma completa o incompleta, nos vemos sometidos a importantes cambios fisiológicos.

- **La conductividad térmica** del agua es 24 veces mayor que la del aire y la temperatura del agua siempre es inferior a la del cuerpo humano, lo que favorece la hipotermia.

Definiciones

HOWI (Head Out Water Immersion):

Inmersión en posición vertical hasta la fosa supraclavicular.

Precarga:

La precarga es una medición o estimación del volumen ventricular telediastólico (final de la diástole) y depende de lo que pueda elongarse el músculo cardiaco antes de la contracción.

Ventrículos rígidos o hipertróficos tienen menor capacidad de elongación.

Postcarga:

La postcarga es la presión necesaria ejercida por el miocardio para vencer la resistencia que se opone a la eyección de sangre desde el ventrículo durante la sístole. A mayor postcarga, más presión debe desarrollar el ventrículo, lo que supone más trabajo y menor eficiencia de la contracción.

La postcarga se relaciona primariamente con la resistencia periférica total o resistencia vascular sistémica, y esta, a su vez, con cambios en el diámetro de los vasos, y en HOWI, con el gradiente de presión a vencer para llegar hasta los pies.

Fracción de eyección (FE):

El ventrículo izquierdo no se vacía completamente en cada sístole, el porcentaje de la sangre expulsada respecto a la contenida en el ventrículo es la fracción de eyección, que debe ser > 55 % en condiciones normales.

Gasto cardiaco (GC) (volumen sanguíneo eyectado por el corazón por minuto):

Es el producto de la frecuencia cardiaca (FC) por el volumen sistólico (VS).

$$GC = FC \times VS$$

El volumen sistólico es la diferencia entre el volumen diastólico final o telediastólico y el volumen sistólico final, es la fracción de eyección expresada en cc o ml.

Figura 1

1 m de agua salada equivale a *77* mm Hg, es decir, que el gradiente de presión entre los pies y la cabeza de un sujeto de 170-180 cm, de pie o flotando en el agua en posición vertical, es de 120 mm Hg, y equivalente, por lo tanto, a una presión sistólica normal

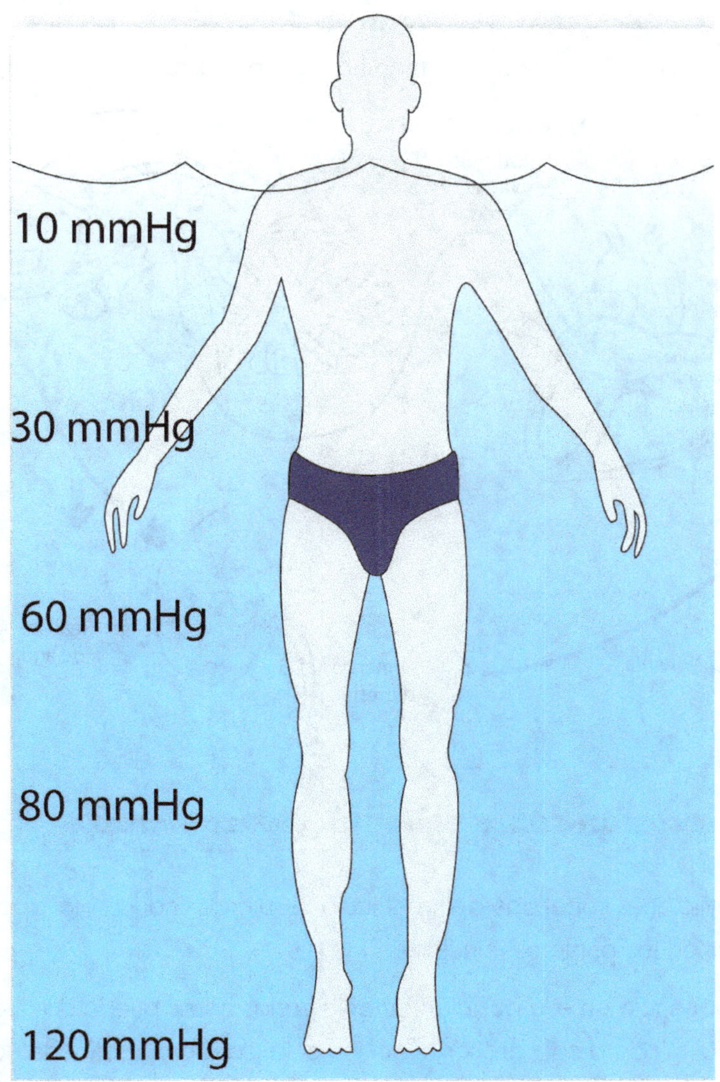

3.4 Gasto cardiaco

HOWI en agua termoneutral (33-35,5 °C) aumenta el GC en un 32 % a expensas únicamente del volumen sistólico, no de la frecuencia, con un aumento de llenado diastólico (el mecanismo de Frank-Starling), ya que hasta 700 ml de sangre periférica procedentes de los MMII se redistribuyen en el tórax[2].

La dilatación de la aurícula izquierda y de las venas pulmonares activa unas terminaciones nerviosas (reflejo de Gauer-Henry).

Figura 2

Esquema modificado de Krasnei

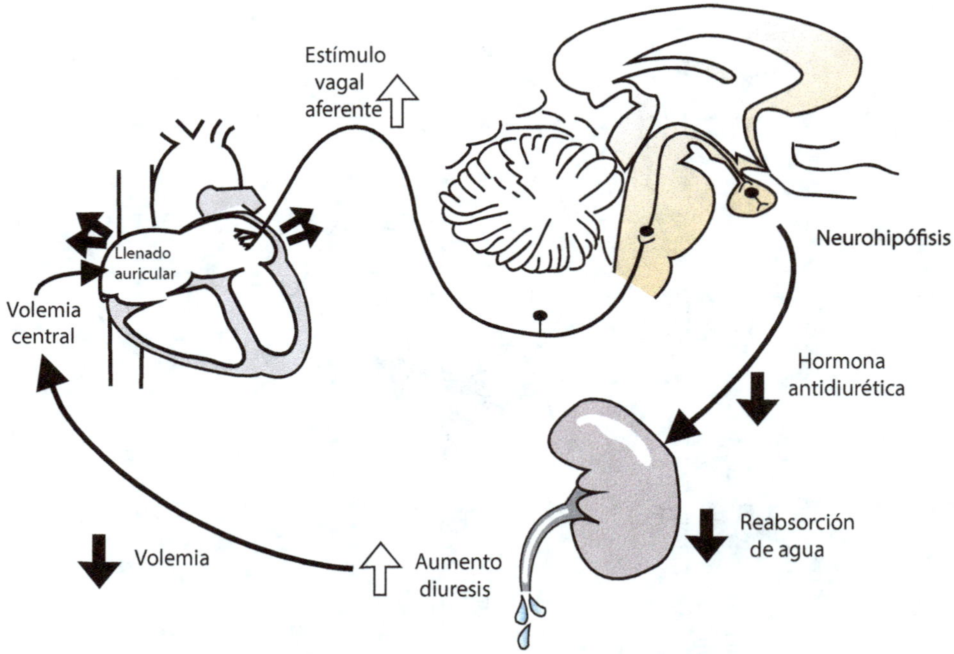

3.5 Repercusión sobre el ventrículo izquierdo

Las dilataciones repetidas del ventrículo izquierdo inducen la aparición de extrasístoles en los primeros minutos.

La permanencia en esa posición durante varias horas puede dar lugar a una insuficiencia miocárdica transitoria similar a la cardiomiopatía de Takotsubo, pero reversible en unos días[3].

Un artículo fundamental para entender la disfunción miocárdica reversible como causa de edema pulmonar de la inmersión

Emmanuel Gempp, MD[a,*], Pierre Louge, MD[a], Anne Henckes, MD[b], Sebastien Demaistre, MD[a], Phillipe Heno, MD[c], and Jean-Eric Blatteau, MD, PhD[d]

Immersion pulmonary edema in scuba divers is a rare disorder that tends to recur and can be potentially fatal, even in the absence of underlying cardiac disease. Anecdotal cases of reversible myocardial dysfunction have been described in this setting, but little is known of its pathogenesis. The purpose of the present study was to determine the clinical outcomes and the determinants associated with this condition. The data from 54 consecutive divers admitted for acute immersion pulmonary edema during a 5.5-year period were retrospectively studied. A diagnosis of myocardial dysfunction was established by the presence of elevated cardiac troponin T levels, coupled with electrocardiographic changes and/or wall motion abnormalities on the echocardiogram. The demographic, clinical, biologic, and diving characteristics were tested as potential predictors of this disorder. All the patients had complete resolution of symptoms within 72 hours, but 3 required intensive ventilation or hemodynamic support at admission. Reversible myocardial dysfunction was observed in 28% and was associated more with age >50 years (odds ratio [OR] 5.5, 95% confidence interval [CI] 1.5 to 21, p = 0.013), hypertension (OR 8.2, 95% CI 2.1 to 32, p = 0.002), diabetes (OR 22.1, 95% CI 1.1 to 458; p = 0.002), and release of natriuretic peptides (OR 9.1, 95% CI 2.4 to 35, p = 0.001). Follow-up investigations at 1 month were obtained for 49 patients and revealed a significant number of patients with occult hypertension. In conclusion, reversible myocardial dysfunction is not uncommon in divers with immersion pulmonary edema. The short-term overall prognosis is not adversely altered, but severe heart failure with a fatal outcome is unpredictable. Close monitoring of older divers with latent cardiovascular risk factors is warranted.   © 2013 Elsevier Inc. All rights reserved. (Am J Cardiol 2013;■:■−■)

Figura 4

Cambios en el electrocardiograma en la miocardiopatía de estrés (Takotsubo)

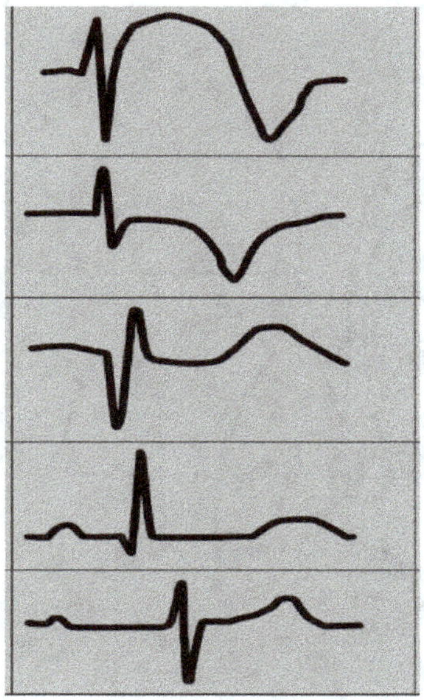

3.6 Inestabilidad ortostática en posición HOWI

En agua termoneutral, la TA se mantiene, aunque después de varias horas sumergido hasta el cuello, puede aparecer en el buzo al salir del agua un estado de decondicionamiento cardiovascular y una inestabilidad ortostática por fallo en el sistema de control de la presión arterial parecido al que ocurre en los astronautas después de haber estado sometidos a ingravidez.

3.7 Cambios ventilatorios en HOWI

¿Cómo afecta HOWI a la ventilación pulmonar?

En un sujeto sumergido hasta el cuello hay una presión transtorácica negativa debido a la diferencia de presión —gradiente— entre la boca y el centroide pulmonar

Como consecuencia, habrá una reducción de la capacidad vital del volumen espiratorio de reserva y del volumen residual[4].

Figura 5

Gradiente negativo en HOWI

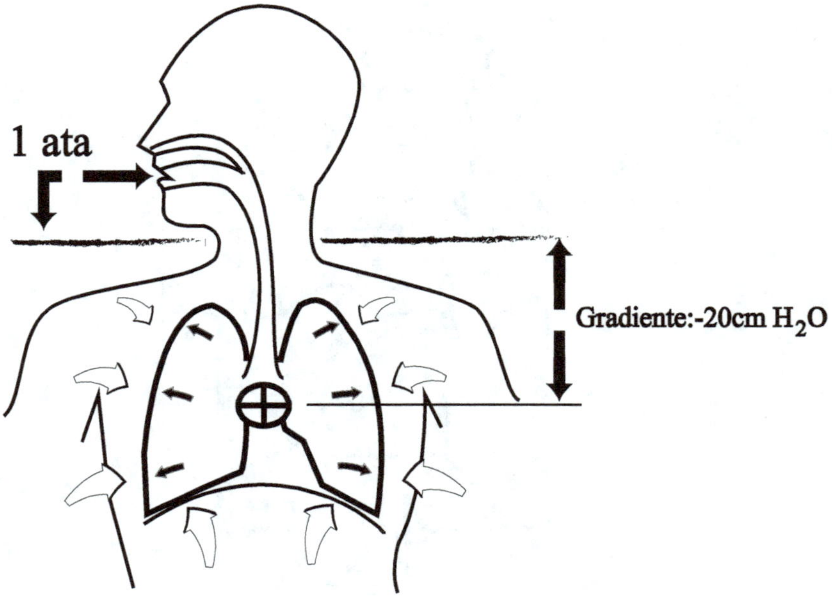

Reducción de la capacidad vital.

Reducción de la capacidad residual funcional a expensas del volumen espiratorio de reserva.

Aumento del volumen de cierre (closing volume).

Reducción de la distensibilidad pulmonar (compliance).

La ventilación se redistribuye más hacia los ápices y menos hacia las bases.

¿Cómo influye HOWI en la hematosis?

La capacidad de difusión en los pulmones aumenta en los ápex pulmonares, mientras que las partes inferiores se ven afectadas negativamente:

- Por el aumento del volumen de cierre.

- Por la ingurgitación capilar.

- Por la arteriolización (shunts).

- Por la disminución del retroceso elástico.

Todo lo anterior aumenta las resistencias al flujo de aire y puede favorecer la aparición de disnea al realizar ejercicio.

HOWI y el centroide pulmonar

Los reguladores de buceo modernos tienen una 2ª etapa, que es la que regula la presión del aire que recibe el buzo en la misma boca, como muestra el esquema, a diferencia de los bitraqueas, que lo tenían en la espalda en la zona interescapular, más próxima al centroide pulmonar[5].

Una diferencia de 20-30 cm H_2O entre la presión en boca y la presión que ejerce el agua sobre la pared torácica no parece afectar a un sujeto en posición HOWI, pero al sumergirnos, hacer esfuerzos y respirar contra la carga hidrostática aplicada sobre la pared del tórax, aparecerá disnea, por eso, los reguladores de buceo deben ser diseñados para minimizar la posibilidad de presiones intrapulmonares negativas, una ligera presión positiva será siempre preferible.

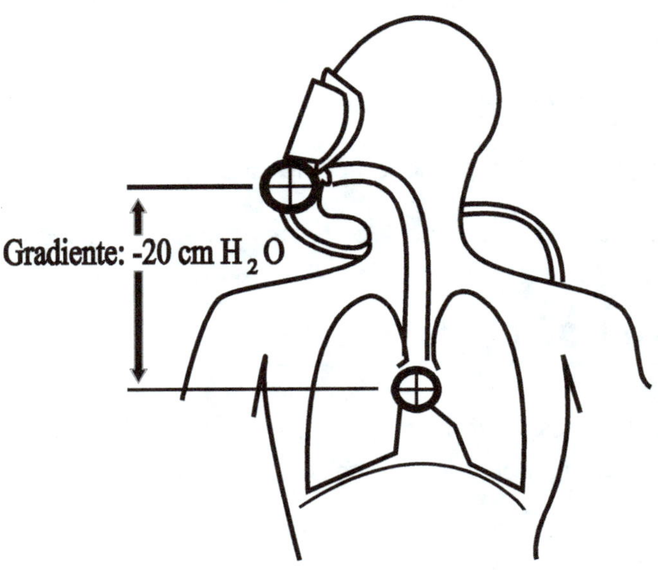

Si el buceador está correctamente lastrado y «navega» horizontalmente, el regulador se encuentra a la misma profundidad que el centroide pulmonar, si se ve obligado a «picar» porque le falta lastre y tiene flotabilidad positiva, sus pulmones recibirán aire a una presión positiva, como indica la Figura 7.

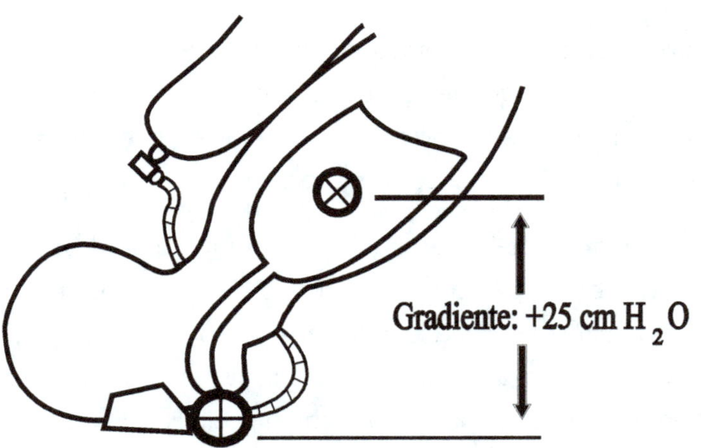

Pero si el buceador, por ir excesivamente lastrado, avanza con la cabeza a menor profundidad que su centroide pulmonar, estará respirando aire con una presión negativa, lo que puede favorecer la aparición de un edema pulmonar (Figura 8).

Figura 8

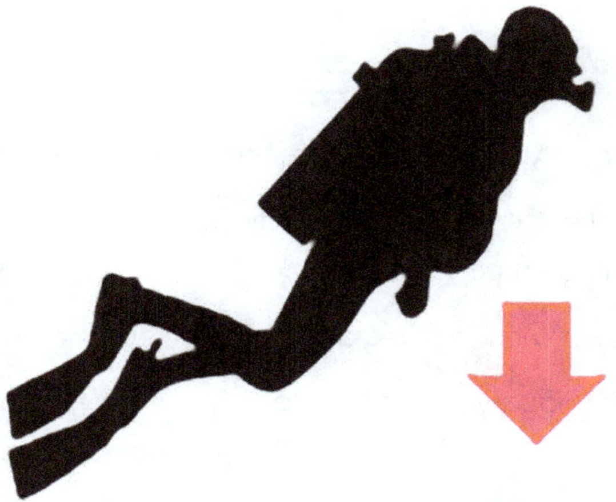

3.8 ¿Qué hacía Cousteau?

Usaba un regulador «mixto», con la 2ª etapa en el centro del pecho, se metía en la piscina en posición HOWI, usaba un bitraquea Mistral como 2ª etapa y lo descendía hasta que su capacidad funcional residual dentro y fuera del agua era la misma (comunicación personal).

Cuando le preguntaban argumentaba que «tenía los pulmones delicados».

Figura 9

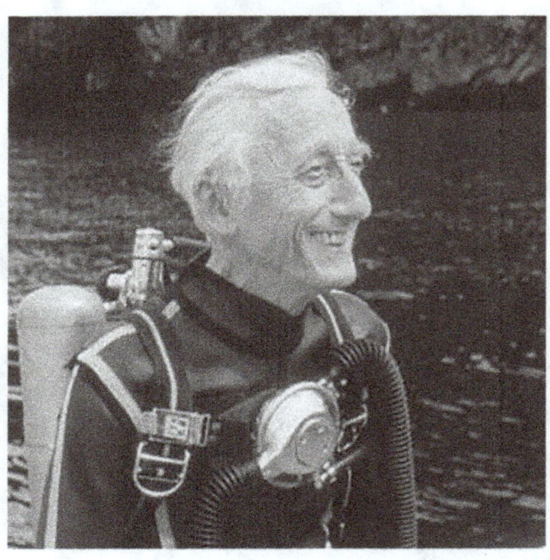

3.9 ¿Por qué silban las amas?

Las amas japonesas son apneístas, recolectoras de algas y marisco. En los intervalos en superficie, silban al espirar con el propósito de producir una ligera presión positiva, mejorar la hematosis y ayudar a que desaparezca el *blood-shift* generado por la inmersión.

3.10 Efectos del HOWI sobre el riñón

HOWI induce diuresis y natriuresis, aparentemente por distintos mecanismos[6].

En un pescador apneísta que permanece muchas horas en el agua y pasa la mayor parte de su tiempo en posición HOWI:

- La diuresis se manifiesta en la primera y segunda hora.

- La natriuresis, en la cuarta y la quinta hora.

3.11 Aumento de la diuresis

En un sujeto bien hidratado puede ser de hasta 3 veces la diuresis normal.

Se suprime la secreción de la hormona antidiurética (ADH) como respuesta a la dilatación de los mecanorreceptores en aurícula izquierda (AI) y venas pulmonares.

La dilatación de la AI y de las venas se produce como consecuencia de la centralización en la cavidad torácica de la sangre contenida en los miembros inferiores.

3.12 Natriuresis

Puede aumentar de 2 a 3 veces los valores normales y depende de la sal que tomen los individuos.

Es independiente de la ADH, pues administrando ADH se inhibe la diuresis, pero no la natriuresis.

La causa es una disminución de la reabsorción tubular y está asociada a una disminución de los niveles de aldosterona.

3.13 Resumen de la repercusión renal de HOWI en los buceadores

Las diuresis en un buceador pueden ser tan elevadas como 350 ml/h, lo que no deja de ser un problema para evacuarla o absorberla en un pañal (traje seco).

El verdadero problema reside en la deshidratación que puede llegar a provocar, que es causa de agotamiento y de tener que acortar la jornada de trabajo, también puede tener repercusiones hemorreológicas (hemoconcentración).

3.14 Afectación del sistema gastrointestinal en HOWI

En condiciones normales, la presión es la misma arriba y abajo del diafragma, pero en HOWI la presión abdominal es mayor y empuja hacia arriba al diafragma favoreciendo el reflujo gastroesofágico.

Esto es particularmente importante en el caso de hernia de hiato o incompetencia del esfínter gastroesofágico «cardias».

3.15 Reflejo de la zambullida (diving reflex)

Cuando el ser humano se zambulle, el primer impacto es el térmico, al estar la temperatura del agua siempre por debajo de la del cuerpo humano.

Se conoce como «reflejo de la zambullida»[7] la aparición de unos cambios reflejos al contacto con el agua fría, que compartimos con los animales buceadores, aunque en menor medida.

- Bradicardia, que se vuelve lineal por debajo de los 15 °C.

- Vasoconstricción periférica que no parece guardar relación con la bradicardia.

- Y cambios destinados a favorecer el metabolismo anaerobio.

3.16 Basta con sumergir la cara

Para desencadenar el «reflejo de la zambullida», no es necesario que nos sumerjamos por completo, sino que solo sumerjamos nuestro rostro en agua fría.

Por ello, se piensa que esa es la zona alrededor de las fosas nasales e inervada por el trigémino donde se encuentran los receptores nerviosos involucrados.

Por debajo de 15 °C, la bradicardia es mayor y guarda una relación lineal con el descenso de la temperatura del agua.

Mammalian Dive Reflex – Heartrate

https://rcm.amazingbooks.es/subacuatica-capitulo-3/

3.17 Mecanismo del diving reflex en esquema

Figura 10

Esquema del *diving reflex*

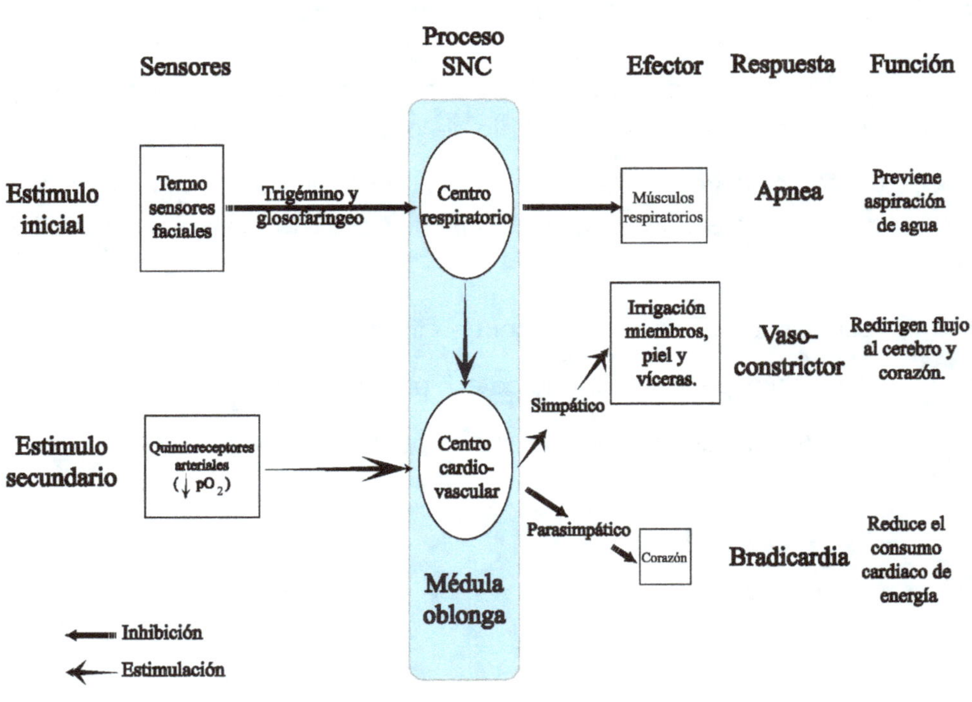

Figura 11

Vías aferentes y eferentes en el reflejo trigeminal

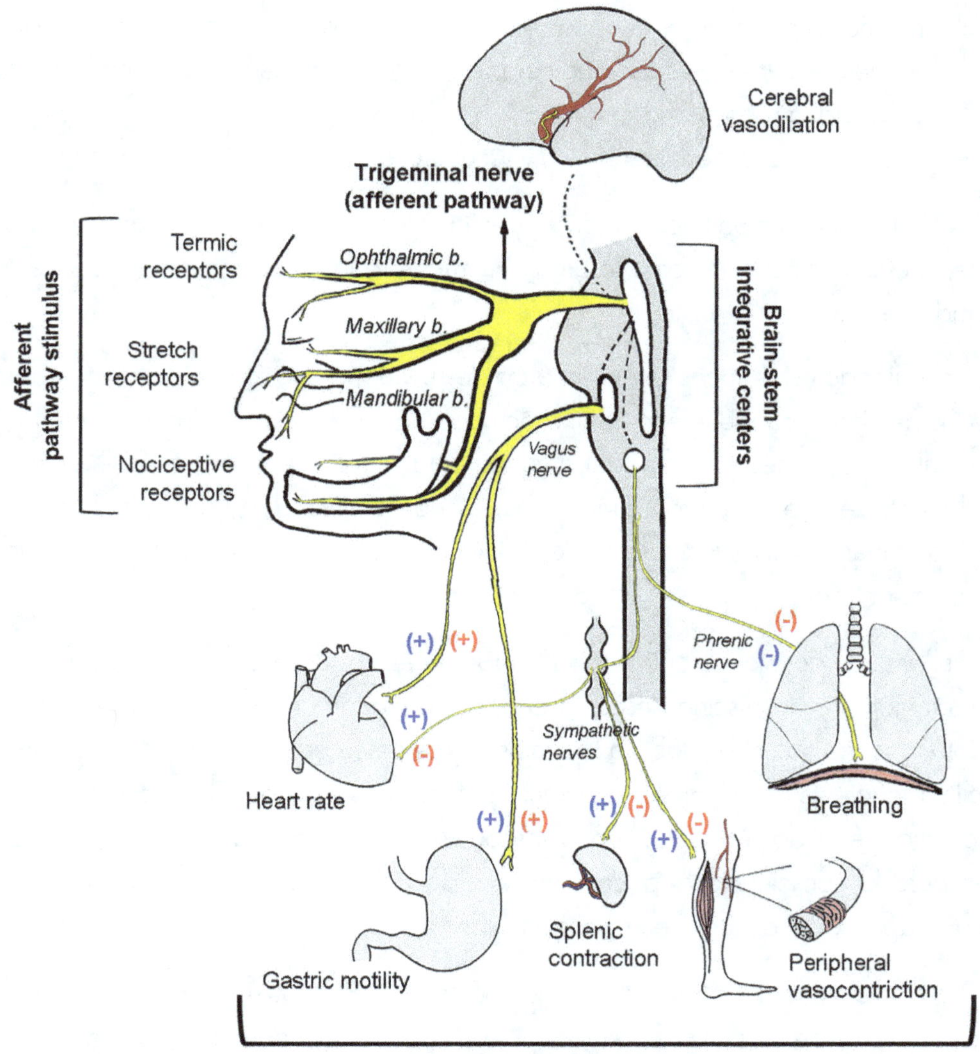

Fuente: Copyright © 2017 Buchholz, Kelly, Bernatene, Méndez Diodati and Gelpi. open-access article distributed under the terms of the Creative Commons Attribution License (CC BY)

Acerca del shock termodiferencial, también conocido como «corte de digestión», se sabe poco. Es un cuadro sincopal desencadenado por un reflejo vaso-vagal por el contacto brusco con el agua fría[9].

A diferencia de una lipotimia ortostática, este cuadro que ocurre ya en un ambiente ingrávido como es el agua, no mejoraría acostando al sujeto ni levantándole los miembros inferiores, porque no es ortostática, hay que sacar al nadador o al buzo del agua y colocarlo en posición lateral de seguridad, lo habitual es que comience a respirar espontáneamente y recupere la consciencia en pocos minutos.

En el shock termodiferencial no hay inicialmente aspiración de agua, por lo que, si el buceador es rescatado pronto, recuperará la consciencia y se repondrá rápidamente.

El autor de estas líneas tuvo a lo largo de su vida la ocasión de presenciar dos casos de shock termodiferencial, uno ocurrido en una piscina y el otro en el mar, en ambas ocasiones el agua estaba varios grados por debajo de los 20 °C. Tuve la fortuna de que ocurrieron cuando los estaba observando y, a pesar de todo, en los primeros momentos no tuve claro si les ocurría algo o si se estaban dejando llevar por el agua.

El primero de ellos se encontraba asido a la escalera de la piscina después de un remojón en una piscina descubierta a media mañana de junio y, de momento, aflojó la mano que le sujetaba a la escalera y se dejó caer hacia el fondo con una actitud indolente, en lo que inicialmente parecía una broma, e hizo que tardáramos unos segundos en reaccionar y rescatarle. Al rescatarlo, vomitó el almuerzo, recuperó la consciencia al poco y no recordaba nada de lo ocurrido, tampoco aspiró agua y se recuperó en pocos minutos.

El otro caso fue muy similar, solo que ocurrió a -28 msw, se extrajo a la buceadora a superficie en posición vertical —en mi opinión, el requisito más importante para facilitar la evacuación del exceso de aire pulmonar— y una vez en la Zodiac también vomitó, recuperó la consciencia y fue llevada al hospital, donde fue dada de alta al cabo de un par de horas tras una radiografía de tórax normal y los controles habituales de analítica, SpO_2, etcétera.

La hidrocución, al igual que el ahogamiento o la hipotermia accidental, no son temas exclusivos de la medicina subacuática, hay excelentes monografías sobre ellos, pero cuando hablamos de la hidrocución siempre me gusta insistir en lo fácil que resulta ahogarse en medio de un grupo de gente sin que nadie se dé cuenta de nada.

Cuando en el mercado, por ejemplo, alguien sufre una lipotimia y se desploma, es tan aparatoso que todo el mundo se da cuenta, pero si eso mismo ocurre cuando un grupo de gente se está bañando en la playa, la densidad del agua ralentiza la caída de tal forma que es muy posible que nadie se dé cuenta de la desaparición hasta que, transcurridos unos minutos, es demasiado tarde.

Bibliografía

1. De Andrade AD, Júnior JC, Lins de Barros Melo TL, Rattes Lima CSF, Brandão DC, de Melo Barcelar J. Influence of Different Levels of Immersion in Water on the Pulmonary Function and Respiratory Muscle Pressure in Healthy Individuals: Observational Study. Physiother Res Int. 2014;19(3):140–6.

2. Ayme K, Gavarry O, Rossi P, Desruelle AV, Regnard J, Boussuges A. Effect of head-out water immersion on vascular function in healthy subjects. Appl Physiol Nutr Metab. 2014;39(4):425–31.

3. Gempp E, Louge P, Henckes A, Demaistre S, Heno P, Blatteau JE. Reversible myocardial dysfunction and clinical outcome in scuba divers with immersion pulmonary edema. Am J Cardiol [Internet]. 2013;111(11):1655–9. Available from: http://dx.doi.org/10.1016/j.amjcard.2013.01.339

4. Moon RE, Cherry AD, Stolp BW, Camporesi EM. Pulmonary gas exchange in diving. J Appl Physiol. 2009;106(2):668–77.

5. Krauza ML, Lundgren CEG. The effect of body position on inspiratory airflow in divers. Undersea Hyperb Med. 2007;34(6):425–30.

6. Epstein M. Water Immersion and the Kidney: implications for Volume Regulation. Undersea Biomed Res. 1984;11(2):113–21.

7. Smith G, Morgans A, Taylor DM, Cameron P. Use of the human dive reflex for the management of supraventricular tachycardia : a review of the literature. Emerg Med J. 2012;29(October):611–6.

8. Buchholz B, Kelly J, Bernatene EA, Diodati NM, Gelpi RJ. Antagonistic and synergistic activation of cardiovascular vagal and sympathetic motor outflows in trigeminal reflexes. Front Neurol. 2017;8(FEB):1–6.

9. Shattock MJ, Tipton MJ. "Autonomic conflict": A different way to die during cold water immersion? J Physiol. 2012;590(14):3219–30.

CAPÍTULO 4

EL BUCEO EN APNEA Y SU PATOLOGÍA

Dres. Joan Miquel Batle, Francisco Llopis y Manuel Salvador

CONTENIDOS ADICIONALES:
EL BUCEO EN APNEA Y SU PATOLOGÍA

EL BUCEO EN APNEA Y SU PATOLOGÍA

Dres. Joan Miquel Batle, Francisco Llopis y Manuel Salvador

4.1 La apnea deportiva

La apnea deportiva (buceo libre) es un deporte extremo que consiste en la suspensión voluntaria de la respiración durante una inmersión. Este deporte es el que representa la base del buceo y de la pesca submarina.

Se realiza con el aire retenido en nuestras vías respiratorias.

4.2 Modalidades de la apnea

- **La apnea con peso constante (con o sin aletas).** En esta modalidad, el apneísta debe cubrir una distancia vertical, descender y ascender con el mismo peso (con o sin aletas).

- **La apnea dinámica (con o sin aletas).** El apneísta debe cubrir la distancia máxima horizontal por nadar en apnea, lo que normalmente se practica en piscina y se realiza con la ayuda de aletas (bialetas o monoaletas o sin ellas).

- **La apnea estática.** El apneísta trata de aguantar el máximo tiempo la respiración mientras se encuentra bocabajo de forma parada, normalmente se ejecuta en piscina.

- **La apnea con peso variable.** En esta disciplina, el apneísta desciende con un peso o trineo por un cable y asciende con aletas o tirando del cabo fijo con su propia fuerza.

- **La apnea «No limits».** Esta disciplina es igual que la anterior, el apneísta desciende con un trineo por un cable con unos 23 kg y asciende mediante un globo de aire.

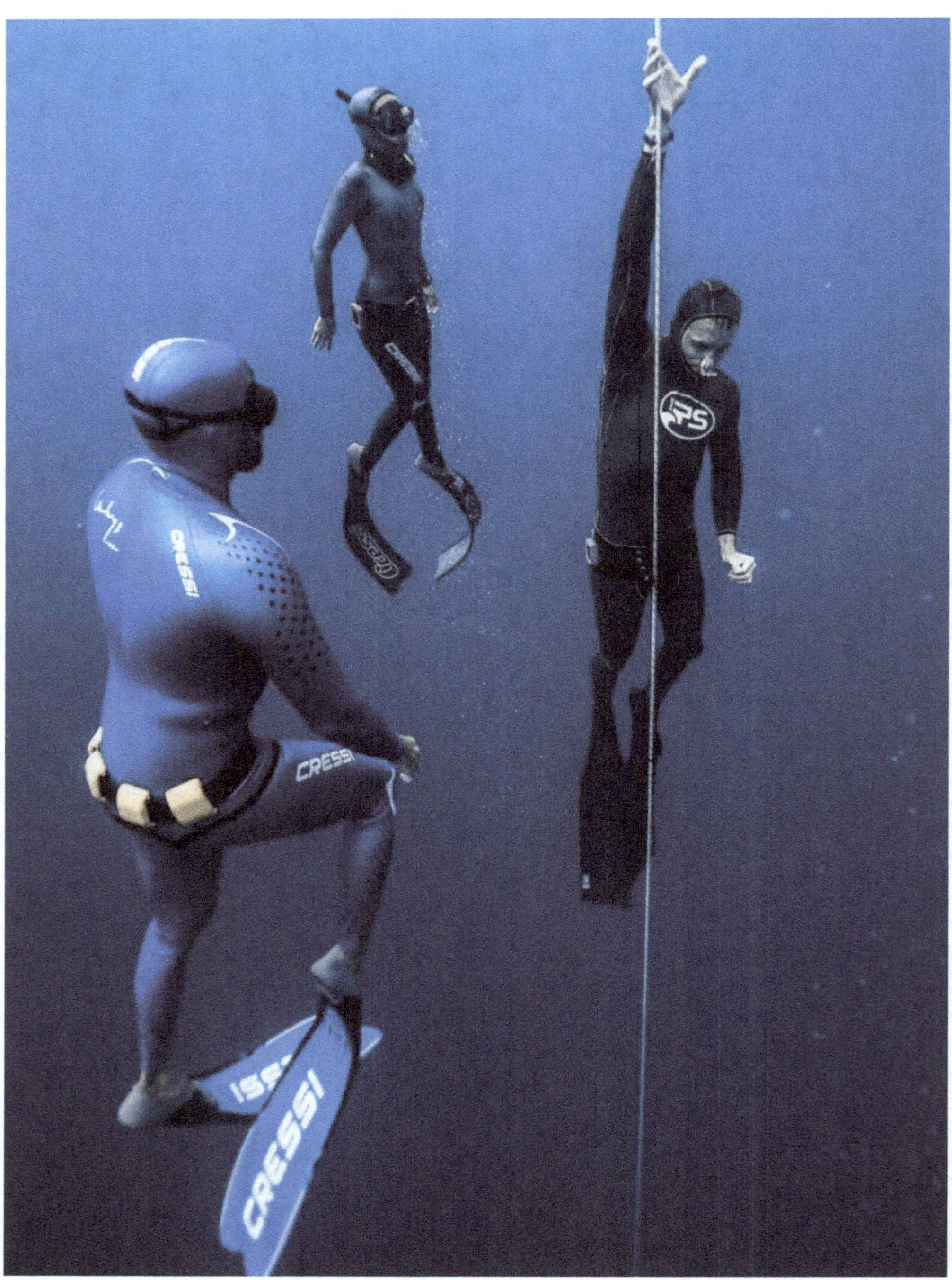

Autor: Wojciech Dopierala

4.3 Fisiología de la apnea

En todos los libros de fisiología, encontraréis abundante información acerca de la regulación de la respiración, aunque sería más correcto hablar de «regulación de la ventilación pulmonar». El centro respiratorio en realidad está formado por grupos de neuronas interconectadas entre sí y localizadas en el bulbo raquídeo y la protuberancia, donde reciben información de los receptores quimiotácticos y barotácticos y actúan en consecuencia a través de los nervios glosofaríngeo, vago, frénicos, intercostales, etcétera.

Pero aquí no vamos a tratar de la regulación de la ventilación, sino de la interrupción voluntaria de la ventilación pulmonar, conocida como apnea, y de cómo después de un tiempo no muy largo experimentamos un esfuerzo irresistible que nos impele a respirar antes de perder el conocimiento y que se llama «ruptura de la apnea».

El único «modelo animal» para el estudio de la apnea es el ser humano, que es al que se puede pedir que retenga la ventilación pulmonar todo el tiempo posible, pero como podéis consultar en los libros de fisiología, no se ha conseguido averiguar cuáles son los mecanismos por los que somos capaces de interrumpir voluntariamente la ventilación pulmonar ni tampoco qué mecanismos intervienen en la «ruptura de la apnea». En esta, intervienen varios factores: además del pH, la pCO_2 y la pO_2, debemos tener en cuenta la capacidad pulmonar total, aquellos apneístas con mayor capacidad pulmonar total obtiene tiempos superiores de apnea, no solo por la mayor disponibilidad del oxígeno contenido en sus pulmones, sino porque se ha comprobado que toleran mejor una pCO_2 elevada.

El tiempo de apnea de un buceador aumenta cuando lo hace la presión ambiental, por eso en la profundidad es mayor que cuando realiza la apnea a 1 atmósfera absoluta (ata), y eso se debe al aumento de la pO_2 en el interior de los pulmones con el aumento de la presión ambiental, es decir, en «el fondo» tenemos mayor capacidad de extracción del oxígeno contenido en el aire de los pulmones.

Existen maniobras encaminadas a retrasar el punto de ruptura de la apnea, como son la hiperventilación previa para sumergirnos, y, cuando ya estamos sumergidos, la reinhalación de aire deglutido en la cavidad gástrica acompañado del movimiento de los músculos respiratorios para diferir la aparición de la ruptura de la apnea.

La pCO_2 parece ser el factor más importante en la ruptura de la apnea, por ello «lavar carbónico» hiperventilando durante un par de minutos antes de sumergirse y así prologar el tiempo antes de la ruptura de la apnea ha sido una maniobra muy empleada por los apneístas, pero esta maniobra es peligrosa si su empleo va más allá de 3 o 4 rápidas inspiraciones profundas antes de sumergirnos, ya que favoreceremos la aparición de un síncope hipóxico, como veremos más adelante.

Los mamíferos marinos, que son buceadores apneístas natos, presentan importantes cambios fisiológicos cuando se sumergen: los alveolos se colapsan por completo porque los bronquiolos tienen paredes cartilaginosas, los músculos se relajan, se instaura una importante bradicardia, y una vasoconstricción periférica que preserva la circulación a corazón, cerebro y pulmones, disminuye el gasto cardiaco y se produce un enlentecimiento metabólico.

Los seres humanos, cuando nos sumergimos, presentamos un remedo de esta adaptación fisiológica, pero solo en esbozo y en mucha menor medida, ya que nuestros cambios fisiológicos son tan leves que no incrementan nuestra capacidad para el buceo en apnea.

4.4 Patologías disbáricas propias de los apneístas

«Ya dijimos que la inmersión en apnea es aquella en la que el ser humano, en condiciones normales, se sumerge en el agua reteniendo la respiración de forma voluntaria, de manera similar a como lo hacen los mamíferos de vida acuática».

El apneísta está sujeto a sufrir accidentes del mismo modo que el buceador con escafandra, pero tienen sus peculiaridades.

Patologías particulares del buceo en apnea:

1. Síncope hipóxico de la emersión en el apneísta

2. Barotrauma pulmonar implosivo o *lung squeeze*

3. Edema agudo de pulmón del buceador en apnea

4. Enfermedad por descompresión del apneísta

Síncope hipóxico de la emersión en el apneísta

Pérdida brusca del tono muscular y de la consciencia secundaria a hipoxia cerebral que aparece en el momento de la emersión o en los últimos metros del ascenso.

Su consecuencia directa será la aspiración involuntaria de agua y el ahogamiento del buceador.

Se la llama con frecuencia «síncope de las aguas bajas», que es una traducción directa de *shallow water blackout*, el cual es otro tipo de accidente que no tiene nada que ver con los apneístas[1], sino que describe el síncope que sufrían buceadores dotados de *rebreather* o recicladores respirando una mezcla con una ppO_2 elevada mientras realizaban un trabajo pesado cerca de la superficie, y es que desarrollaban una severa hipercapnia pero sin la aparición de disnea que podía ponerles sobre aviso.

La explicación clásica para el síncope de la emersión ha sido la hiperventilación que realizan algunos apneístas durante 1 minuto antes de sumergirse con el fin de «lavar carbónico» y prolongar su tiempo de apnea, que viene reflejada en los esquemas siguientes.

En mi opinión, esta explicación, siendo correcta, crea una falsa seguridad, porque:

- Solo 1/3 de los buceadores que fallecieron por síndrome hipóxico hacían hiperventilación.

- Los campeonatos de apnea estática han mostrado la capacidad que tiene el CRB para adaptarse a mayores $ppCO_2$ sin llegar al «punto de ruptura» de la apnea.

Los pescadores en apnea fallecen al sufrir una pérdida de consciencia por hipoxia, pero no porque hiperventilen, que también los hay, sino porque su entrenamiento les permite hacer apneas tan prolongadas que al volver a la superficie y disminuir rápidamente la presión ambiental, la hematosis puede invertirse y pasar el oxígeno de la sangre al alveolo pulmonar.

Figura 2

Arriba SIN hiperventilación, y debajo CON hiperventilación, si
hiperventilamos, podemos perder la consciencia antes de que se produzca
la «ruptura de la apnea»[2]

Buceo Normal

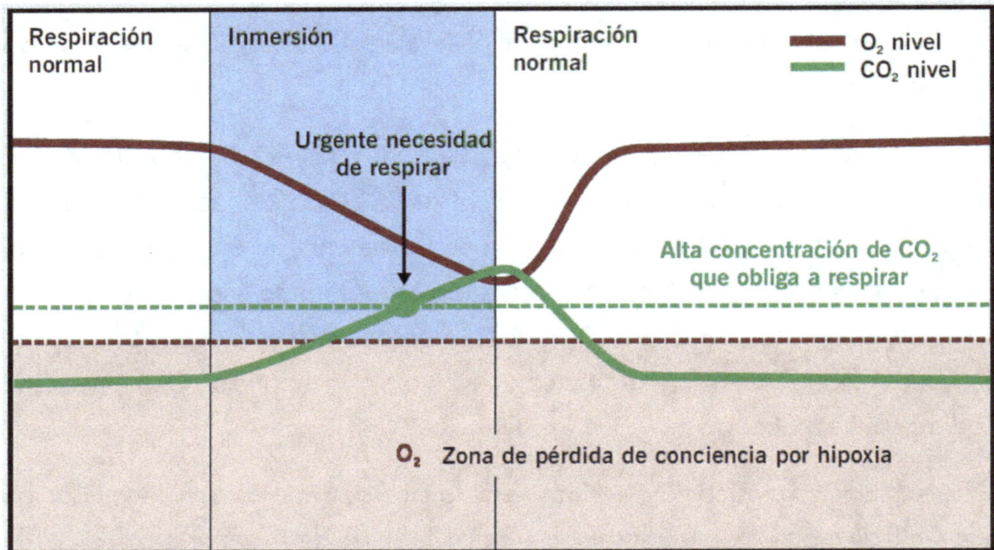

Buceo en Hipocapnia

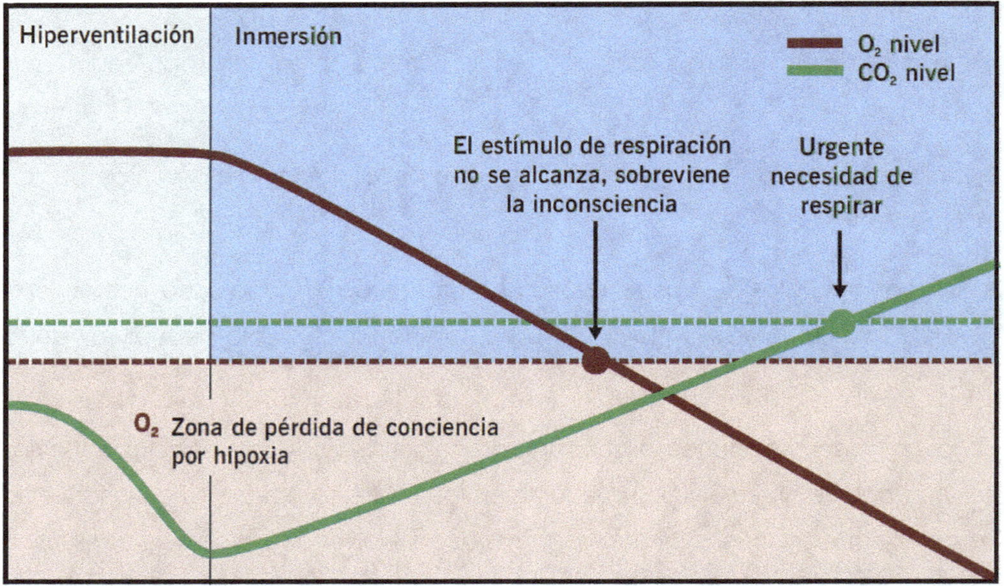

Fuente: figura adaptada de[2]

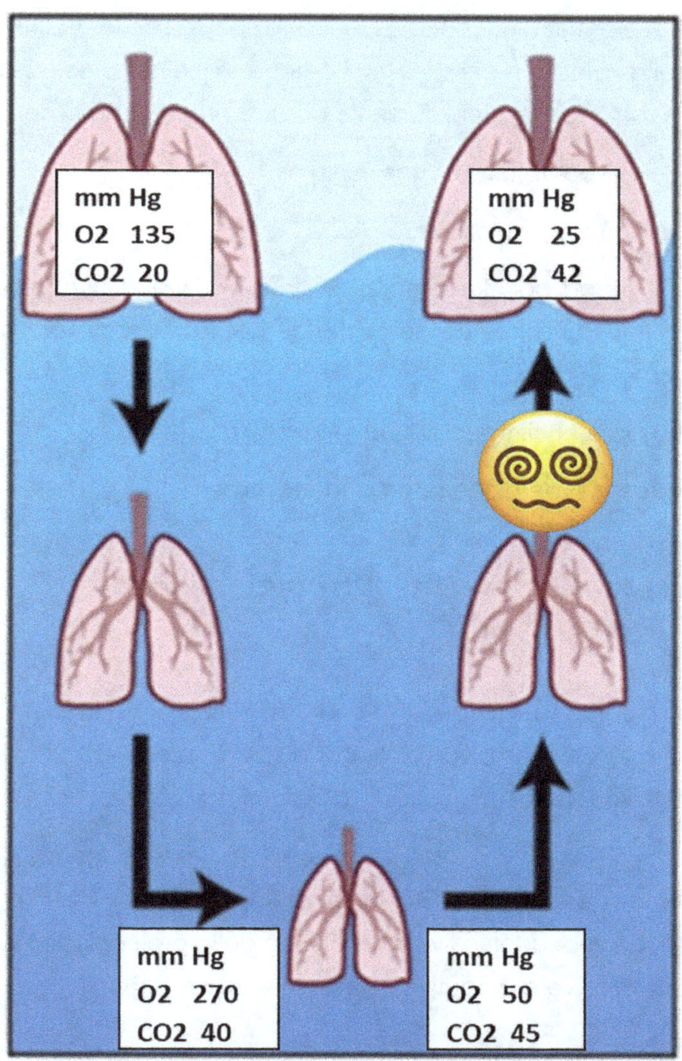

Fuente: figura modificada por Manuel Salvador

Se ha visto en los registros de los ordenadores diseñados para el buceo en apnea, que cada vez son más populares y los utilizan mayor número de pescasubs, que el momento más peligroso es la primera espiración al emerger.

Al espirar bruscamente al emerger antes de tomar aire, la ppO_2 en el alveolo cae también bruscamente, las venas pulmonares se colapsan, cae el gasto cardiaco y el buceador pierde el conocimiento y se ahoga.

El pulmón de los apneístas

El pulmón de los seres humanos no está diseñado como el de los mamíferos marinos, estos tienen bronquiolos con paredes cartilaginosas que no se colapsan y permiten que los alveolos se vacíen completamente de aire bajo el efecto de la presión.

El colapso de los alveolos tiene varias ventajas:

- Evita los barotraumas implosivos.

- Evita la enfermedad por descompresión (ED), ya que el aire se redistribuye a bronquios, tráquea y otros espacios donde no hay intercambio gaseoso, con otras ventajas:

    - No se absorbe el nitrógeno durante la inmersión.

    - Hay una reserva de oxígeno para la emersión.

Los mamíferos marinos no sufren el «síncope de la emersión»

El aire que se comprime y pasa a bronquios y tráquea en la inmersión, volverá en la emersión a rellenar los alveolos, estos animales disponen así de una reserva que oxigenará la sangre en la emersión, algo que no ocurre en los seres humanos.

En los humanos, los bronquiolos se colapsan antes que los alveolos y el aire atrapado en estos va a consumir su oxígeno en la hematosis y disolver su nitrógeno en el plasma sanguíneo, además y dependiendo de la profundidad, sufrirá también un barotrauma implosivo al negativizarse la presión en su interior.

¿Cuál sería el límite teórico de profundidad en apnea para los seres humanos?

Capacidad pulmonar total/Volumen residual (volumen en litros, el resultado en ata).

Esta sería la profundidad máxima teórica que podría alcanzar un apneísta, pero los récords de profundismo en apnea, nos muestran que el cálculo es erróneo.

En teoría, si sobrepasamos esa profundidad:

Aparecerá una presión negativa en el pulmón y los alveolos colapsarán (atelectasia) y/o el espacio que falta se rellenará:

- Bien con un trasudado rico en proteínas (edema).

    - Resultado: Edema de la mucosa y cuerdas vocales.

- Bien con sangre (*blood shift*).

    - Resultado: *Lung squeeze* pudiendo producir hemorragias intraalveolares.

¿Y qué hacen los deportistas para poder llegar más profundo?

Deportistas entrenados han conseguido llegar en apnea a profundidades de:

- Varón

    - Herbert Nitsch (Austria) = -214 m, 14/06/2007

- Mujer

    - Tanya Streeter (EEUU) = -160 m, 17/08/2002

¿Cómo puede superar nuestra fisiología hasta esos límites...?

Con un largo y exigente entrenamiento.

¿Habéis oído hablar de...?

- Respiración pranayama
- Insuflación glosofaríngea
- *Lung Packing*
- «Carpas»

Todas estas técnicas tienen como fin:

- Aumentar la capacidad pulmonar total
- Disminuir el volumen residual

Con el fin de optimizar el cociente capacidad pulmonar total/Volumen residual

Y de ese modo aumentar la profundidad de descenso minimizando el edema de mucosa y el *blood shift* causados por la implosión barométrica.

Pero estas técnicas respiratorias también pueden ser causa de lesiones:

- Al margen de la respiración pranayama, a la que nunca se le ha atribuido la aparición de lesiones.

- Las otras técnicas: insuflación glosofaríngea, *lung packing*, «carpas», *buccal pumping*, tienen otro e idéntico fundamento, el de bombear aire dentro de los pulmones mediante una técnica aprendida y practicada con la que movimientos combinados de la lengua y las contracciones de la faringe son capaces de introducir en los pulmones hasta un 50 % más de la capacidad vital, alcanzando presiones entre 60 y 75 mmHg.

Hay publicados algunos casos de aeroembolismo por *lung packing*[3] con desgarro pulmonar y embolización de aire con lesiones en el SNC y otro caso de embolización en coronarias con resultado de fallecimiento.

Los aeroembolismos por esta técnica pueden ser tachados de anecdóticos, ya que hay muy pocos casos publicados (¡cuántos habrán pasado desapercibidos!), pero hay algo que siempre acompaña al *lung packing* y es una importante disminución de la precarga por compresión de las venas intratorácicas y una caída del gasto cardiaco que puede conducir a un síncope y al ocurrir en el agua, a un ahogamiento.

Barotrauma pulmonar implosivo o lung squeeze

El nombre es muy expresivo «pulmón exprimido o estrujado».

El escenario: un apneísta que refiere frecuentes hemoptisis «echo un buchito de sangre» cuando pesca.

Tose y sigue pescando, pero le preocupa el que cada vez sea más frecuente…

Conoce a otros pescadores que también les pasa, pero no está tranquilo, y finalmente consulta al especialista.

La causa de esto es la implosión presovolumétrica.

El pulmón debe reducir su capacidad para adaptarse al nuevo volumen aéreo, su elastancia y distensibilidad juegan un papel muy importante en esto.

Parte del volumen perdido será reemplazado por sangre que ingurgita los capilares, pero si el pulmón es poco elástico puede aparecer una presión negativa que produzca ruptura capilar y el sangrado en las «bajadas rápidas».

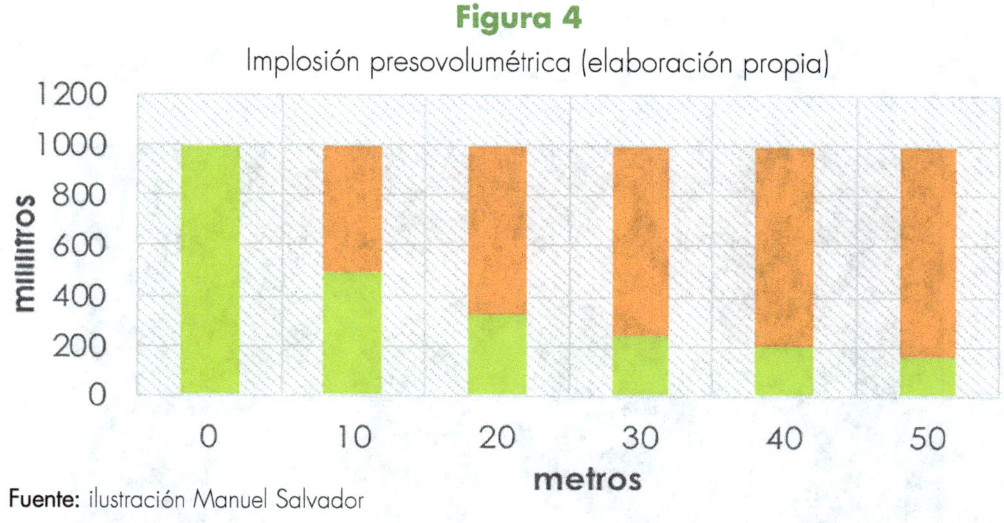

Fuente: ilustración Manuel Salvador

Manifestaciones clínicas del lung squeeze

Toser y escupir un poco de sangre no les impide continuar pescando.

Raramente acuden de Urgencias, porque no produce disnea ni desaturación, solo hemoptisis —escupe un poco de sangre—.

Buscan atención médica porque les empieza a preocupar, pero no están dispuestos a dejar de bucear.

Secuelas del lung squeeze

Las hemoptisis repetidas conducen a la formación de depósitos de hemosiderina que se pueden observar en forma de un punteado en «sal y pimienta» en la TAC (tomografía axial computarizada) y que al generar una reacción inflamatoria pueden contribuir a la aparición de una fibrosis pulmonar.

La radiografía siguiente pertenece a uno de los casos atendidos por nosotros, este apneísta es un «campeón de campeones», reconocido por todos sus compañeros como un pescasub excepcional, capaz de realizar descensos muy rápidos a una gran profundidad y, según decían, con un instinto de cazador y conocimiento del comportamiento de sus posibles presas que lo convertían en letal.

Sus pruebas funcionales respiratorias resultaron ser excelentes, pero la predisposición al sangrado y los depósitos de hemosiderina auguraban posibles problemas en un futuro.

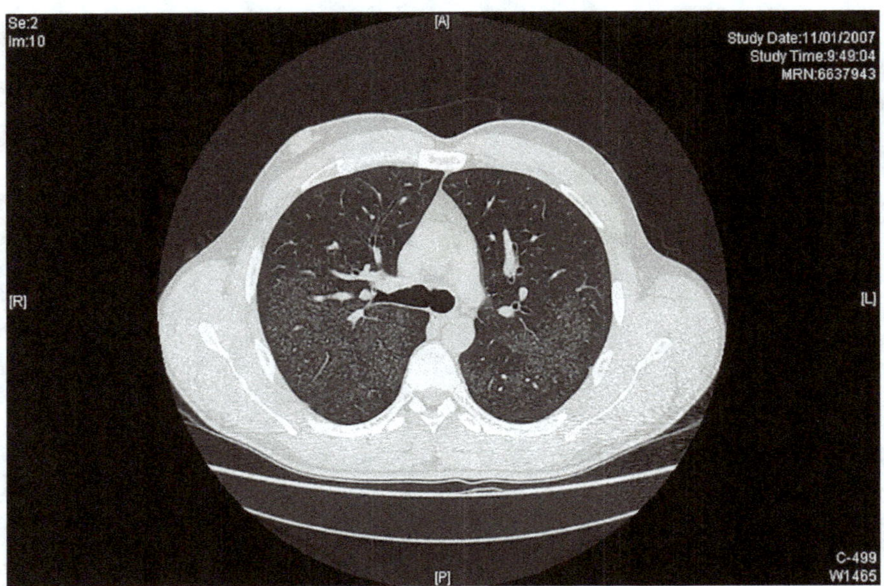

Fuente: foto Manuel Salvador

¿Puede evitarse sufrir episodios recurrentes de lung squeeze?

A los pescasubs que tratamos con esta patología les pedimos que comiencen la jornada de pesca con bajadas más lentas y que vayan aumentando progresivamente la profundidad para que el pulmón adquiera la elasticidad necesaria para evitar que se cree una presión negativa.

Parece ser que funciona, pero estos superdeportistas son de trato complicado en cuanto intentas restringirles su actividad.

Barotrauma pulmonar expansivo con aeroembolismo en un apneísta (un caso clínico)

Un apneísta que no haya tomado aire de un buzo durante su inmersión, que tenga en sus pulmones una masa de aire constante, es muy difícil que pueda sufrir un barotraumatismo pulmonar con aeroembolismo, solo podría explicarse mediante una redistribución de esa masa de aire dentro del pulmón y de la existencia de fenómenos valvulares.

Hay escasas referencias a accidentes de este tipo, pero nosotros atendimos uno, que además no se produjo en el ascenso, sino en el fondo a -18 m cuando el pescador realizó un esfuerzo con Valsalva para descargar las gomas de su fusil, entonces sufrió un cuadro confusional con vértigo, cayó de bruces sobre el fondo y, cuando se recuperó un poco, abandonó el equipo y ganó la superficie con dificultad ya que los MMII no le respondían y nadaba únicamente con las manos, tenía además visión doble.

La RNM mostró una injuria isquémica de carácter subagudo en territorio de arteria cerebelosa posteroinferior (PICA), con otra lesión focal de similar semiología en área talámica inferior izquierda, igualmente correspondiente a injuria isquémica.

Figura 6

Infarto isquémico que afecta a la porción derecha del cerebelo

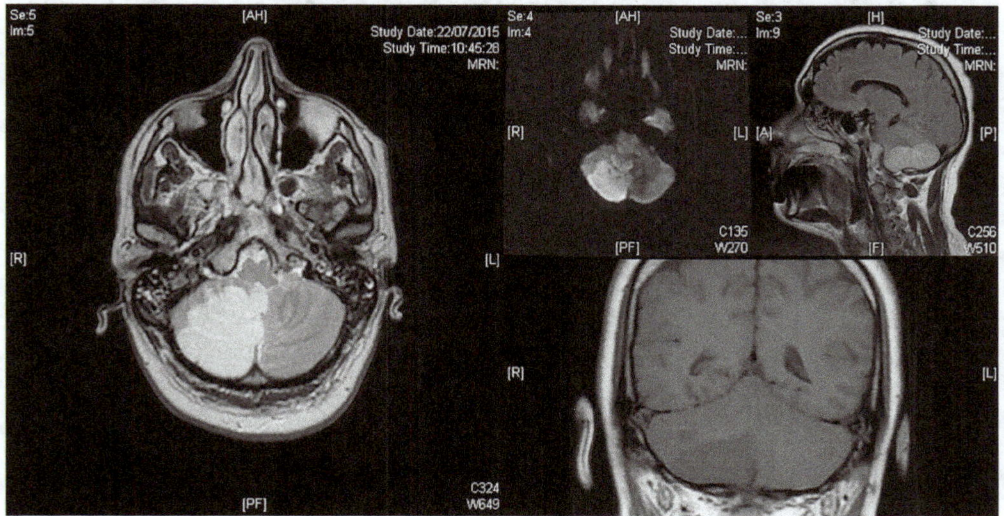

Fuente: M. Salvador

Como posible causa del aeroembolismo, en mi opinión, el engrosamiento y adherencia de la pleura al pulmón en la parte posteroinferior, motivó que, al realizar el valsalva, el diafragma ascendiese pellizcando el pulmón y provocando su desgarro y la subsiguiente embolia arterial gaseosa.

En base a este caso creo que una persona que haya sido sometida a un «talcado pleural» como tratamiento de neumotórax espontáneos recurrentes no debería practicar la modalidad de buceo en apnea.

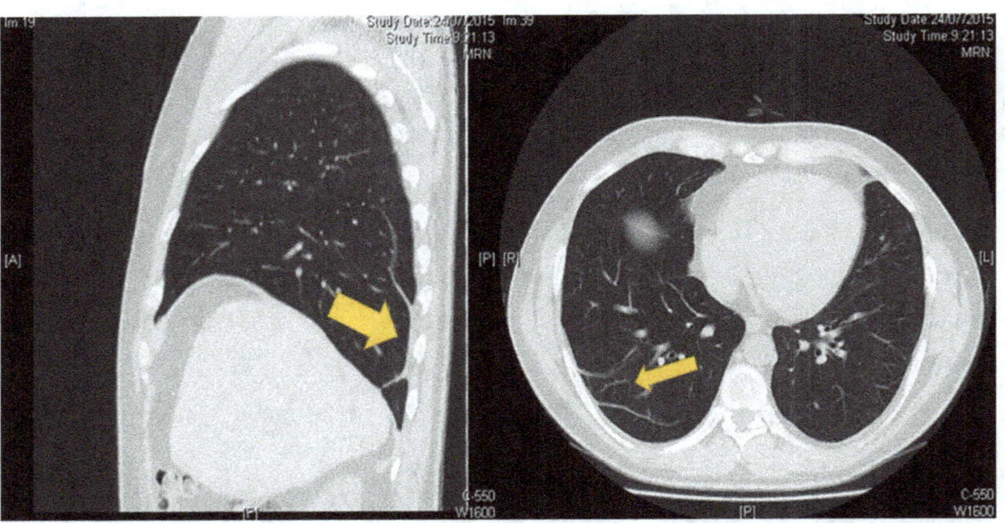

Fuente: foto Manuel Salvador

Edema agudo de pulmón del buceador en apnea

Existe una modalidad del cuadro clínico conocido como edema agudo de pulmón que puede afectar a individuos sanos que practican deportes acuáticos:

- Apneístas.

- Nadadores y triatletas.

- Buceadores con escafandra.

En la posición «HOWI» vemos que el aumento del retorno venoso por el gradiente de presión impuesto por el gradiente de profundidad y la vasoconstricción por el frío y la presión ejercida por la columna de agua sobre los miembros inferiores resultaba en un aumento de la precarga y de la postcarga cardiacas, pero el hecho de que este cuadro clínico afectase a individuos sanos y deportistas dio en que algunos lo bautizasen como «edema agudo de pulmón "no cardiogénico"» de los buceadores y nadadores porque al tratarse de individuos sanos y en buena forma física no entendían que el corazón pudiera ser la causa.

A partir de los años 80 aparecieron varias publicaciones que recogían casos aislados o series cortas de este cuadro clínico.

En los 20 años de funcionamiento de nuestra Unidad hemos atendido o nos han consultado acerca de 7 casos, 5 eran pescadores en apnea de entre los mejores, una escafandrista y una triatleta. No hemos atendido a ningún nadador, pero no tendrían por qué consultar a una unidad hiperbárica en un caso así.

Nos llamó siempre la atención, y eso no lo hemos visto publicado por nadie, el hecho de que el cuadro clínico en los apneístas —pescasubs— no se desencadenaba hacia el final de la jornada de pesca, como ocurre con la enfermedad por descompresión en los apneístas, sino que se desencadenaba al inicio de la jornada, al día siguiente de una jornada de campeonato o de entrenamiento en la que habían permanecido muchas horas en el agua, y ocurría a menudo después de solo un par de «bajadas».

El escenario más habitual suele ser el de un campeonato de pesca submarina y el sujeto, un pescador experimentado que emerge con intensa disnea y expectoración rosada.

El equipo que lo atiende le pone una mascarilla de oxígeno y constata una SpO_2 muy baja, del orden de 80-85 %, por lo que deciden su rápido traslado al hospital.

La fisiopatología del edema agudo de pulmón de un buceador reside en un aumento de la precarga en un corazón que no puede asumirla por:

- Disfunción atrioventricular.

- Disfunción miocárdica transitoria[4].

- Ventrículo izquierdo hipertrófico y rígido

- Aumento de resistencias periféricas

No tiene nada que ver con barotraumas o enfermedad por descompresión.

Clínica de disnea, tos y expectoración rosada o hemoptisis con SpO_2 inicial < 90 %.

Tratamiento del EAP del apneísta: no olvidemos que se trata de una patología que debuta sobre un deportista sano.

Un Ventimask al 28 o 30 % y unos diuréticos van a solucionar el problema rápidamente y el paciente estará de alta en menos de 48 horas.

Recuerdo el primer caso que nos consultaron, fue desde Alicante, casi todos los casos que hemos atendido, o mejor, por los que se nos ha consultado, sucedieron allí. Todos eran deportistas entrenados, algunos campeones de pescasub reconocidos, y recuerdo que cuando el caso de la atleta de triatlón, el médico que la atendía me decía por teléfono: «…Es que no entiendo cómo una deportista de alto nivel puede hacer un edema agudo de pulmón…».

El primer caso que atendimos fue en 2003, se celebraban en Alicante el Campeonato de España de Pesca Submarina, cuando uno de los favoritos, que había estado realizando muchísimas «bajadas» en el día anterior, tras la segunda bajada de ese día —recordad lo de la disfunción miocárdica transitoria— presentó un cuadro de disnea con expectoración de espuma rosada y una SpO_2: 84 % que motivó su traslado al Hospital General de Alicante.

Nos llamó la neumóloga de guardia que no daba crédito a lo que estaba asistiendo, un deportista en magnífica forma y en un Campeonato Nacional afecto de un edema de agudo pulmón.

Figura 8

A su llegada al hospital y unos días después cuando ya estaba dado de alta

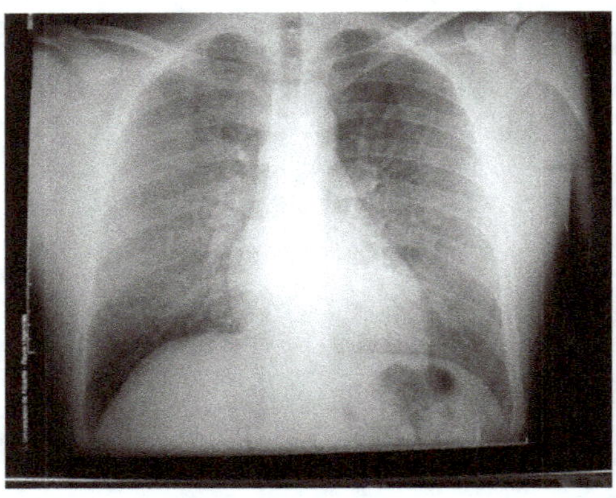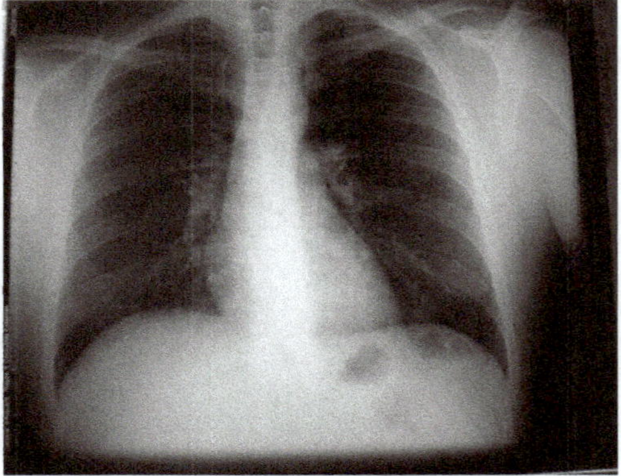

Fuente: foto Manuel Salvador

Le explicamos a la neumóloga de qué se trataba y le mandamos un par de artículos por fax (eran aquellos años) para dar mayor veracidad a nuestros argumentos, y casi cada vez que se nos ha consultado por cuadros clínicos parecidos, hemos terminado haciendo lo mismo.

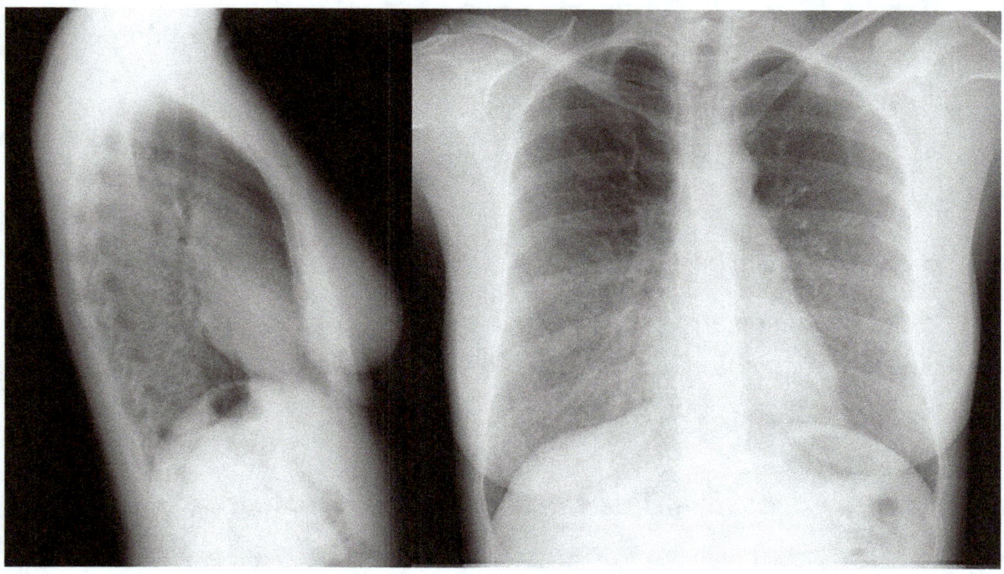

Fuente: foto Manuel Salvador

En mi opinión, la mayoría de estos casos se debería a una hipocinesia miocárdica apical con coronarias sanas, causada por una liberación de catecolaminas, lo que los japoneses llaman *takotsubo*[5].

Enfermedad por descompresión del apneísta

Aunque estamos tratando el buceo en apnea, hemos comenzado a introducir ya los accidentes disbáricos y entre ellos la enfermedad por descompresión. Los apneístas están expuestos a sufrir todo tipo de accidentes disbáricos, pero, como veremos, algunos son extremadamente raros. Los barotraumas del área ORL los veremos más adelante, ahora vamos a hablar de la que fue una vez la controvertida enfermedad por descompresión de los apneístas.

Los accidentes disbáricos (DCI) pueden ocurrir:

Por las variaciones de volumen:

- Barotraumas y aeroembolismo (CAGE).

Por la mayor solubilidad de los gases respirados a mayor presión:

- Enfermedad por descompresión (DCS).

Por la toxicidad de los gases respirados a una presión superior a la atmosférica:

- Narcosis y crisis hiperóxicas.

Y es un buen momento para explicar las «trampas» del inglés, porque ellos se refieren a *decompression illness* (DCI) y a *decompression Sicknes* (DCS) lo que nos produce confusión:

DCI: *decompression illness: accidentes disbáricos:*

1. Barotraumatismos.

2. Enfermedad por descompresión.

3. Intoxicación por gases respiratorios en hiperbaria.

DCS: *decompression sickness:*

4. Exclusivamente la enfermedad por descompresión.

Enfermedad por descompresión de los apneístas y la taravana

La ED está causada por una «gestión» inadecuada de los gases inertes disueltos en nuestros tejidos: al aumentar la presión ambiental, también aumenta la presión del aire contenido en nuestros pulmones, con lo que una cierta cantidad de gas inerte se irá disolviendo en nuestros tejidos en cada una de las «bajadas», saturándolos poco a poco.

Si durante una jornada de pesca en apnea, hemos realizado 60 o 70 «bajadas» por debajo de los 20 m, en cada una de ellas hemos realizado apneas de 1 min 30 s a 2 min, y no hemos realizado periodos suficientes de descanso en superficie, el nitrógeno se habrá ido acumulando hasta formar burbujas por sobresaturación y desencadenar una ED, que en los apneístas tiene típicamente como diana el sistema nervioso central.

La posibilidad de una ED en los apneístas tardó mucho en ser aceptada, sin embargo, ya había publicaciones como la de Cross (1965)[6] que relataban la patología neurológica que afectaba a los pescadores de madreperlas que buceaban en apnea en el archipiélago de las Tuamotu y que los nativos conocían como *taravana*.

Figura 10

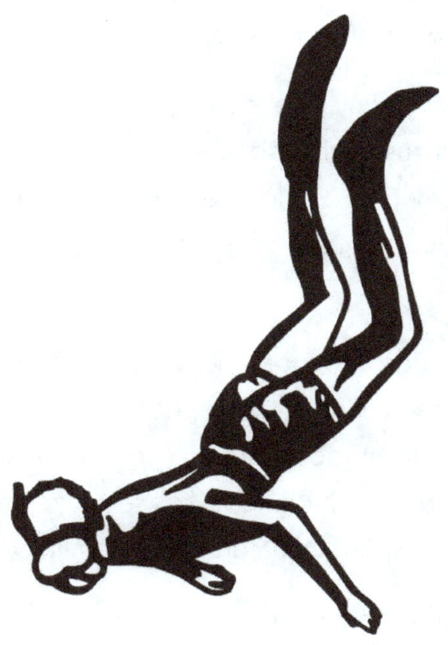

Fuente: iStockphoto

El Dr. P. Paulev (1965)[7] de la Armada de Dinamarca, al más puro estilo Paul Bert, experimentó sobre él mismo el fenómeno. Realizó unas 60 inmersiones en apnea a unos 30 m, con una duración de unos 2 minutos de inmersión y 2 minutos de descanso en la superficie. Así sufrió un claro cuadro de ED (dolor muscular, parálisis en una pierna, náuseas, trastornos visuales y calambres en un brazo) sin detectarse hipoxia. Fue recomprimido en cámara hiperbárica y desaparecieron los síntomas por completo.

Continuó con los estudios y determinó que el breve intervalo de superficie no permitía eliminar el nitrógeno, por lo que este tipo de buceo resulta como una inmersión casi continua si no se respetan unos intervalos de superficie lo suficientemente largos como para eliminar el exceso de nitrógeno acumulado.

Cuando los pescadores en apnea tuvieron que descender a mayores profundidades y, sobre todo, cuando aparecieron los *scooters* subacuáticos que permitían descensos más rápidos y profundos con mayores tiempos de apnea y una salida más veloz, los accidentes se multiplicaron y ya nadie pudo negar la evidencia de esta patología en apneístas.

Voy a presentaros un caso clínico, el de un pescasub que adquirió un *scooter* submarino para mejorar sus posibilidades de éxito; le permitía bajadas más profundas y rápidas sin esfuerzo, con lo que aumentaba el tiempo y la profundidad, y al mismo tiempo la salida era más rápida también, pero tuvo poco tiempo para disfrutarlo.

Al poco de adquirirlo, y tras haber aprendido a sacarle todo el partido, después de una jornada de pesca llegó a casa, cenó y se acostó, al día siguiente no se levantó a la hora acostumbrada para ir a trabajar y llegó muy tarde a su trabajo, se perdió por el camino, cuando llegó, se sentó sin hacer nada y sus compañeros lo llevaron al hospital y llamaron a su familia.

El paciente se encontraba obnubilado, desorientado témporo-espacialmente, con una actitud apática e indolente pero colaboradora. La exploración neurológica era rigurosamente normal sin déficits motores o sensitivos apreciables, ROT normales, etcétera.

Infarto isquémico subagudo en evolución con signos de transformación hemorrágica en topografía de arterias cerebral media y anterior izquierdas en un pescador en apnea

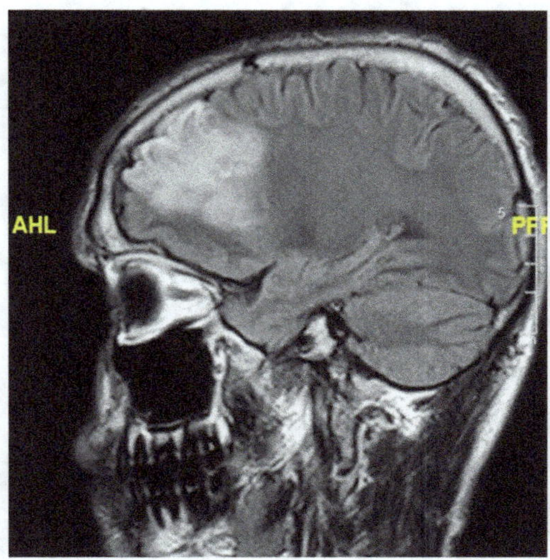

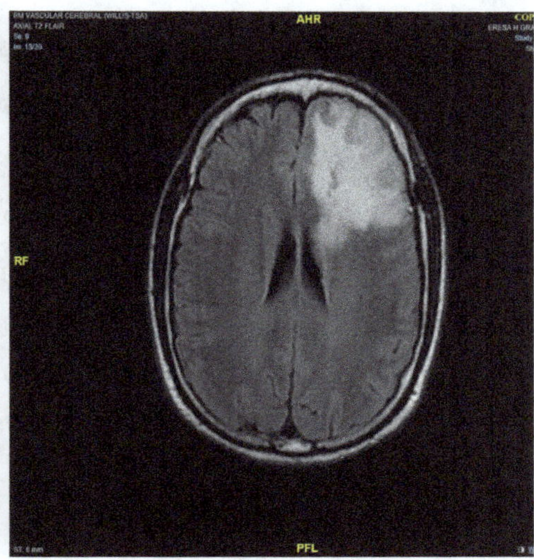

Fuente: foto Manuel Salvador

Recibió tratamiento de OHB, inicialmente como accidente disbárico agudo, y después como accidente en fase de secuela recibió unas sesiones antes de pedir el alta voluntaria, a pesar de ello, efectuamos el seguimiento del paciente junto con el Servicio de Neurología de nuestro hospital, después de algunos meses, recibió el alta médica sin secuelas físicas apreciables y se reincorporó a su trabajo.

4.5 Prevención de accidentes de descompresión de características embolígenas en buceadores en apnea

Los autores de este capítulo recuerdan perfectamente las enconadas discusiones que se mantenían hace solo 40 años sobre si los buceadores en apnea y en particular los «pescasub» podían sufrir accidentes por descompresión.

Los tiempos cambian. En un entorno como Mallorca, con las aguas templadas y muy claras, donde se puede practicar la pescasub prácticamente durante todo el año, y que ha sido la cuna de varios campeones del mundo en esta modalidad, comenzaron a utilizarse los «scooters» submarinos, lo que conllevó varios cambios en la práctica deportiva:

- Descensos más rápidos, con menos fatiga y a mayor profundidad.

- Mayor tiempo en el fondo por la menor fatiga.

- Ascensos más —demasiado— rápidos con la ayuda del «scooter».

- Menos fatiga implica también el poder acortar los descansos en superficie.

El cambio de hábitos en esta práctica deportiva hizo aflorar frecuentes accidentes embolígenos con afectación del sistema nervioso central.

Uno de nosotros, el Dr. Batle, con una larga trayectoria en el campo de la Medicina Subacuática y que había fundado en Mallorca el Institut de Recerca Hiperbárica MEDISUB, dotado de una cámara hiperbárica multiplaza, comenzó a recibir y tratar un número inusual de este tipo de accidentes.

Figura 12

Breath-hold Apnea Table for Lower Embolism* (BATLE*) 2ª Generación 2002

| prof/tiempo | 60 | 70 | 80 | 90 | 100 | 110 | 120 | 130 | 140 | 150 | 160 |
prof/tiempo	1'	1' 10"	1' 20"	1' 30"	1' 40"	1' 50"	2'	2' 10"	2' 20"	2' 30"	2' 40"
15	1' 45"	2' 15"	2' 30"	2' 45"	3'	3' 15"	3' 30"	4'	4' 15"	4' 30"	4' 45"
18	2'	2' 15"	2' 45"	3'	3' 15"	3' 30"	4'	4' 15"	4' 30"	4' 45"	5' 15"
21	2' 15"	2' 30"	2' 45"	3' 15"	3' 30"	3' 45"	4' 15"	4' 30"	5'	5' 15"	5' 30"
24	2' 15"	2' 45"	3'	3' 30"	3' 45"	4' 15"	4' 30"	4' 45"	5' 15"	5' 30"	6'
27	2' 30"	2' 45"	3' 15"	3' 30"	4'	4' 30"	4' 45"	5' 15"	5' 30"	6'	6' 15"
30	2' 30"	3'	3' 30"	3' 45"	4' 15"	4' 45"	5'	5' 30"	6'	6' 15"	6' 45"
33	2' 45"	3' 15"	3' 45"	4'	4' 30"	5'	5' 30"	5' 45"	6' 15"	6' 45"	7' 15"
36	3'	3' 30"	3' 45"	4' 30"	4' 45"	5' 15"	5' 45"	6' 15"	6' 45"	7'	7' 30"
39	3'	3' 30"	4'	4' 30"	5'	5' 30"	6'	6' 30"	7'	7' 30"	8'
42	3' 15"	3' 45"	4' 15"	4' 45"	5' 15"	5' 45"	6' 15"	6' 45"	7' 15"	7' 45"	8' 15"
45	3' 15"	4'	4' 30"	5'	5' 30"	6'	6' 30"	7' 15"	7' 45"	8' 15"	8' 45"
48	3' 30"	4'	4' 45"	5' 15"	5' 45"	6' 15"	7'	7' 30"	8'	8' 30"	9' 15"
51	3' 45"	4' 15"	4' 45"	5' 30"	6'	6' 45"	7' 15"	7' 45"	8' 30"	9'	9' 30"
54	3' 45"	4' 30"	5'	5' 45"	6' 15"	7'	7' 30"	8' 15"	8' 45"	9' 15"	10'
57	4'	4' 30"	5' 15"	5' 45"	6' 30"	7' 15"	7' 45"	8' 30"	9'	9' 45"	10' 15"
60	4'	4' 45"	5' 30"	6'	6' 45"	7' 30"	8'	8' 45"	9' 30"	10'	10' 45"

Al disponer del perfil del buceo, extraído de los profundímetros digitales de los pescadores en apnea que habían presentado accidentes de descompresión, se pudo evaluar minuciosamente cada una de las jornadas de inmersiones realizadas por aquellos buceadores en apnea que habían sufrido accidentes y compararlas con las que no.

Se valoró en estos perfiles de buceo en apnea el tiempo de inmersión, la profundidad alcanzada y el intervalo de tiempo en superficie. A partir de los datos obtenidos, se calcularon unas tablas Breath-hold Apnea Tables for Lower Embolism (BATLE®), que recogen los intervalos mínimos que deben permanecer los deportistas en superficie entre inmersiones sucesivas para evitar los accidentes disbáricos[8,9].

Estos tiempos entre inmersiones están relacionados con la profundidad y el tiempo de permanencia en apnea de las inmersiones precedentes. La valoración del número de accidentes de descompresión tras la aplicación de las tablas BATLE® refuerza su utilidad en la reducción significativa del riesgo de padecer accidentes por descompresión entre buceadores en apnea.

Bibliografía

1. Barlow HH, MacIntosh FC. Report "Shallow Water Black-Out." R Nav Pers Res Comm [Internet]. 1944;44 Aug(125):14. Available from: https://wellcomecollection.org/works/bzuqm5wn

2. Palomo Rando JL, Ramos Medina V, Calvo López MA, Santos Amaya IM. Muerte por sumersión debida a shallow water blackout. Cuad Med Forense. 2014;20(2–3):115–8.

3. Schipke JD, Kelm M, Siegmund K, Muth T, Sievers B, Steiner S. "Lung packing" in breath hold-diving: An impressive case of pulmo-cardiac interaction. Respir Med Case Reports [Internet]. 2015;16:120–1. Available from: http://dx.doi.org/10.1016/j.rmcr.2015.09.007

4. Gempp E, Louge P, Henckes A, Demaistre S, Heno P, Blatteau JE. Reversible myocardial dysfunction and clinical outcome in scuba divers with immersion pulmonary edema. Am J Cardiol [Internet]. 2013;111(11):1655–9. Available from: http://dx.doi.org/10.1016/j.amjcard.2013.01.339

5. Henckes A, Lion F, Cochard G, Arvieux J, Arvieux CC. L'œdème pulmonaire en plongée sous-marine autonome : fréquence et gravité à propos d'une série de 19 cas. Ann Fr Anesth Reanim. 2008;27(9):694–9.

6. Cross ER. Taravana diving syndrome in the Tuamotu diver. In: Physiology of Breath-Hold Diving and the Ama of Japan In: Rahn H, Yokoyama T (eds). Washington DC: National Academy of Sciences Research Council.; 1965.

7. Paulev P. Decompression sickness following repeated breath-hold dives. J Appl Physiol. 1965;20(5):1028–31.

8. Batle J.M. Attitude a breath hold diver should take to avoid Arterial Gas Embolism. A study of about 30 cases. Proceedings 26th Annual Scientific Meeting. EUBS 2000: 143-149.

9. Batle J.M. How to avoid arterial Gas Embolism in free diving the attitude a breath hold diver should take. Retrospective study of 35 cases." Proceedings 14th ICHM 2002: 107-112

EL BUCEO CON EQUIPOS AUTÓNOMOS

D. Fernando Aguirre

CONTENIDOS ADICIONALES:
EL BUCEO CON EQUIPOS AUTÓNOMOS

CAPÍTULO 5

EL BUCEO CON EQUIPOS AUTÓNOMOS

D. Fernando Aguirre

El buceo autónomo fue la última fase de la aplicación del principio que dice que: «Para respirar bajo el agua, la presión del aire debe ser igual a la presión ambiental».

Figura 1

Evolución del buceo con aire comprimido

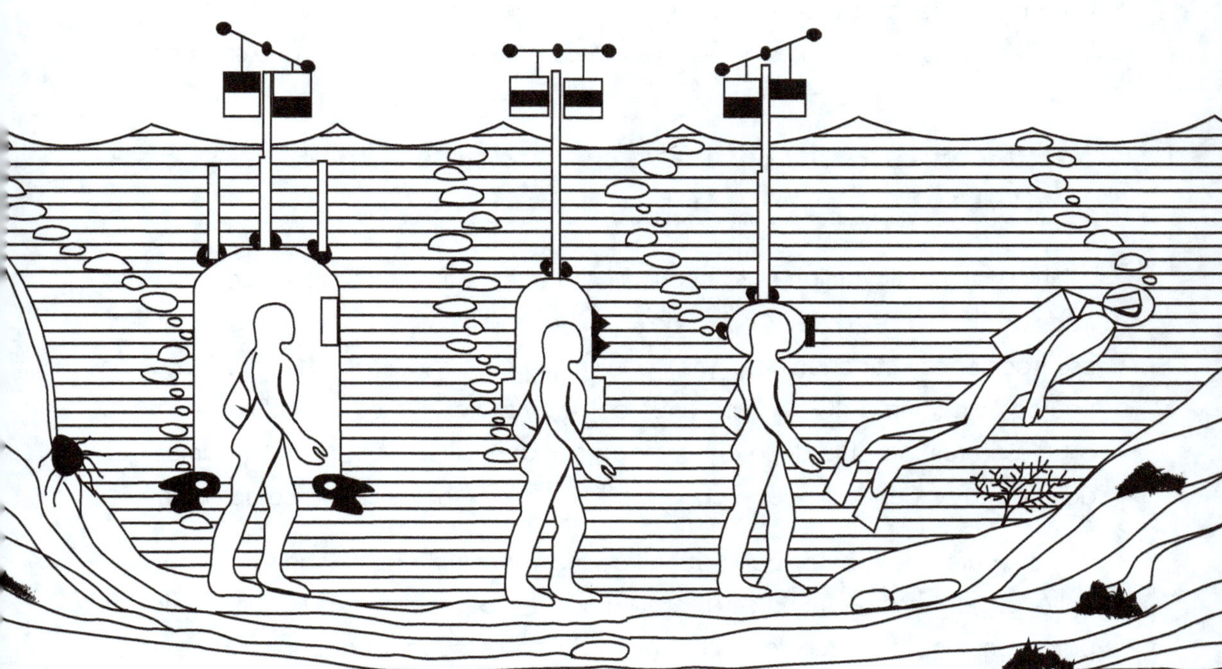

El buceo con equipos autónomos, también conocido por su acrónimo en inglés SCUBA —Self Containing Underwater Diving Apparatus— dio a los buceadores una libertad de movimientos de la que nunca habían disfrutado antes, ya que los buzos clásicos caminaban por el fondo y hacían lo que se conoce como «inmersiones cuadradas» por la forma del perfil de buceo.

El buceador autónomo respira desde un depósito, sencillo o doble, usualmente de acero, que lleva a su espalda, se conocen como «botellas» o «tanques» y tienen una capacidad entre 10 y 24 litros, donde se almacena el aire comprimido —legalmente— a 200 bar.

El aire para poder ser respirado tiene que reducir su presión a la altura del pecho del buceador hasta igualarse con la del ambiente, esto se hace mediante unos dispositivos denominados «reguladores» y, habitualmente, en dos fases. En la primera, la presión se reduce desde la cámara de alta a la cámara de media, a unos 8 bar más la presión ambiental, y desde ahí sufre una nueva reducción hasta igualar a la presión ambiental.

El buceo con equipo autónomo respirando aire comprimido está limitado legalmente para los profesionales a -50 m, a causa de la toxicidad por nitrógeno y también ante la falta de comunicación e imagen entre el buzo y la superficie, se intenta evitar que los profesionales trabajen en autónomo siempre que sea posible.

5.1 Buceo con aire comprimido y con mezclas nitrox o EAN (Enriched Air Nitrox)

La principal limitación para el buceo con aire comprimido es que contiene una fracción de nitrógeno del 79 % o de 0,79, que es como se pone en las fórmulas. Esa fracción tan importante de gas inerte limita por su toxicidad las inmersiones con equipo autónomo a 40-50 m para recreativos y profesionales respectivamente; por otra, es la responsable de la enfermedad por descompresión y que tengamos que acudir a los ordenadores de buceo o a las clásicas tablas de descompresión.

La opción de rebajar parte del nitrógeno y sustituirla por oxígeno es una idea antigua, pero hasta que no se dispuso de oxímetros electrónicos sencillos y fiables para controlar los porcentajes de la mezcla no se pudo llevar a cabo. Como se explicará más adelante cuando se estudie la toxicidad por gases respiratorios, la ppO$_2$ cuando respiremos una mezcla debe ser inferior a 1,8 ata, y las que se emplean no deben sobrepasar 1,6 ata, en el caso de profesionales, y 1,4 ata, en el caso de buceadores recreativos.

El objetivo del nitrox o EAN no es el de bucear más profundo, sino el de poder permanecer más tiempo en inmersión sin entrar en tiempos de descompresión, algo que debe ser evitado en el buceo recreativo. El EAN es, por esta razón, cada día más popular en los cruceros de buceo y cada día son más los buceadores recreativos que se acreditan para poder utilizarlo.

Se fabrican mezclas EAN con porcentajes de O$_2$ estándar y la más utilizada es la EAN 32 con la que podemos descender hasta:

$$Ptotal = PpO_2 / FO_2 = 1,4 / 0,32 = 4,375\ ata = 33,75\ m$$

Como se ve, las fórmulas de Dalton se emplean continuamente, aquí tenéis un cuadro con las profundidades máximas para las mezclas más frecuentes.

Tabla 1

Límites de profundidad para el buceo con nitrox

% O$_2$ Mezcla	Profundidad Máxima Recreativos	Profundidad Máxima Profesionales
———	1,4 ata	1,6 ata
EAN 32	34 m	40 m
EAN 36	29 m	34 m
EAN 50	18 m	22 m

Los descompresímetros digitales u «ordenadores de buceo» modernos permiten introducir el tipo de mezcla con el que vas a bucear y también hay tablas de descompresión para las distintas mezclas EAN, pero si no las tuviéramos disponibles, y solo tuviéramos tablas de aire, hay una forma: calcular la profundidad EAN equivalente. Esto se hace de la manera siguiente:

Supongamos que vamos a bucear con EAN 36 en una zona donde el fondo está a 22-24 m. En primer lugar, debemos averiguar cuál será la ppN$_2$ que respiraremos, para ello, acudimos a Dalton:

$$ppN_2 = P\ total \times FN_2 = 3,4 \times 0,64 = 2,176\ ata\ de\ N_2$$

Ahora vamos a ver qué profundidad correspondería a esta ppN_2 respirando aire, que es lo que se denomina profundidad equivalente aire (PEA).

P total = 2,176 / 0,79 = 2,75 ata = 17,5 m de profundidad o PEN para esta mezcla:

El tiempo máximo sin deco a 18 metros con aire son 60 minutos.

El tiempo máximo sin deco a 24 metros con aire son 39 minutos.

La conclusión es que con EAN 36 bucear a 24 m es como si lo hiciéramos a 18 m con aire, eso nos permite hacer una inmersión más larga o si respetásemos el tiempo como si fuera aire, una inmersión más segura en la que absorberemos menos nitrógeno, lo que es importante si estamos embarcados en un crucero donde se realizan 3 o 4 inmersiones diarias durante toda una semana.

5.2 Buceo en lagos de montaña

Se considera todo aquel que se realiza a una altura superior a 300 m. La clave es la disminución de la presión atmosférica con la altitud, que viene a ser de un 10 % por cada 1000 m de altitud.

La presión hidrostática soportada por el buceador será la misma, un ata por cada 10 m de profundidad, la diferencia entre agua dulce y salada es insignificante, pero a la hora de sumar la presión hidrostática a la atmosférica para obtener la presión absoluta a la que se verá sometido el buceador, nos encontraremos que esta será menor que la que soportaría en el mar a la misma profundidad, pero esto no tiene importancia, la clave y el riesgo del buceo en altitud viene dado porque cuando el buzo salga del agua, pasará a estar en un ambiente hipobárico, con una presión más baja que a nivel del mar, lo que favorecerá la formación de burbujas y desencadenará una enfermedad por descompresión.

Así pues, las tablas de descompresión para mar no sirven para los lagos de montaña y los profundímetros usuales, tampoco.

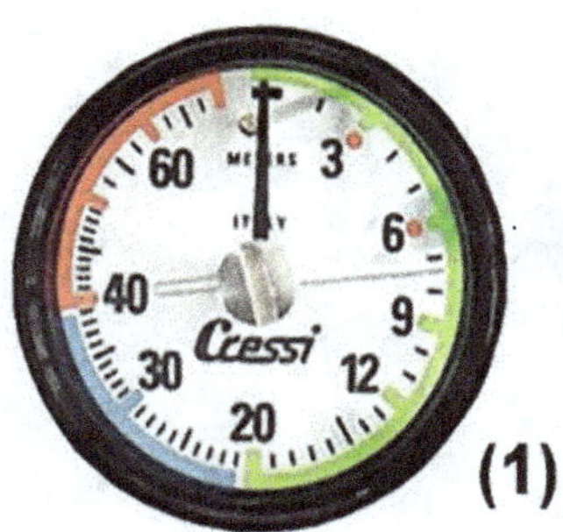
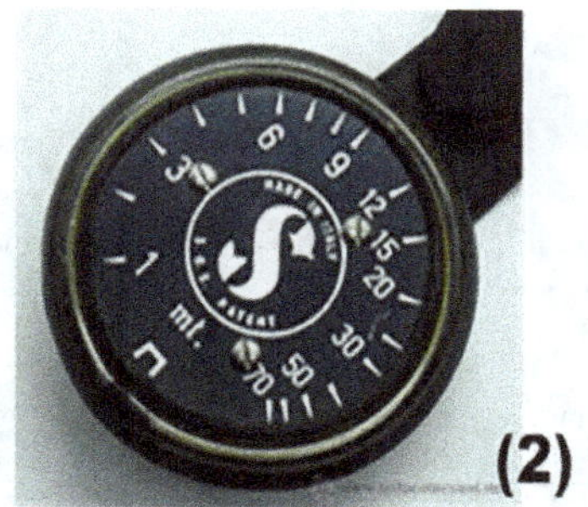
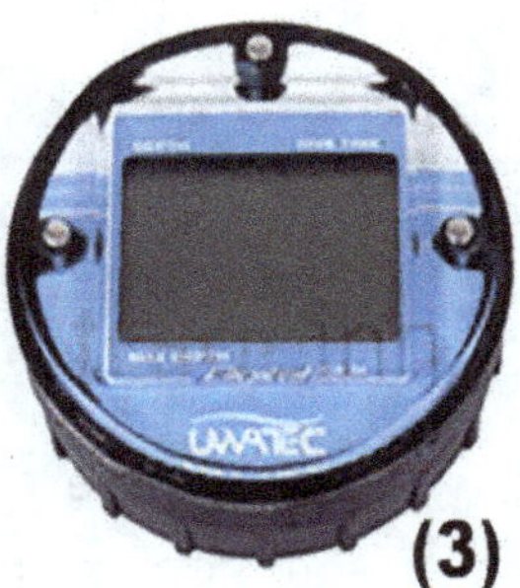

Fuente: Fotos Manuel Salvador

Lo primero que hace falta para bucear en un lago es un profundímetro fiable, los mecánicos basados en el tubo de Bourdon (Figura 2 [1]) no sirven porque no se «ajustan» automáticamente a la presión ambiental más baja de la superficie del lago, los antiguos profundímetros de tubo capilar (Figura 2 [2]) y los modernos profundímetros electrónicos (Figura 2 [3]) sí lo hacen, y son los que podemos utilizar.

Las tablas de Us Navy no deben utilizarse por encima de los 300 m de altitud, y las tablas Buhlman, por encima de los 700. Hay unas tablas Buhlman para utilizar entre 701-2500 m, pero el intervalo parece demasiado amplio para ser seguro.

Las inmersiones en los lagos de montaña deben planificarse cuidadosamente, porque valores que son fundamentales en el uso de las tablas, como pueden ser profundidad, velocidad de ascenso, profundidad de la parada de seguridad o la profundidad de las paradas de descompresión, deben corregirse y adaptarse a la altitud del lago.

La primera paradoja con la que nos encontramos al realizar estos cálculos es que, aunque en el agua estaremos sometidos a una presión absoluta menor a la que estaríamos en el mar a la misma profundidad, entraremos en las tablas de buceo de mar como si estuviéramos a una profundidad mayor.

La explicación es que el «salto» de presión del agua al aire en los lagos es más brusco; por ello, debemos salir con menos nitrógeno en nuestros tejidos, y eso se consigue entrando en tablas con una profundidad mayor, con lo que el tiempo máximo de inmersión se acorta y la descompresión —si la hubiera— se alargaría.

5.3 Sistemas para adaptar las tablas de buceo de mar para su uso en altitud

La regla del 4 %

Consiste en añadir un 4 % a la profundidad real por cada 300 metros de altitud sobre el nivel del mar.

Utilizando este método, una inmersión a 15 metros a una altitud de 1800 metros, nos obliga a entrar en tablas como si se tratase de una inmersión en el mar a 18,6 metros.

Nota: por seguridad, se añade un metro al resultado final de la ecuación.

Ejemplo:

H = profundidad equivalente al nivel del mar en metros.

h = profundidad real del lago en la que se realiza la inmersión.

a = altitud en metros del lugar de buceo.

% = porcentaje fijado para el cálculo.

H = h + (h * a * %) / 300.

P = 15 + (15 * 1800 * 0,04) / 300 = 18,60 m + 1 = 19,60 metros.

Presión barométrica en la superficie del lago

Multiplicaremos la presión a nivel de mar (760 mmHg) por la profundidad prevista de inmersión y dividiremos el resultado por la presión barométrica a nivel del lago. Supongamos una inmersión en un lago cuya presión barométrica sea de 640 mmHg, en el que pretendemos descender a una profundidad de 20 m. Tras los cálculos pertinentes, veremos que debemos entrar en la tabla, como si de una inmersión a nivel del mar a 23,7 m se tratara:

$$H = (h * P) / p$$

$$H = (20\ m * 760) / 640 = 23,7\ m$$

La fórmula de Chauvin

Un miembro de la Marina Francesa, el comandante Chauvin, creó una fórmula por medio de la cual podremos adaptar los valores de las tablas de buceo de mar, para poder usarlas en buceo en altitud.

La fórmula de Chauvin se basa en la relación entre presión atmosférica y presión relativa a la profundidad alcanzada, permitiendo conseguir con su uso los datos correspondientes a una inmersión ficticia; de esta forma, obtendremos los datos necesarios para la utilización de las tablas de descompresión normales.

El mismo principio es, también, aplicable para establecer los valores de la velocidad de ascenso, de la profundidad de la parada de seguridad o paradas de descompresión.

$$\text{Profundidad teórica: } H = (P / p) * h$$

H = profundidad teórica equivalente al nivel del mar.

h = profundidad real máxima de nuestra inmersión en el lago.

P = la presión atmosférica a nivel del mar (1 ata o 760 mmHg).

p = la presión barométrica a nivel del lago.

La «fórmula básica»

Esta fórmula fue descrita originalmente en inglés, y por ello está expresada en «pies» y «milibares».

$$H / P = h / p$$

H: profundidad equivalente nivel del mar (pies).

h: profundidad real al bucear en el lago (pies).

P: presión atmosférica nivel del mar (mbar).

p: presión barométrica en la altitud (mbar).

5.4 Planificación de la inmersión en altitud

La planificación previa a la inmersión es una de las partes fundamentales del buceo en altitud.

Lo primero a tener encuentra en estas inmersiones es el periodo de adaptación.

Tabla 2

Tabla para inmersiones en altitud y profundidad real de las paradas de descompresión

PROFUNDIDAD REAL DE LA INMERSIÓN (mca)	ALTITUD EN EL LUGAR DE LA INMERSIÓN									
	300 m 1000 pies	600 m 2000 pies	900 m 3000 pies	1200 m 4000 pies	1500 m 5000 pies	1800 m 6000 pies	2100 m 7000 pies	2400 m 8000 pies	2700 m 9000 pies	3000 m 10.000 pies
	PROFUNDIDAD TEORICA DE LA INMERSIÓN (mca)									
3	3	4,5	4,5	4,5	4,5	4,5	4,5	4,5	4,5	4,5
4,5	4,5	6	6	6	6	6	6	7,5	7,5	7,5
6	6	7,5	7,5	7,5	7,5	7,5	9	9	9	9
7,5	7,5	9	9	9	10,5	10,5	10,5	10,5	10,5	12
9	9	10,5	10,5	10,5	12	12	12	13,5	13,5	13,5
10,5	10,5	12	12	13,5	13,5	13,5	15	15	15	18
12	12	13,5	13,5	15	15	15	16,5	16,5	18	18
13,5	13,5	15	16,5	16,5	16,5	18	18	21	21	21
15	15	16,5	18	18	21	21	21	21	21	24
16,5	16,5	18	21	21	21	21	24	24	24	24
18	18	21	21	21	24	24	24	27	27	27
19,5	19,5	21	24	24	24	27	27	27	30	30
21	21	24	24	27	27	27	30	30	30	33
22,5	22,5	27	27	27	30	30	30	33	33	33
24	24	27	27	30	30	30	33	33	36	36
25,5	25,5	30	30	30	33	33	36	36	36	39
27	27	30	33	33	33	36	36	39	39	42
28,5	28,5	33	33	33	36	36	39	39	42	42
30	30	33	36	36	39	39	39	42	42	45
31,5	31,5	36	36	39	39	42	42	45	45	48
33	33	36	39	39	42	42	45	45	48	48
34,5	34,5	39	39	42	42	45	45	48	51	51
36	36	39	42	42	45	45	48	51	51	54
37,5	37,5	42	42	45	48	48	51	51	54	57
39	39	42	45	48	48	51	51	54	57	57
40,5	40,5	45	48	48	51	51	54	57	57	60
42	42	48	48	51	51	54	57	57	60	63
43,5	43,5	48	51	51	54	57	57	60	63	
45	48	51	51	54	57	57	60	63		
46,5	51	51	54	54	57	60	63			
48	51	54	54	57	60	60				
49,5	54	54	57	60	60					
51	54	57	57	60						
52,5	57	57	60							
54	57	60	63							
55,5	60	60								
57	60									
PROFUNDIDAD TEÓRICA DE LAS PARADAS (mca)	PROFUNDIDAD REAL DE LAS PARADAS (mca)									
6	5,5	5,5	5,5	5	5	5	4,5	4,5	4	4
9	8,5	8,5	8	8	7,5	7	7	6,5	6,5	6,5
12	11,5	11	11	10,5	10	9,5	9,5	9	8,5	8,5
15	14,5	14	13,5	13	12,5	12	11,5	11	11	10
18	17,5	17	16	15,5	15	14,5	14	13,5	13	12,5

Fuente: Tablas para buceo con aire reglamentarias en la Armada Española

Deberemos recordar que nuestro cuerpo está saturado de nitrógeno a presión atmosférica a nivel de mar (0,79 ata), por lo que al llegar al lugar de buceo y disminuir la presión ambiental estaremos sobresaturados y deberemos esperar 12-24 horas para que se normalice.

Si iniciáramos la inmersión tan pronto como llegáramos al lago, lo que realmente estaríamos haciendo es una «teórica inmersión sucesiva», dado que en nuestro cuerpo existiría una sobresaturación de nitrógeno, que es lo que comúnmente conocemos como «nitrógeno residual».

Tabla 3

Altitud *versus* presión atmosférica

ALTITUD (metros)	PRESIÓN (mm Hg)
300	732,9
600	706,7
900	681,2
1200	656,4
1500	632,4
1800	609,1
2100	586,5
2400	564,6
2700	543,3
3000	522,8

Fuente: Tablas para buceo con aire reglamentarias en la Armada Española

5.5 Buceo técnico: mezclas binarias y ternarias, heliox y trimix

Trimix

Es una mezcla de oxígeno, helio y nitrógeno, concebida para reducir la narcosis y controlar la toxicidad del oxígeno.

Diseñada para ser empleada con escafandra autónoma de circuito abierto a *profundidades superiores a los 50 metros*.

Las ventajas del trimix son:

* Narcosis reducida. La presión parcial del nitrógeno puede ser mantenida a una equivalencia de 30 a 40 metros (3,5 a 4 ata).

* Presión parcial de oxígeno controlada (no más de 1,4 ata en el fondo).

* Descompresiones más cortas que con heliox en muchas de las inmersiones.

* Menor densidad que el aire, de modo que los reguladores funcionan comparativamente mejor a esa profundidad.

Las desventajas del trimix:

* Algunos problemas térmicos por el helio, reales y percibidos.

* Las paradas de descompresión suelen ser más complejas y largas que con aire, comúnmente requiriendo nitrox como mezcla de viaje y de descompresión.

* Es necesario efectuar cambios de gases bajo el agua.

* El accidente de descompresión de He_2 puede ser más peligroso que el de N_2.

* La complejidad del mezclado, análisis y producción.

* El coste del helio empleado en circuito abierto.

Helio

Ligero y fácil de respirar.

Baja solubilidad y alta difusividad en los tejidos, por lo que resulta fácil de eliminar durante las paradas de descompresión.

No narcótico y no tóxico en profundidades alcanzables con circuito abierto.

La conductividad térmica del He_2 (0,15) solo es superada entre los gases por el H_2 (0,18) y si la comparamos con la del aire seco (0,026), entenderemos que el helio nos roba calor al respirarlo, de ahí los problemas térmicos reales y percibidos que mencionábamos en el párrafo anterior.

El helio penetra rápidamente en los tejidos, unas 2,65 veces más rápidamente que el nitrógeno, y sale de ellos rápidamente también.

Esto requiere un perfil de descompresión diferente al del aire, con paradas cortas a mayor profundidad.

Las descompresiones del helio pueden reducirse mediante el empleo de nitrox en las paradas más superficiales.

Límites del trimix:

- Los límites prácticos del buceo con trimix dentro del ámbito recreativo son:

- Agua fría (< 20 °C) 75-80 metros.

- Agua templada (> 20 °C) 100-120 metros.

- Profundidades mayores requieren un considerable apoyo en superficie.

Los inconvenientes del helio son:

- Distorsión de la voz.

- Enfriamiento aparente durante la respiración —roba calor—.

- Síndrome nervioso de altas presiones (SNAP o HPNS, en inglés).

SNAPS

Es una manifestación de un elevado gradiente de presión sobre los tejidos, potenciado por la respiración de helio.

Se ve exacerbado por presurizaciones rápidas a profundidades superiores a 120 metros.

Síntomas: temblores musculares, somnolencia, pérdida de apetito, náusea, mareos, vértigo, molestias visuales, dificultad en concentrarse.

Se reduce mediante una presurización lenta y escalonada, y mediante el añadido de pequeñas cantidades de nitrógeno a la mezcla para «relajar» los tejidos.

Trimix: planificando la mezcla de gases

Lo que debe saber:

* La profundidad a la que se operará.

* La profundidad equivalente narcótica (PEN) a la que se desea estar.

* No deberá exceder una pO_2 de 1,4 ata.

La forma más segura de bucear con trimix es usar las tablas de descompresión establecidas que dan diversas profundidades y tiempos para mezclas específicas. Esto le permite acostumbrarse a mezclas específicas.

Mezclas estándar: las mezclas 18/30, 15/40 y 12/50 nos permiten un abanico de profundidades entre 67 y 107 metros y tienen tablas de descompresión específica, pero son mezclas hipóxicas que tienen < 21 % de oxígeno y que habrá que usar otra mezcla al inicio y al final de la inmersión. El trimix se expresa X/Y donde la «X» es el % de O_2 y la «Y» el % de He_2, lo restante es N_2.

Mezcla «ideal»: Mezclas «a medida» pueden ser producidas para generar el mejor trimix para una profundidad o duración específica. Esta será una mezcla que optimizará tanto los niveles de oxígeno como los de nitrógeno para controlar los efectos de ambos gases. Los buceadores trimix suelen emplear una ppO_2 de 1,4 ata y una ppN_2 de entre 3,5 y 4 ata (profundidad equivalente aire [PEA] entre 35 y 40 m).

Cómo diseñaremos la «mezcla ideal»:

* Emplearemos las fórmulas de la ley de Dalton para encontrar los porcentajes apropiados de oxígeno y de nitrógeno, sabiendo cuál será la profundidad y la presión parcial de nitrógeno de su PEA deseada.

* El resto hasta completar el 100 % será el helio.

Ejemplo de «mezcla ideal»:

La «mezcla ideal» para una inmersión a 75 metros, empleando una ppO_2 de 1,4 ata y una ppN_2 de 3,5 ata, sería:

$$FO_2 = ppO_2 / Pt = 1,4 / 8,5 = 0,1647 = > 16,47\ \%$$

$$FN_2 = ppN_2 / Pt = 3,5 / 8,5 = 0,4118 = > 41,18\ \%$$

$$FHe_2 = 100\ \% - (16,47 + 41,18) = 42,35\ \%$$

Esto sería un trimix 16,47/42,35/41,18 en la práctica un 16/42.

Mezcla de «viaje»

Se emplea nitrox para reducir la absorción de helio durante el tránsito desde y hacia el fondo o para llegar al punto donde la mezcla de fondo —hipóxica— es respirable en inmersiones profundas.

Mezclas nitrox más ricas también se emplean para descompresión.

Esos gases se llevan en botellas de «viaje» claramente señalizadas.

5.6 Los rebreathers o recicladores para buceo

El circuito abierto (*open circuit*) con aire comprimido es sencillo y permite alcanzar profundidades de hasta 40 m con tiempos de inmersión cortos, pero aceptables para un uso recreativo, sin embargo, el hecho de que no recicla el aire espirado hace que necesitemos una gran cantidad de gas para una inmersión corta.

La idea de reciclar el gas respirado no es nueva, de hecho, algunos de los primeros dispositivos ideados para el buceo se basaban en este principio, era los recicladores de circuito cerrado con oxígeno, que se diseñaron para los buceadores de combate porque no desprendían burbujas, aunque el hecho de usar oxígeno puro limitaba su utilización a no más de 7-8 metros de profundidad, sin embargo, en los años 40 fueron usados por el mítico fotógrafo submarino Hans Hass en su viaje al mar Rojo.

El diseño de estos primeros recicladores era muy sencillo y los elementos fundamentales son el depósito de cal sodada que absorbe el CO_2 producido y la botella de oxígeno para ir reponiendo el que nosotros vayamos consumiendo.

«Primitivo» reciclador de oxígeno como el usado por Hans Hass y apto solo hasta -7 m por el riesgo de hiperoxia

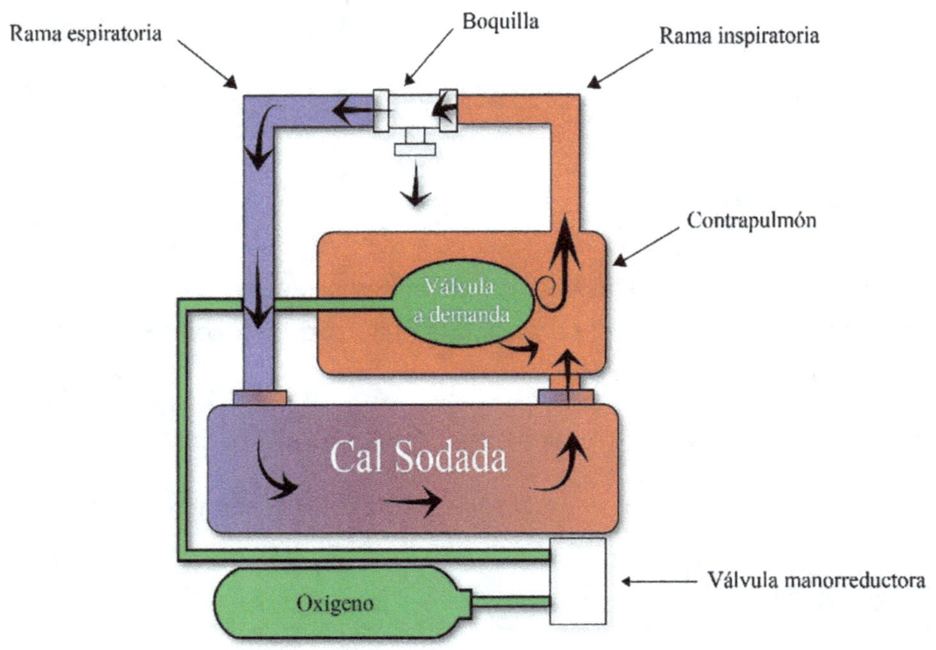

5.7 Recicladores monofásicos y bifásicos

Para corregir las limitaciones de profundidad del circuito cerrado de oxígeno se diseñaron recicladores de circuito semicerrado de mezcla de gases (SCR) basados en el mismo diseño que el de oxígeno, pero usando una botella de nitrox para alcanzar mayores profundidades, estos recicladores llevan una única botella desde la que se va reponiendo gas al circuito y se llaman recicladores monofásicos.

El problema es cómo calcular la cantidad de oxígeno que consume el buceador para reponerla, esta cantidad consumida depende del frío, de la actividad física, y reponerla usando cálculos empíricos y procedimientos mecánicos era poco exacto.

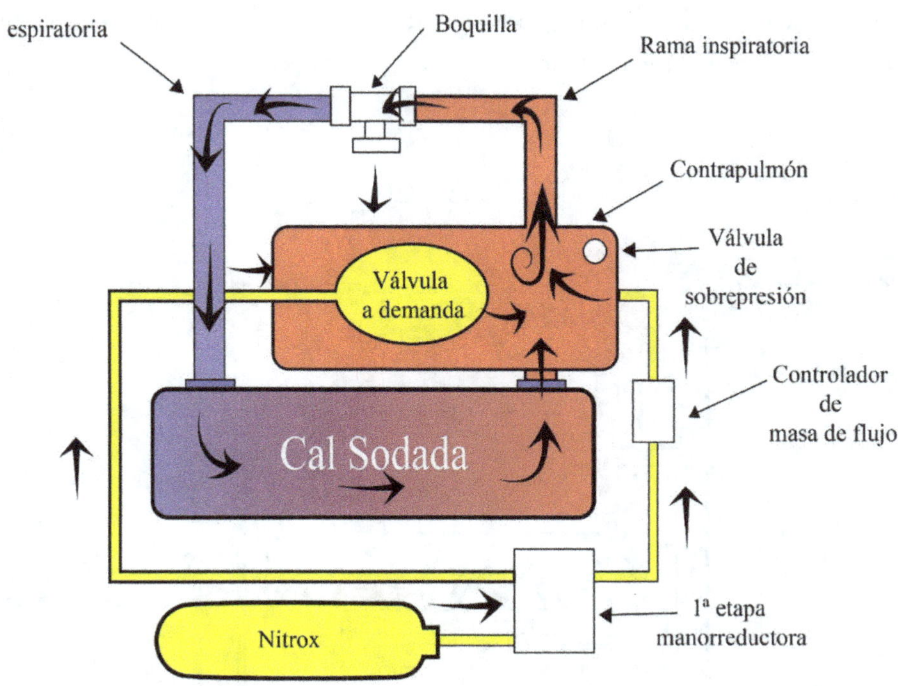

La solución vino de la mano de la electrónica, con el reciclador de mezcla de gases circuito cerrado controlado electrónicamente (eCCR) con dos botellas independientes desde las que se realiza la mezcla, una de ellas con oxígeno y la otra, con la mezcla «diluyente», usualmente estos son los recicladores denominados bifásicos.

La mezcla «diluyente» suele ser un trimix o un heliox con una $ppO_2 < 1,4$ ata a la máxima profundidad de la inmersión programada, si fuera un Trimix, también tendríamos que asegurarnos que la $ppN_2 < 4$ ata a esa misma profundidad máxima.

Los americanos dicen «plan the dive and dive the plan», es decir, «planea la inmersión y luego haz la inmersión que has planeado» y no improvises.

Así, en caso de fallo, ese diluyente podría servir como «mezcla de viaje» hasta casi la superficie, aunque los buceadores «técnicos» prefieren usar como mezcla de viaje la que llevan preparada en unas botellas que cuelgan de sus costados y que se denominan bailouts o ponys.

El eCCR nos permite elegir la PpO_2 máxima que queremos en la mezcla (1,2-1,3–1,4 ata) y como el dispositivo dispone de sensores de oxígeno, presión ambiental y opcionalmente de CO_2, estará proporcionándonos continuamente la mezcla más adecuada, o bestmix, para la profundidad a la que nos encontremos, optimizando así los tiempos de inmersión y descompresión.

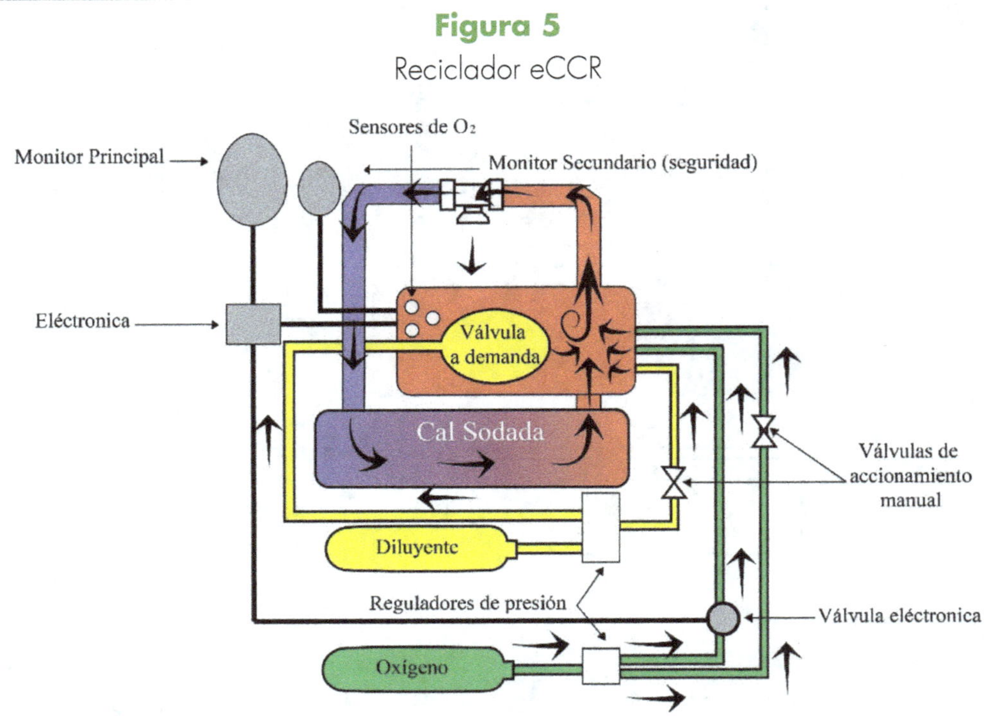

Figura 5
Reciclador eCCR

5.8 ¿Hemos hecho realidad un sueño?

Estos equipos son como un sueño, no son excesivamente pesados, permiten inmersiones mucho más largas que cualquier otro sistema y descompresiones menores.

No desprenden burbujas, con lo que no espantan a la fauna marina, pero a veces fallan… la electrónica y el agua salada se llevan mal. A todos los que nos hemos dedicado a la fotografía submarina se nos ha «ahogado» alguna máquina o algún flash, pero si se «ahoga» la electrónica de un reciclador posiblemente perdamos la vida, los accidentes con reciclador terminan siempre en ahogamiento.

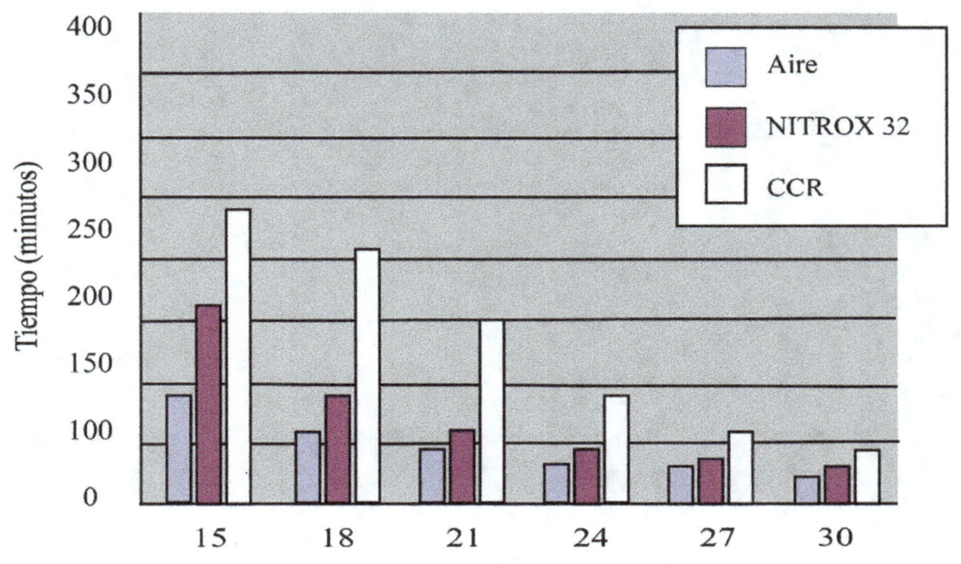

5.9 Síncope de la emersión en el buceo con reciclador

Cuando comenzaron a popularizarse los recicladores bifásicos asistimos a varios fallecimientos de reconocidos buceadores que sufrían un síncope durante el ascenso y se ahogaban. Cuando un buceador que utiliza un reciclador tiene que retirárselo de la boca, antes tiene que «cerrar» la boquilla para que el agua salada no inunde su interior, si sufre un síncope, el equipo se inunda, la flotabilidad se vuelve muy negativa y el buceador se va al fondo.

La interpretación era que, en el ascenso, el reciclador no respondía adecuadamente reponiendo la cantidad de oxígeno consumida y la mezcla se quedaba por debajo de ppO_2 0,15 ata, lo que conducía a la pérdida de consciencia.

Hoy en día, los buceadores técnicos con reciclador suelen utilizar para volver a superficie «mezclas de viaje» de los tanques laterales en circuito abierto y no hemos vuelto a ver este tipo de accidentes.

EL BUCEO CON CAMPANAS Y UMBILICALES

D. Fernando Aguirre

CONTENIDOS ADICIONALES:
EL BUCEO CON CAMPANAS Y UMBILICALES

CAPÍTULO 6

EL BUCEO CON CAMPANAS Y UMBILICALES

D. Fernando Aguirre

6.1 Campana húmeda y campana seca

Tipos de buceo (Art. 4)

El buceo, por razón de la técnica en que se fundamenta, se clasifica en:

a) Buceo autónomo: el que se lleva a cabo utilizando medios respiratorios transportados por el propio buceador, permitiendo plena autonomía de movimiento.

b) Buceo semiautónomo: el que se realiza en dependencia directa de medios auxiliares situados en la superficie a través de las técnicas de suministro de superficie, campana húmeda, campana seca a intervención y campana seca a saturación.

Técnicas de buceo (Art. 24)

Las técnicas de buceo profesional permitidas son las siguientes:

a) Autónomo (con aire hasta -50 m).

b) Suministro de superficie (SDS).

- Guíndola o cesta.

- Campana húmeda (con aire/nitrox hasta -60 m y con trimix/heliox hasta -90 m).

- Campana seca a intervención (con aire/nitrox hasta -60 m y con trimix/heliox hasta el límite de las tablas).

- Campana seca a saturación.

El buceo con suministro de gases desde la superficie soluciona el problema de los trabajos profesionales que precisan de inmersiones de gran duración y complicación técnica, liberando al buceador de la necesidad de preocuparse por el equipo y permitiéndole una mayor libertad de manipulación de sus herramientas, así como una mayor protección personal, a cambio de limitar sus desplazamientos.

Figura 1

Equipos para suministro de superficie

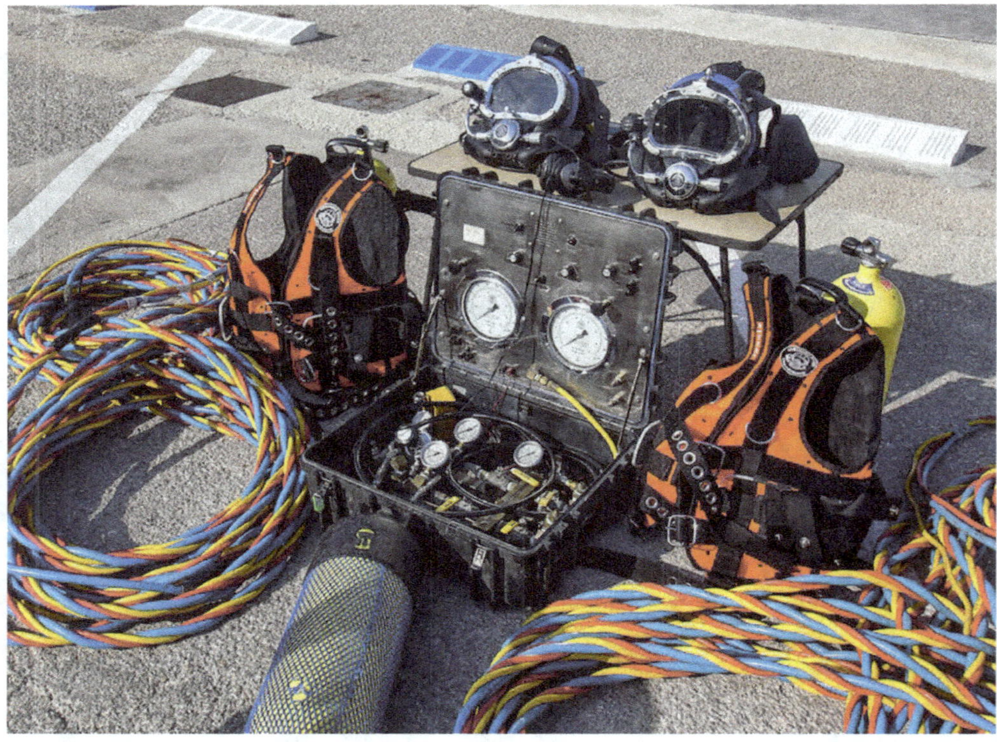

Fuente: Foto Fernando Aguirre

Ventajas: suministro de aire ilimitado; comunicaciones con superficie; posibilidad de uso de sistemas de vídeo CCTV; mayor seguridad para el buceador durante las operaciones, ya que la asistencia desde superficie es una ayuda muy importante en los imprevistos como enganches, retrasos en el ascenso, etc.; en aguas muy turbias, el contacto con superficie es un apoyo psicológico muy importante y, al mismo tiempo, el umbilical es siempre una vía segura para el retorno.

Inconvenientes: mayor movimiento de material, necesidad de embarcaciones de mayor porte para operaciones a mar abierto, normalmente más personal técnico y de apoyo, limitación de movimiento, riesgo de enganches y enredos.

6.2 ¿Cuál es la diferencia entre una manguera y un umbilical?

Manguera: es solo un elemento flexible que permite enviar fluidos a presión y está fabricado según la legislación vigente.

Umbilical: es un sistema de elementos flexibles con flotabilidad adecuada, que permite el suministro de mezcla respirable y los servicios necesarios al buceador.

Estarán fabricados y homologados para el uso específico del buceo y formados por una manguera de suministro principal de al menos 10 milímetros de diámetro interior.

Constarán de un cable de comunicaciones, un tubo para el «neumo» o sistema de control de la profundidad, un cabo que soporte los tirones o esfuerzos realizados por el buceador, que puede ser sustituido por una malleta de material resistente o por los propios componentes, si así lo certifica el fabricante.

6.3 Comunicaciones en el umbilical

Serán por telefonía por cable y con línea de vídeo.

Tendrá una línea de comunicación de voz de buceador-superficie, superficie-buceador y de buceador-buceador.

Tendrá un sistema de alimentación eléctrica de emergencia además del principal.

6.4 Guíndola

La guíndola es una cesta para llevar a los buceadores a su lugar de trabajo. Los umbilicales van conectados a superficie, no a la guíndola, a diferencia de lo que ocurre con las campanas de buceo.

Figura 2
Guíndola o cesta

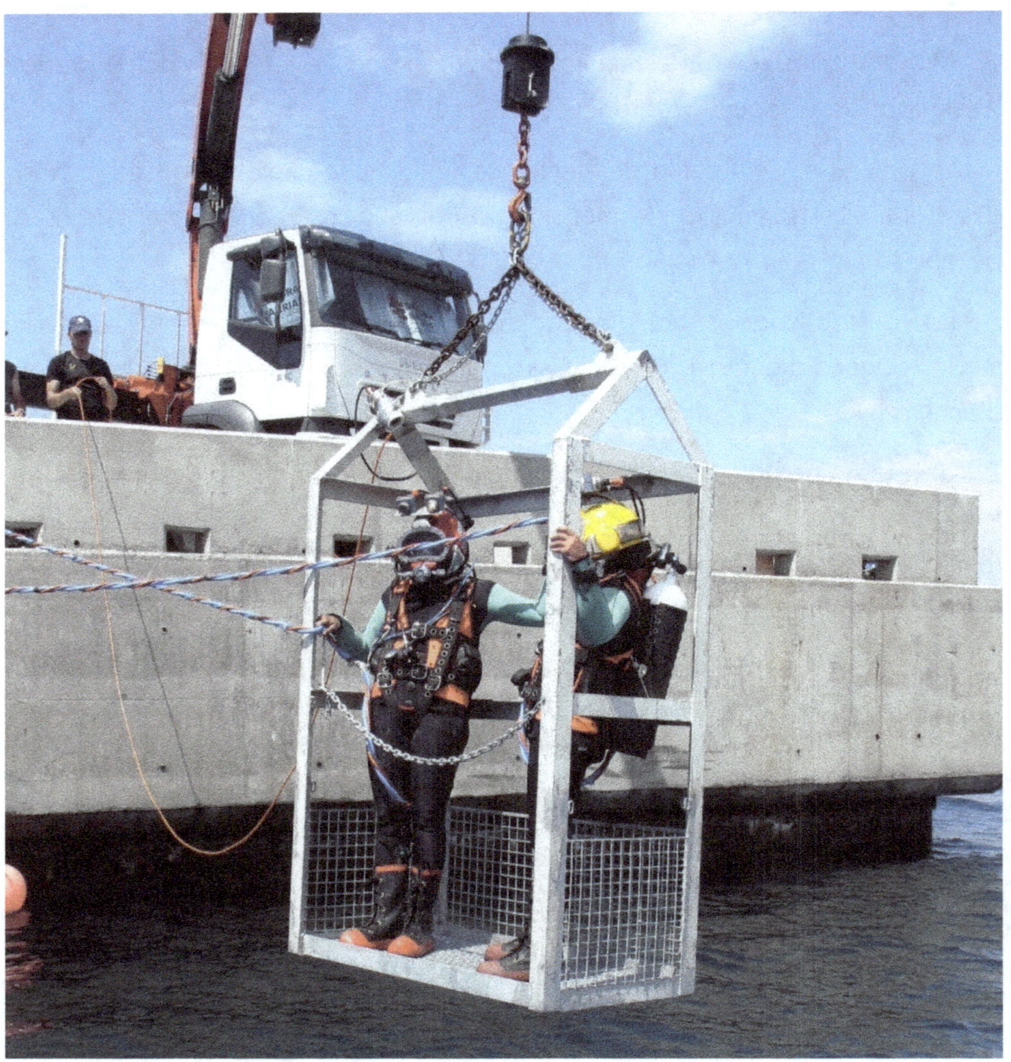

Fuente: Foto Fernando Aguirre

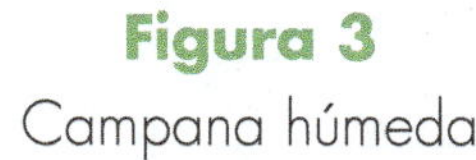

Figura 3

Campana húmeda

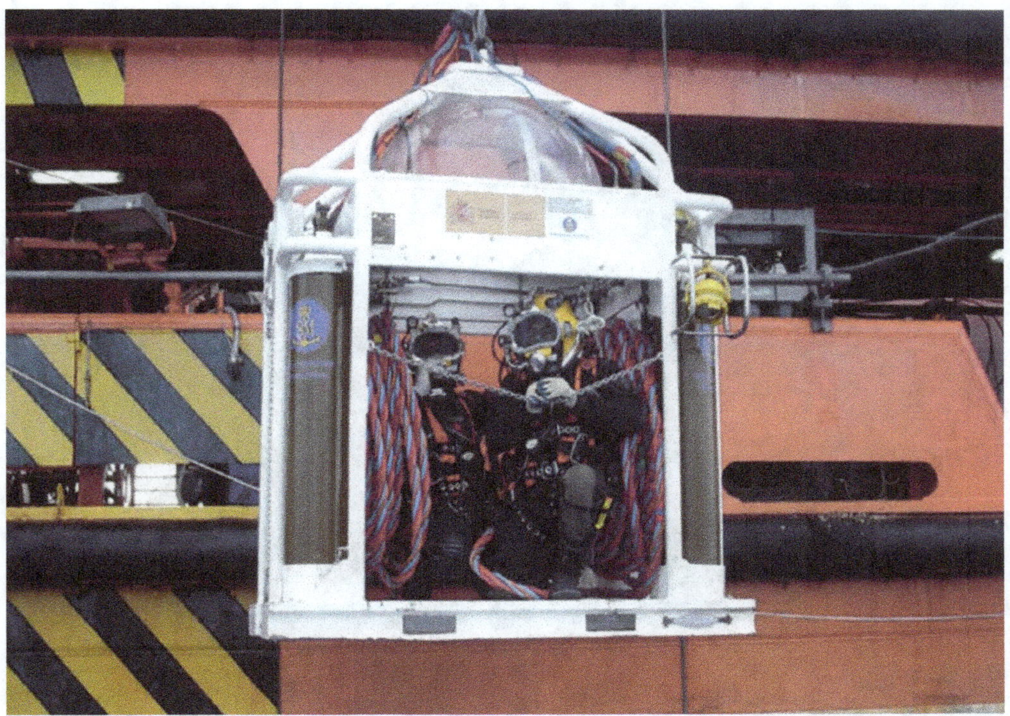

Fuente: Foto Fernando Aguirre

La campana húmeda es un dispositivo sumergible, unido a la superficie por un cable, que lleva una cúpula con una burbuja de mezcla respirable que permite mantener la parte superior del cuerpo del buceador en seco y constituye un abrigo en las paradas de descompresión.

A través de la campana húmeda debe poderse enviar suministro de mezcla de fondo y de descompresión desde superficie, así como disponer de un sistema de suministro de emergencia en la propia campana.

La campana húmeda debe tener comunicaciones, sistemas de control del porcentaje de oxígeno en la burbuja y de los parámetros que afectan a los buceadores.

Dispondrá de un sistema de vaciado de agua de la burbuja.

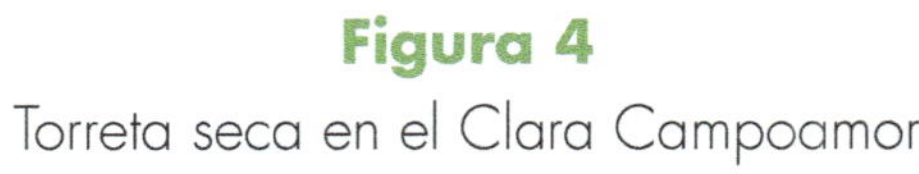

Figura 4

Torreta seca en el Clara Campoamor

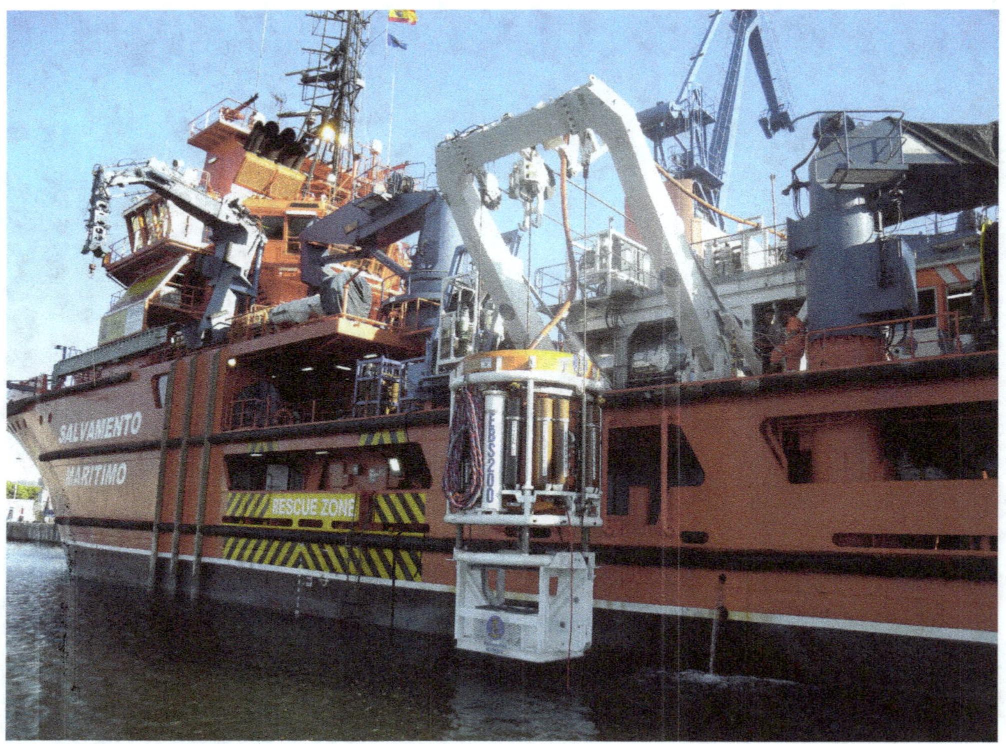

Fuente: Cortesia SASEMAR

Esta técnica de inmersión consiste en sumergir la campana a la profundidad de la inmersión con los buzos en su interior. Cuando los buzos están listos para salir de la campana, se aumenta la presión interior hasta igualarla con la exterior, con ello la escotilla inferior se abre cuando las presiones se han igualado saliendo los buzos respirando la mezcla adecuada con umbilical desde la campana.

Cuando regresan a la campana, los buzos cierran la escotilla y son izados bajo presión a la superficie. Entonces, comienza inmediatamente la descompresión, con lo que disminuye la presión de la campana de acuerdo con las tablas de descompresión; así llevan a cabo la descompresión dentro de la campana con la comodidad y seguridad que ello comporta.

Tiempos de exposición al ambiente hiperbárico (Art. 32)

1. La exposición máxima diaria al medio hiperbárico no excederá de 180 minutos.

    Este tiempo incluirá la fase de compresión, estancia en el fondo y la descompresión. En caso de realizarse inmersiones sucesivas en la jornada, estas se computarán en el tiempo total permitido y no podrán exceder del mismo.

2. Excepcionalmente, en el caso de inmersiones a menos de 10 metros, y siempre de que no se supere esta profundidad en toda la jornada, la exposición máxima diaria al medio hiperbárico podrá exceder de 180 minutos, con un tiempo máximo de 300.

Tiempos de exposición en campana seca a intervención (Art. 32)

En el buceo profesional en técnica de campana seca a intervención, la exposición máxima diaria no podrá exceder de 300 minutos.

El tiempo diario de descompresión deberá ser inferior a 200 minutos.

En el caso de buceo con heliox o trimix, no se podrán hacer inmersiones sucesivas ni continuadas en un plazo inferior a 24 horas.

6.7 Buceo a saturación

El buceo a saturación es una modalidad de buceo profesional que se utiliza para poder trabajar en fondos en los que la elevada presión ambiental condicionaría cortos tiempos de trabajo y larguísimas descompresiones, dado que los trajes de presión atmosférica nunca dieron resultado.

Se basa en el principio de Henry donde, después de un tiempo de exposición a un ambiente hiperbárico, los tejidos alcanzan su nivel de saturación de gases inertes y ya no se absorbe más, independientemente del tiempo que se permanezca allí.

Para poder trabajar en esas circunstancias, una posibilidad consiste en tener a los buzos presurizados en un hábitat o complejo hiperbárico «de saturación», desde el que serán transportados al lugar de trabajo en una campana seca y sin variar la presión ambiental. Pueden permanecer presurizados durante varias semanas y la descompresión la realizarán al final y durará varios días.

Definición (Art. 45)

El buceo a saturación es aquel en el que se lleva a cabo una incursión en medio hiperbárico cuya exposición provoca la total saturación de gas inerte en los tejidos del buceador.

Complejo de saturación

a. Hasta una profundidad máxima de 300 metros. Profundidades mayores tendrán que ser autorizadas de manera expresa.

b. Todo complejo de saturación deberá estar en buen uso y manipulado por personal correctamente cualificado.

Figura 5

A La Dra. Predoiu, médica de trabajo, muestra las dimensiones de la camareta donde 4 buzos van a convivir durante 2-3 semanas. B Vista general de la misma

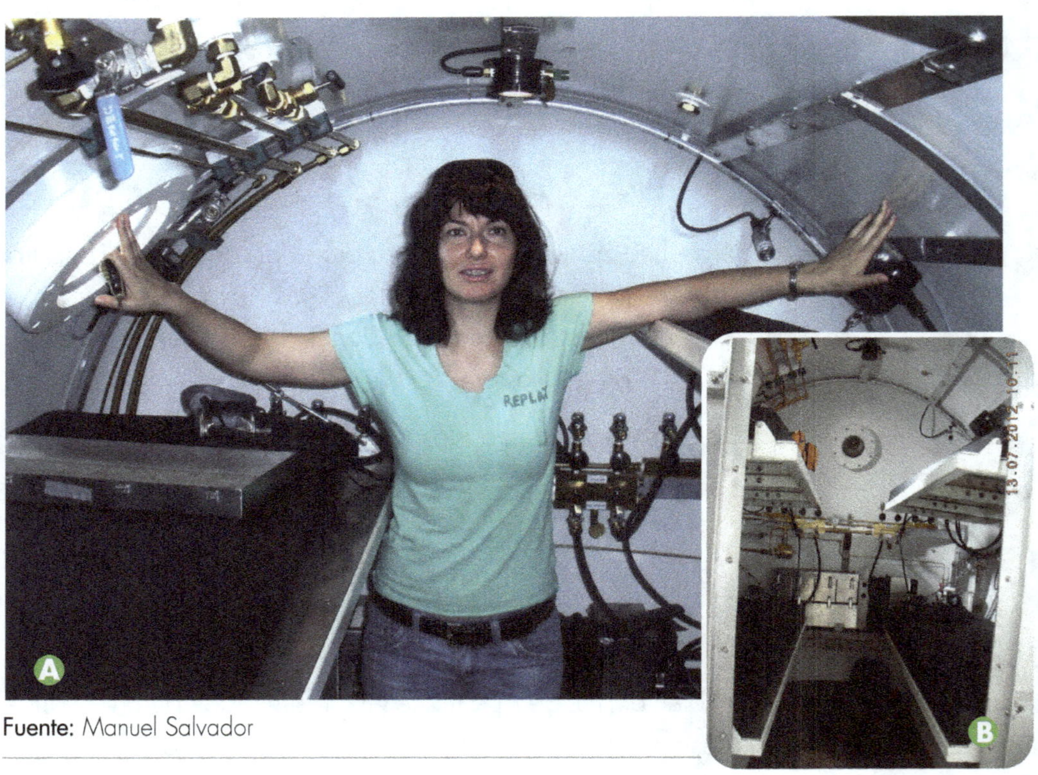

Fuente: Manuel Salvador

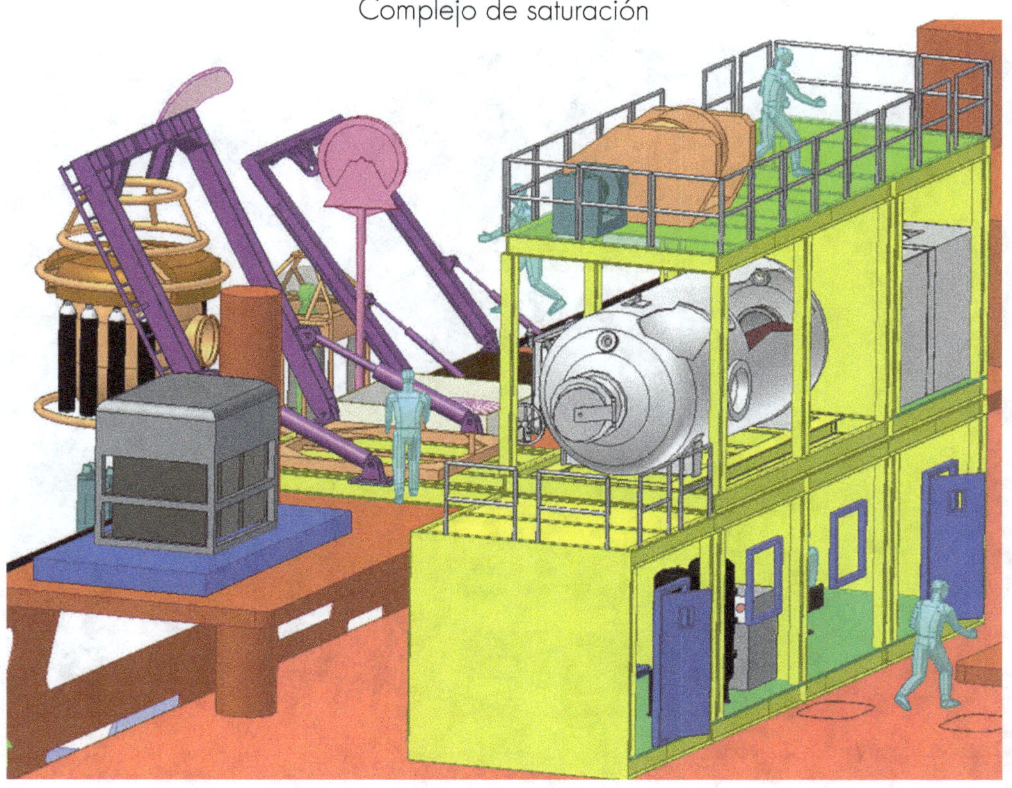

Fuente: Ilustración SASEMAR

Art. 46: la profundidad máxima para el buceo profesional en saturación será la que permitan las tablas de descompresión, los procedimientos de buceo y las características del equipo.

El complejo de saturación se compone de:

- Un hábitat, donde los buzos conviven durante varias semanas en un ambiente presurizado ligeramente por debajo de la presión a la que vayan a trabajar cada día, respirando una atmósfera de heliox con una ppO_2 ligeramente inferior a 0,5 ata para evitar la toxicidad pulmonar.

- Una campana seca, que se acoplará al hábitat para trasladar a los buzos en ambiente presurizado hasta el fondo donde realizarán su trabajo

Campana seca lista para descender mediante la grúa de pórtico

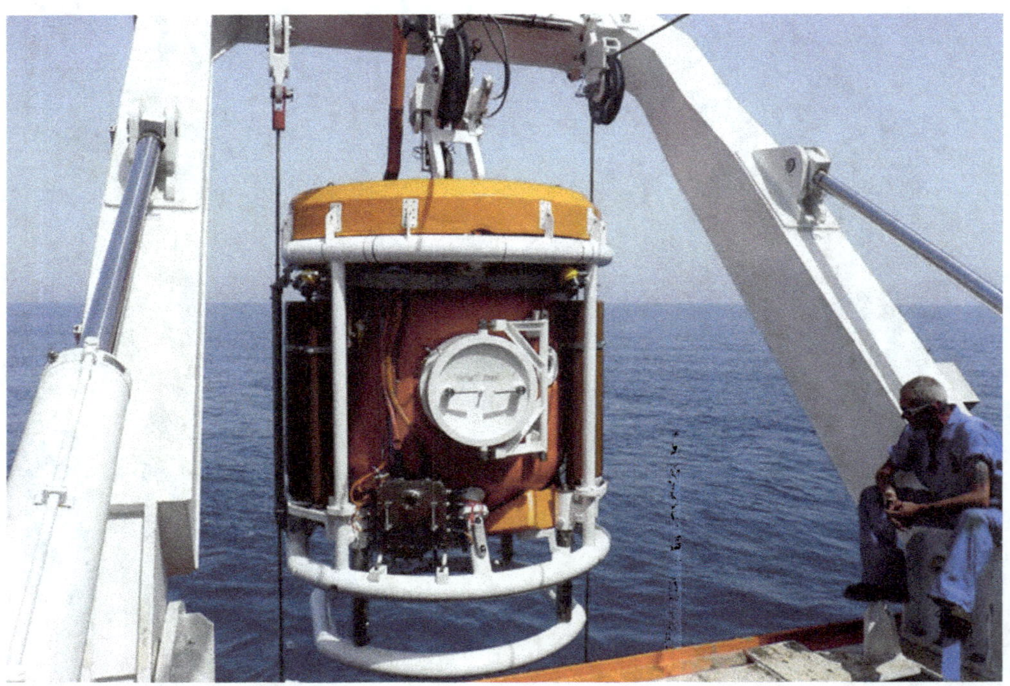

Fuente: Foto Manuel Salvador

mediante una «grúa de pórtico» (color morado) a través de la cual recibe la campana el «umbilical» con diferentes mezclas de gases, sonido y vídeo, agua caliente, etc. Los umbilicales de los buzos se conectan a su vez a la campana seca.

- Un centro de control donde un supervisor de operaciones y su equipo técnico estará en contacto permanente con los buzos, monitorizará infinidad de controles que garantizarán su seguridad y bienestar, tanto en el hábitat como durante su trabajo y traslados.

Para desarrollar este tipo de operaciones hace falta una importante logística, la principal: una embarcación dotada de posicionamiento dinámico con GPS, con varias hélices laterales que garantizan que se mantendrá en la vertical de la campana seca durante todo el tiempo a pesar del viento y las corrientes.

Figura 8
Imágenes del centro de control

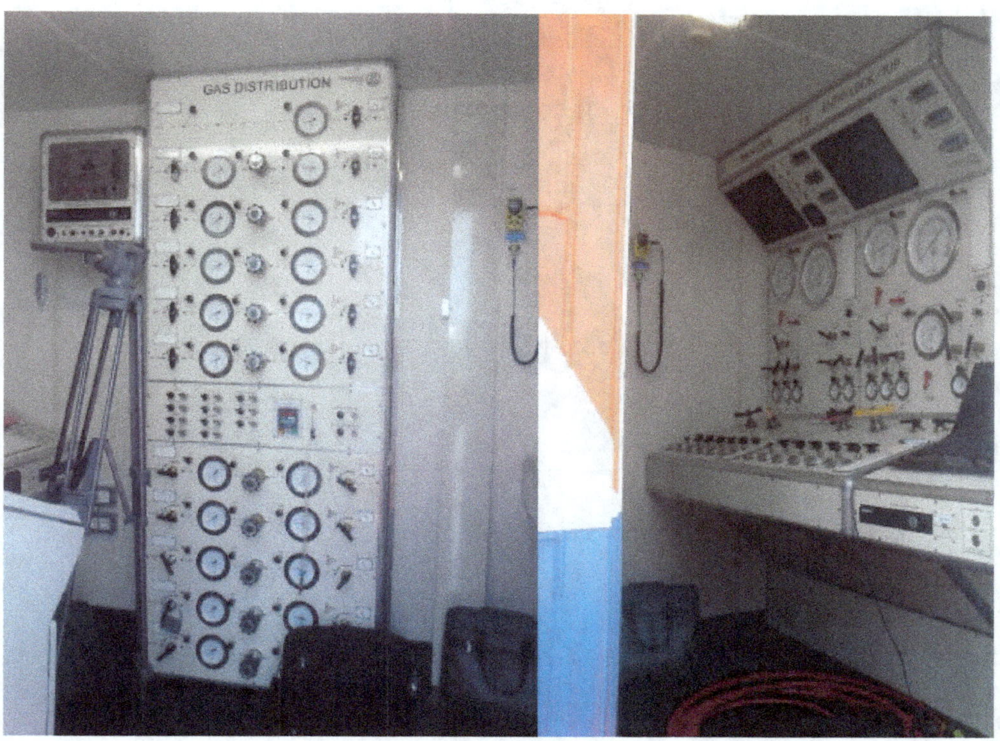

Fuente: Foto Manuel Salvador

Tiempos de exposición (Art. 47)

1. La duración máxima de una exposición hiperbárica a saturación, contada desde que se deja la presión atmosférica hasta que se retorna a la misma, no podrá ser superior a treinta días.

2. El número máximo de días que un trabajador puede estar en saturación, desde que se deja la presión atmosférica hasta que se retorna a la misma presión atmosférica en el periodo de un año, es de 100.

3. El intervalo entre dos saturaciones para un mismo trabajador debe ser al menos de la misma duración que la saturación anterior, desde que se deja la presión atmosférica hasta que se retorna a la misma.

6.8 Problemas médicos en el buceo a saturación

Problemas psicológicos

- Selección y preparación de los candidatos.

- Espacio confinado del más alto grado.

- Estrés (trabajo peligroso).

- Falta total de intimidad.

- Dificultad para hablar entre ellos (atmósfera de helio).

Problemas médicos

- Accidentes disbáricos (poco probables).

- Otitis e infecciones de piel (humedad 100 %).

- Digestiones y tránsito intestinal (dieta pobre en residuos).

- Traumatismos.

- Dificultad para acceder a ellos y para poder evacuarlos en caso de urgencia (harían falta de 3 a 5 días para extraerlos).

- En ocasiones, el médico tiene que «entrar» para valorar a un paciente con un «abdomen agudo», por ejemplo, y determinar si hay que cancelar toda la operación.

OTROS TRABAJOS EN AMBIENTES HIPERBÁRICOS

Dres. Pablo Puerto, Pere Ureta

CONTENIDOS ADICIONALES:
OTROS TRABAJOS EN AMBIENTES HIPERBÁRICOS

OTROS TRABAJOS EN AMBIENTES HIPERBÁRICOS

Dres. Pablo Puerto, Pere Ureta

No solo los buzos desarrollan su trabajo en ambientes presurizados, hay profesiones que también se someten regularmente a estos, solo que esta vez son presurizados «en seco».

Para estos trabajadores rigen las mismas normas de seguridad que para los buzos, respecto al tiempo de exposición hiperbárica, descompresiones, etc., sin embargo, veremos que los riesgos son diferentes, ya que aunque no pueden sufrir ahogamiento como los buzos, al trabajar en un ambiente donde sí hay gravedad a diferencia del acuático y no hay vasoconstricción periférica, la captación de gases inertes es diferente. Desde hace años se supo que las tablas de descompresión para las inmersiones «en seco» contemplan tiempos mayores que si efectuasen la misma «inmersión» en el agua.

Figura 1

Cámaras hiperbáricas gemelas de las utilizadas en la
Tuneladoras de escudo de presión

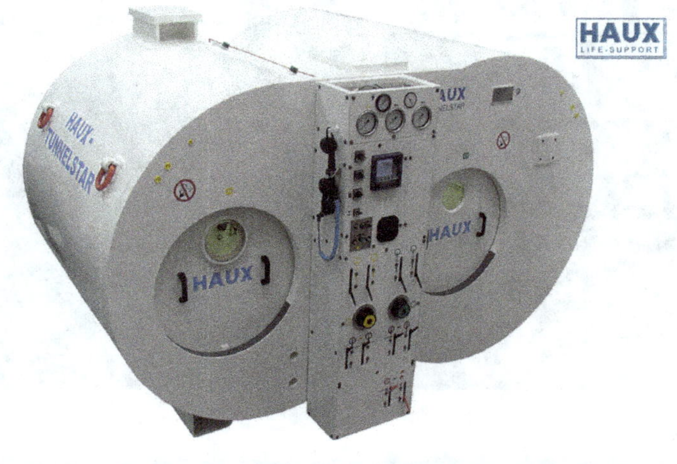

Fuente: Foto cortesía Haux

7.1 Cámaras hiperbáricas sanitarias

Las cámaras hiperbáricas sanitarias son habitáculos presurizables aptos para el tratamiento de los accidentes disbáricos y de aquellas patologías subsidiarias de tratamiento con oxigenoterapia hiperbárica. El tamaño de estas cámaras permite que el personal sanitario acompañe, supervise, monitorice y administre tratamientos farmacológicos a los pacientes y pueda actuar de inmediato en el caso de que ocurra cualquier incidencia.

Figura 2

Cámara Haux Starmed 2500 del Consorcio Hospital Provincial de Castellón

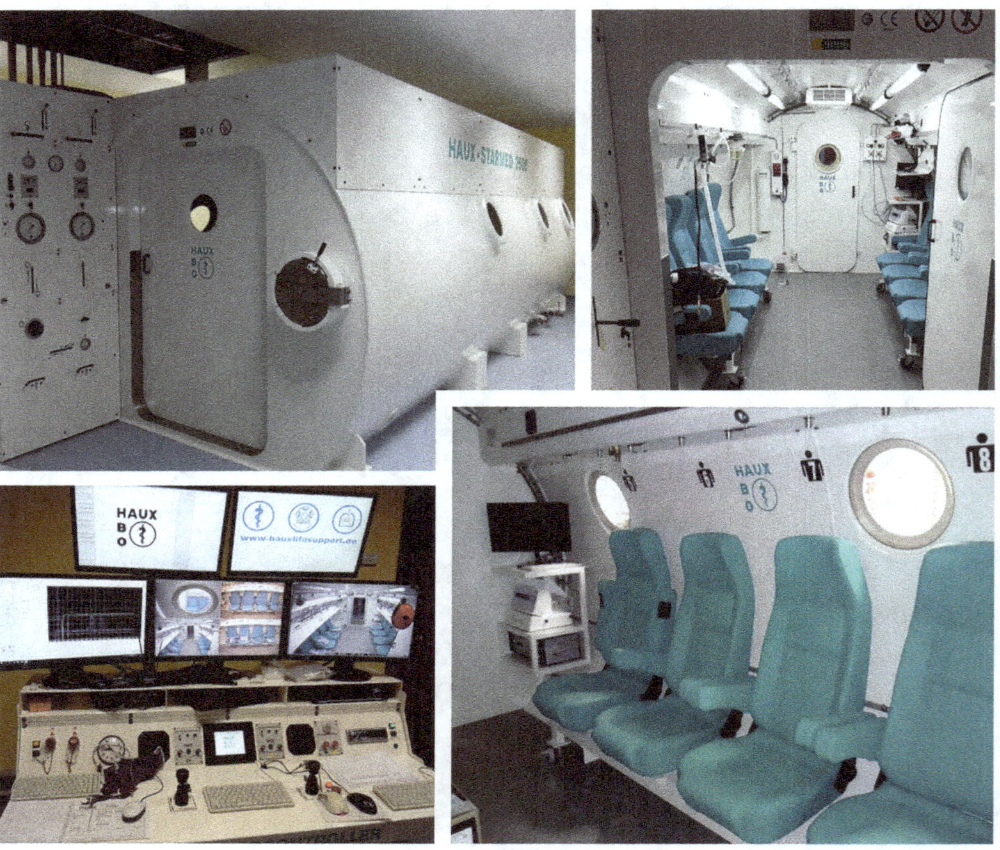

Fuente: Fotos Manuel Salvador

Las cámaras hiperbáricas sanitarias, como todas las cámaras multiplaza, deben cumplir con determinados requisitos, los más importantes son:

- Cumplir con la legislación sobre recipientes presurizados para ocupación humana.

- Esclusa o antecámara que permita al personal entrar o salir a la cámara principal sin tener que despresurizar esta.

- Sistema de exhaustación al exterior del oxígeno respirado por los pacientes y por los sanitarios durante las descompresiones. Estas cámaras se presurizan siempre y exclusivamente con aire comprimido.

- Sistema antiincendios de agua presurizada con rociadores y niebla húmeda.

- Controles y grabación de presión y temperatura, % O_2 y ppm CO_2 en el aire ambiente durante toda la sesión. Asimismo, se graba vídeo y sonido del interior de la cámara hiperbárica y antecámara por motivos legales y de seguridad.

- Doble sistema de comunicaciones con el técnico camarista en el exterior.

Figura 3

UCI Hiperbárica en el Hospital Karolinska de Estocolmo

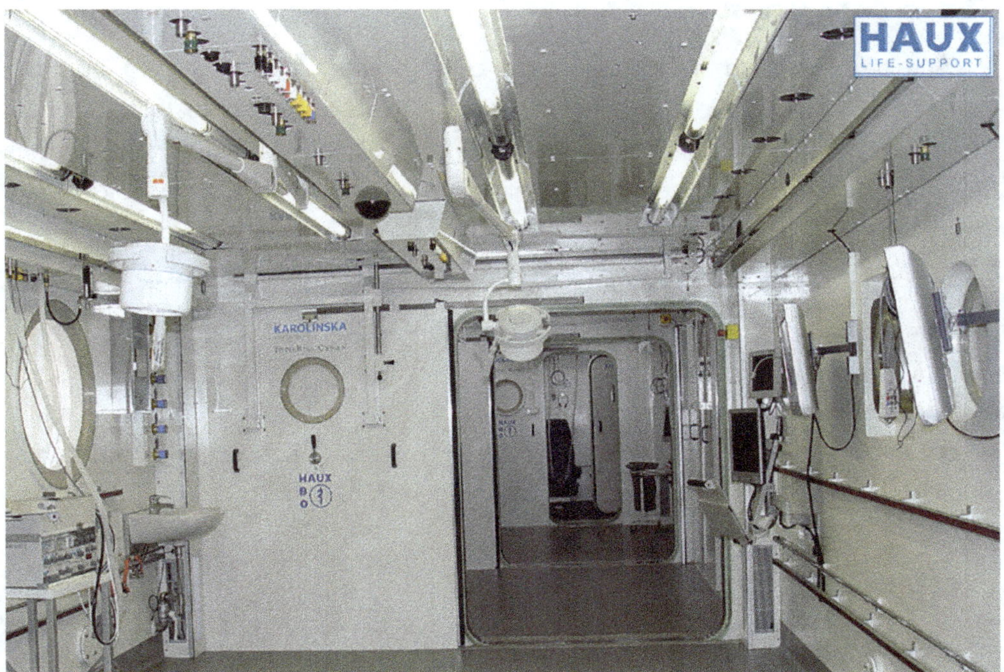

Fuente: Foto cortesía Haux

Las Unidades de Medicina Hiperbárica —UMH— o de Terapéutica Hiperbárica, nombres que se usan de forma indistinta, precisan para poder desarrollar sus funciones de manera plena estar instaladas en un hospital dotado de servicios de Imagen Médica, Medicina Intensiva, Neurología, Cirugía Vascular, etc. En el caso de estar instaladas en un hospital con servicio de Oncología Radioterápica pueden ser utilizadas en terapias de radiosensibilización tumoral, además de tratar lesiones radioinducidas, como ocurre con la cámara Haux Starmed 2500 que se instaló en el Instituto Oncológico del Consorcio Hospital Provincial de Castellón junto a los aceleradores de partículas, con el importante objeto de que pudiera ser utilizada para la radiosensibilización previa al tratamiento radioterápico en pacientes afectos de glioblastomas cerebrales, tumores de ovario y otros tumores que basan su radioresistencia en la hipoxia tumoral.

7.2 Personal sanitario en cámaras hiperbáricas

El personal sanitario que trabaja en UMH tiene un «estatus» particular, ya que, al trabajar asiduamente en ambientes presurizados, están sujetos a las «Normas de Seguridad para el ejercicio de las Actividades Subacuáticas» como si de buzos profesionales se tratase.

Aunque su jornada laboral es la usual en un hospital, están sujetos a unas limitaciones en cuanto al tiempo diario de permanencia en ambientes presurizados, es decir, en el interior de la cámara hiperbárica, y este tiempo incluye la descompresión necesaria, que además obligatoriamente deberá realizarse para mayor seguridad respirando oxígeno.

El tiempo máximo diario no deberá superar los 180 minutos incluyendo la descompresión, por ello, en la mayoría de las tablas de tratamiento de accidentes disbáricos, que superan los 180 minutos, como la tabla 6USN, que es la más empleada y que tiene una duración de 4 horas y 45 minutos sin contar el tiempo de descenso, los sanitarios deben turnarse en el interior de la cámara hiperbárica accediendo y saliendo a través de la antecámara presurizada.

Personal médico

Los médicos que prestan servicio en una UMH deben encontrarse en posesión de un Título de Especialista Universitario, Curso de Especialización o de un Máster en

Medicina Subacuática e Hiperbárica, además de una especialidad que les permita hacer frente a las patologías que día a día se van a encontrar en estas unidades. Atendiendo a las indicaciones más usuales que se atienden en estas unidades, el perfil del equipo multidisciplinar debería de ser el siguiente:

1. Especialista en Anestesiología o en Medicina Intensiva, dado que existe un porcentaje de pacientes críticos que precisan de ventilación asistida, etcétera.

2. Especialista en COT o en Cirugía Vascular, ya que los aplastamientos, necrosis óseas, infecciones necrotizantes de partes blandas, los pies diabéticos, las úlceras vasculares y la insuficiencia cicatricial son otras de las indicaciones.

3. Especialista en MF y C o en M. Interna con experiencia en urgencias, ya que la mayor parte de los pacientes crónicos tienen problemas cardiovasculares, diabetes, hipertensión, anemia refractaria, y muchos de ellos son pacientes oncológicos.

El personal médico, como el resto del personal que presta sus servicios en una Unidad de Terapéutica Hiperbárica, es indispensable que tenga aptitud para el

---

Figura 4

Cámara hiperbárica IBERCO del Hospital General Universitario de Castellón

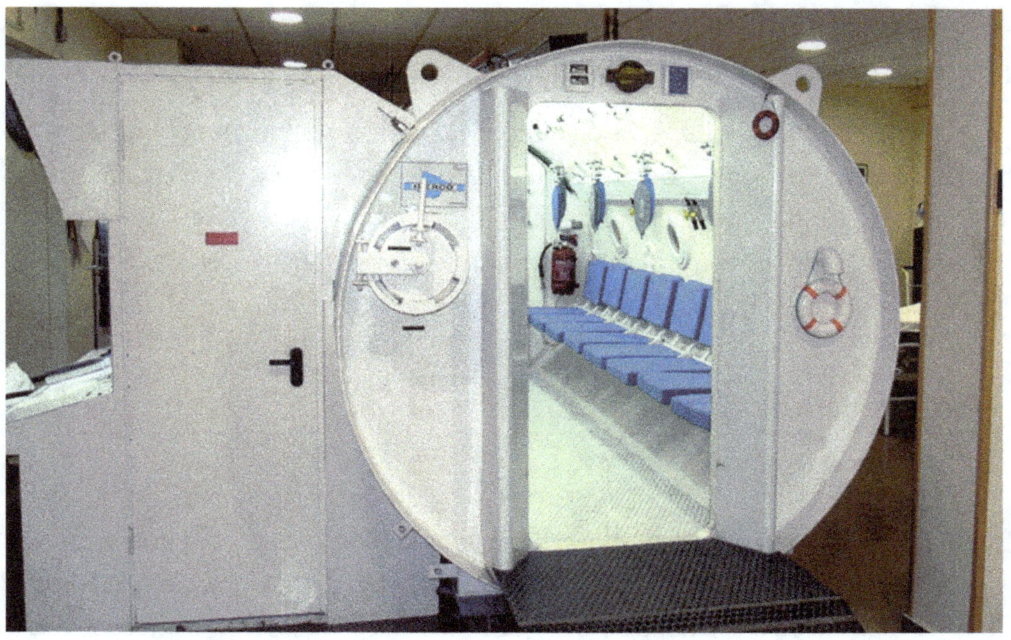

Fuente: Foto Ó. Gómez

trabajo en medio hiperbárico y haber sido sometido a un reconocimiento médico por un especialista en Medicina Subacuática e Hiperbárica, además del especialista en Medicina del Trabajo.

Personal de enfermería

Las tareas fundamentales de las enfermeras son tres:

1. Administrar los tratamientos de oxigenoterapia hiperbárica —OHBT— para lo que acompañan a los buceadores o a otros pacientes en el interior de la cámara hiperbárica, durante todo el tiempo de las sesiones colocándoles los diferentes equipos para la administración de la OHB, controlando su evolución, la improbable aparición de efectos adversos y realizando, cuando sea necesario, técnicas y exploraciones especiales. En el caso de pacientes críticos, sedados y ventilados, acompañan al médico realizando las tareas propias de la enfermería.

2. Curas, toma de muestras y administración de medicamentos a aquellos pacientes que lo precisan. Actualizan el fichero de pacientes de la UMH, elaboran y mantienen la historia clínica de enfermería, documentan fotográficamente la evolución de las lesiones. Instruyen a los pacientes en las normas de la UMH y en las maniobras para la ecualización de presiones.

3. Llevan a cabo, bajo supervisión médica, la realización de pruebas funcionales respiratorias, estudios de oximetría transcutánea ($TcpO_2$) y de estudio de la microcirculación mediante flujometría laser Doppler, con los test de respuesta al calor, a los cambios posturales y a la respiración de oxígeno normobárico e hiperbárico.

Técnicos auxiliares de enfermería (TCAE)

El personal auxiliar de enfermería desarrolla importantes tareas en la UMH, donde además de los equipos de oxigenoterapia hiperbárica están las curas, los pacientes críticos, discapacitados, encamados, con dificultades para las trasferencias, con colectores, pañales etc. Todo ello hace necesaria la presencia del personal auxiliar de enfermería. En la plantilla de la UMH debe haber un técnico auxiliar de enfermería, que como el resto de sus compañeros tiene aptitud para trabajar en medio hiperbárico y se la capacitará para acompañar a los pacientes ambulatorios en el interior de la cámara hiperbárica.

Técnico en instalaciones hiperbáricas (camarista)

Las normas de seguridad para la práctica de las actividades subacuáticas establecen que al frente de una instalación hiperbárica debe estar un técnico en instalaciones y sistemas hiperbáricos, que es un técnico de Formación Profesional. Así pues, dentro de la plantilla de la UMH tenemos un técnico procedente de la Formación Profesional del buceo profesional, lo que resultaría asimilable a los técnicos que prestan sus servicios en Radiología o Laboratorios. En algunos países europeos, como el Reino Unido, existe esta misma figura, mientras que, en otros como Alemania, los camaristas son enfermeros que han realizado un curso de capacitación en el manejo de cámaras hiperbáricas, lo que en mi opinión sobrepasa sus responsabilidades.

Celadores

En la plantilla de una UMH debe haber un celador, que además de traer a la UMH a los pacientes ingresados, ayude a los pacientes ambulatorios en las trasferencias y a equiparse para las sesiones de oxigenoterapia hiperbárica. Introduce y saca pacientes en silla de ruedas o camilla del interior de la cámara hiperbárica y ayuda en el cierre de las puertas cuando la cámara entra en presión, no es necesario en su caso la aptitud para trabajar en medio hiperbárico.

7.3 Tuneladoras de escudo de presión

Las tuneladoras de escudo de presión fueron unas perfectas desconocidas para las empresas de obras públicas españolas hasta tiempos muy recientes, recuerdo las dificultades que tuvo una famosa empresa de obra pública para hacer el túnel de la línea de metro que va por debajo de la calle Colón de Valencia, hicieron «muros pantalla» antes de acometer la excavación con bulldozers, como hacían siempre para abrir la enorme zanja, pero en Valencia, donde el nivel freático es muy alto, la zanja se inundaba sin que las bombas la pudieran controlar por lo que recurrieron al nitrógeno líquido para crear un «permafrost» artificial, a un coste elevadísimo, y así poder seguir con la excavación.

Conocía a uno de sus ingenieros y le pregunté si no habían pensado en una «tuneladora de escudo de presión». Me miró escéptico, no sabía lo que era, unos meses después terminaron contratándola, desconozco quién llevó el tema, pero como no entendían por qué la descompresión se tenía que hacer con oxígeno, y se empeñaban en hacerla con aire, tuvieron varios accidentes graves que terminaron en la cámara hiperbárica de Barcelona.

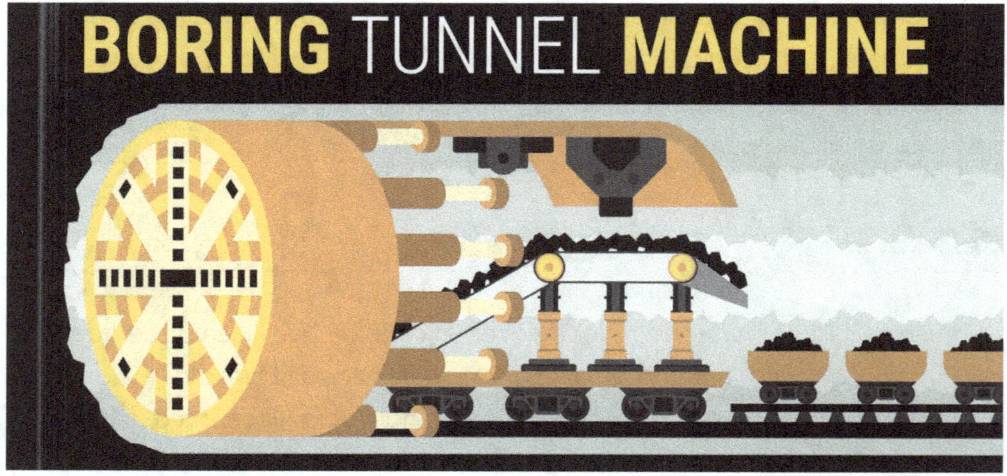

Figura 5
Esquema de un «tren» de tuneladora de escudo

Fuente: Gograph.com

Años después, con los incidentes del barrio del Carmel de Barcelona, donde aparecieron grietas al excavar túneles a través de terrenos de aluvión inestables con los medios «tradicionales», aprendieron que realizar túneles a través de terrenos de sedimentación por debajo de barrios construidos entraña importantes peligros, y las tuneladoras de escudo de presión ganaron la batalla, incluso hicieron un túnel del metro por debajo de la Sagrada Familia de Barcelona.

En terrenos graníticos como los de Madrid, y si no hay niveles freáticos, las tuneladoras no llevan escudos de presión. Los escudos de presión trabajan usualmente a 3 bar (4 ata) de aire comprimido, esa presión expulsa las filtraciones de

Figura 6

Imagen de una tuneladora en el exterior

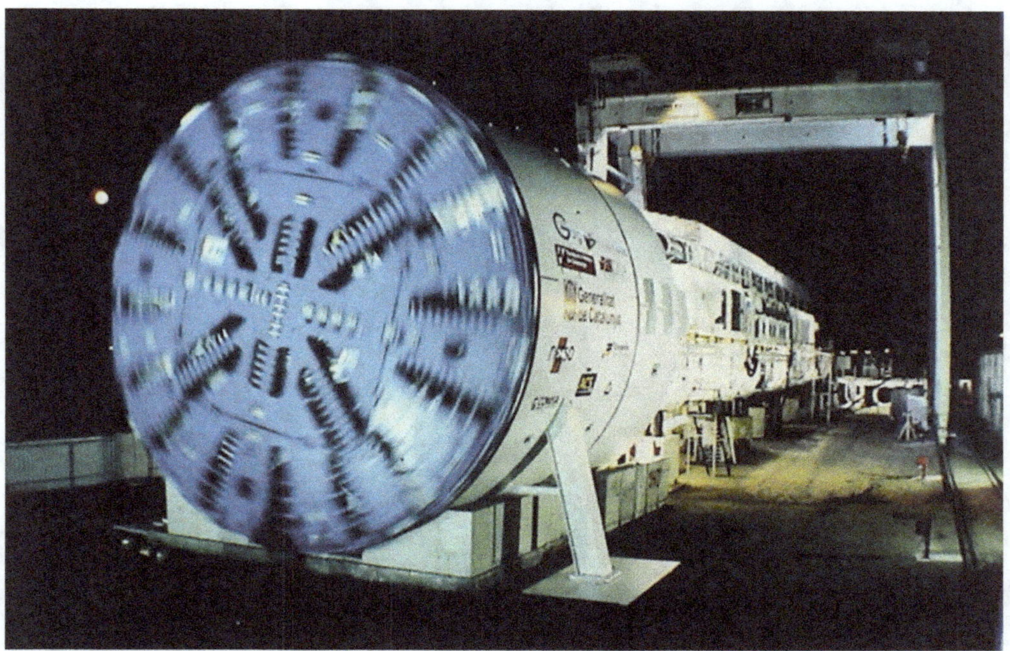

Fuente: Foto Pere Ureta

agua y «sostiene» el techo mientras se van colocando las dovelas de hormigón que forrarán toda la pared del túnel, las fugas se rellenan con fango de bentonita, que es algo parecido al caolín, y que termina por impregnarlo y ensuciarlo todo.

Las tuneladoras de escudo de presión han resultado ser una nueva oportunidad laboral para los sanitarios con un curso de especialización en hiperbárica y subacuática, porque precisan de un equipo médico y enfermero en la misma puerta de las cámaras hiperbáricas que sirven de esclusas de acceso al escudo de presión. Deben estar formados en subacuática y tener un curso y experiencia en «desplazamientos verticales» porque con frecuencia tienen que estabilizar a un traumatizado antes de extraerlo y tienen que descender por la rueda de corte, pero se hacen turnos de 12 horas y es un trabajo muy bien pagado.

Los obreros del túnel, que a todos los efectos son buzos, tienen que entrar en la cámara presurizada cada vez que es necesario realizar operaciones de mantenimiento de la rueda de corte cambiando «dientes» (40 kg) y «rodillos» (100 kg) desgastados o rotos. El protocolo habitual es: 1 hora 55 minutos de

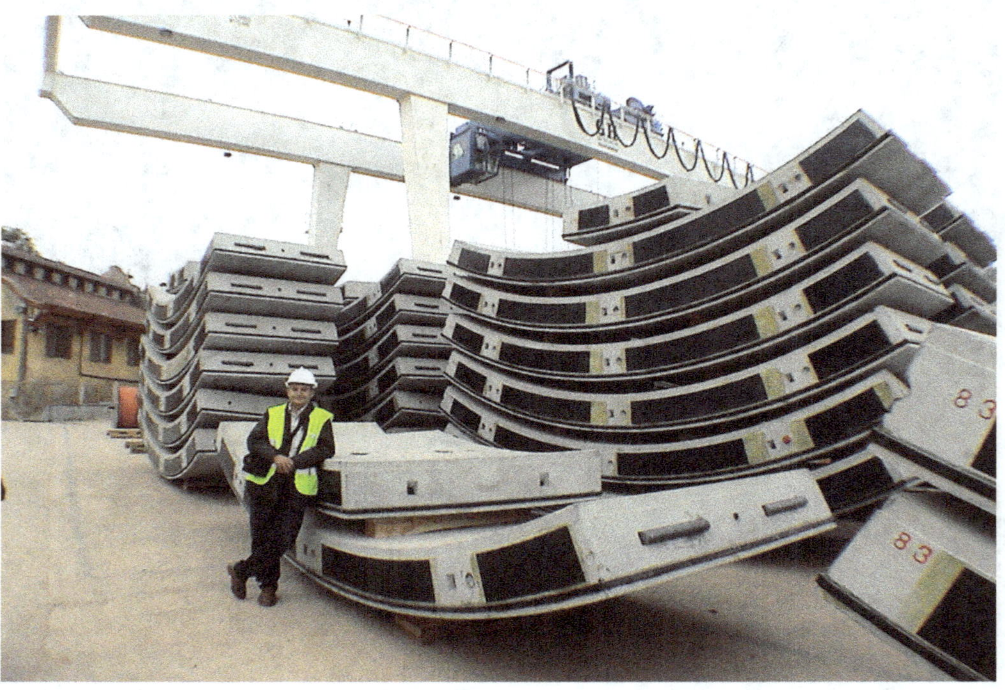

Fuente: Foto Pere Ureta

«tiempo en el fondo», 5 minutos, para pasar a la cámara de descompresión y 1 hora de descompresión con oxígeno, en total 3 horas según normas.

Los «buzos» que trabajan en las tuneladoras de escudo de presión utilizan tablas de descompresión especiales, diseñadas para ellos según la presión ambiental a la que vayan a trabajar; en nuestro país, la presión usual es de 4 ata y las Normas de Seguridad dicen que la jornada laboral no superará los 180 minutos, donde se incluye el tiempo invertido en la descompresión.

Estos accidentes son mayoritariamente traumatismos y tienen que ser estabilizados y evacuados, primero, con unas camillas suspendidas de cables y, después, con un trenecito eléctrico que transporta al accidentado junto a los sanitarios hasta la salida al exterior, que puede encontrarse a varios kilómetros.

Dado el estricto control sobre los trabajadores, es muy improbable que ocurra un accidente de descompresión, pero cuando ocurre un traumatismo grave, el

Rueda de corte, compárese con el operario en la base

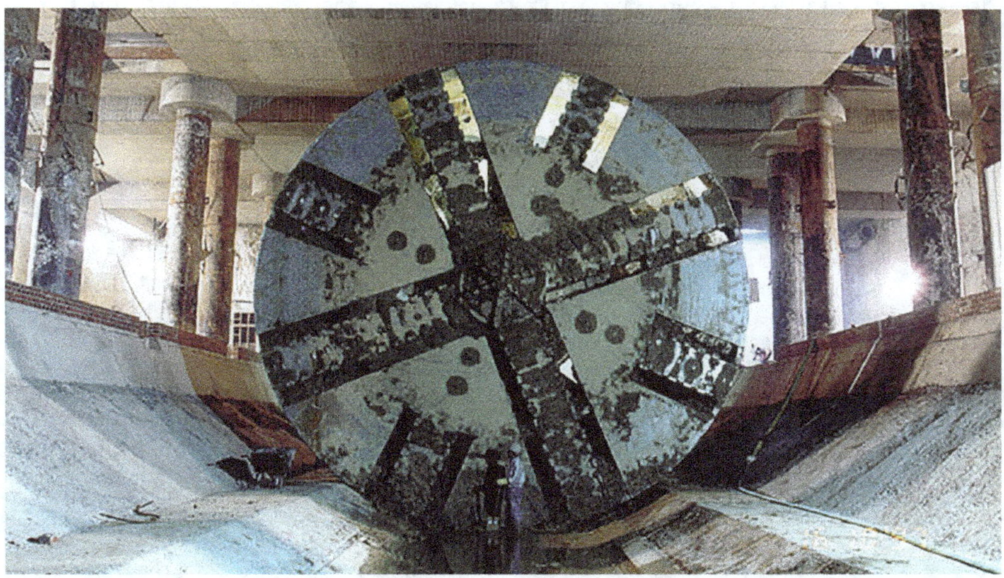

Fuente: La Chata en Canillas (MetroMadrid CC)

Figura 9

Cámara hiperbárica de paso al escudo frontal

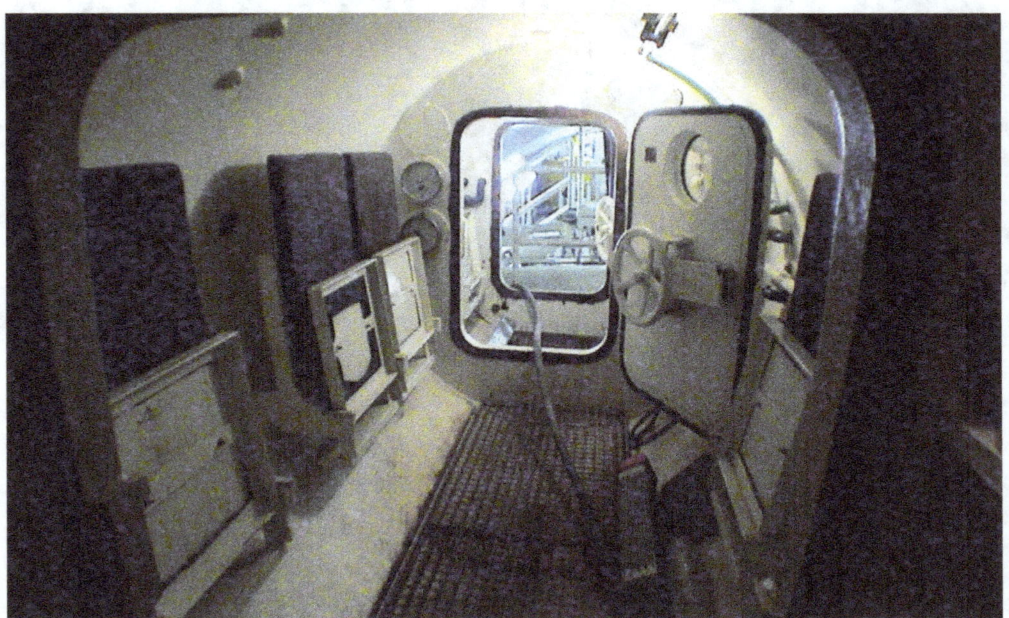

Fuente: Foto Pere Ureta

paciente tiene que ser extraído de inmediato, saltándose la que puede ser una importante descompresión después de estar más de una hora a -30 m, por ello, deberá ser tratado como un buzo, administrarle oxígeno al 100 % desde el primer momento y durante todo el traslado, y hay que tener previsto en el plan de evacuación el traslado a un hospital dotado de una Unidad de Medicina Hiperbárica.

Nota: las cámaras hiperbáricas de la tuneladora nunca se deben emplear para tratar a un accidentado.

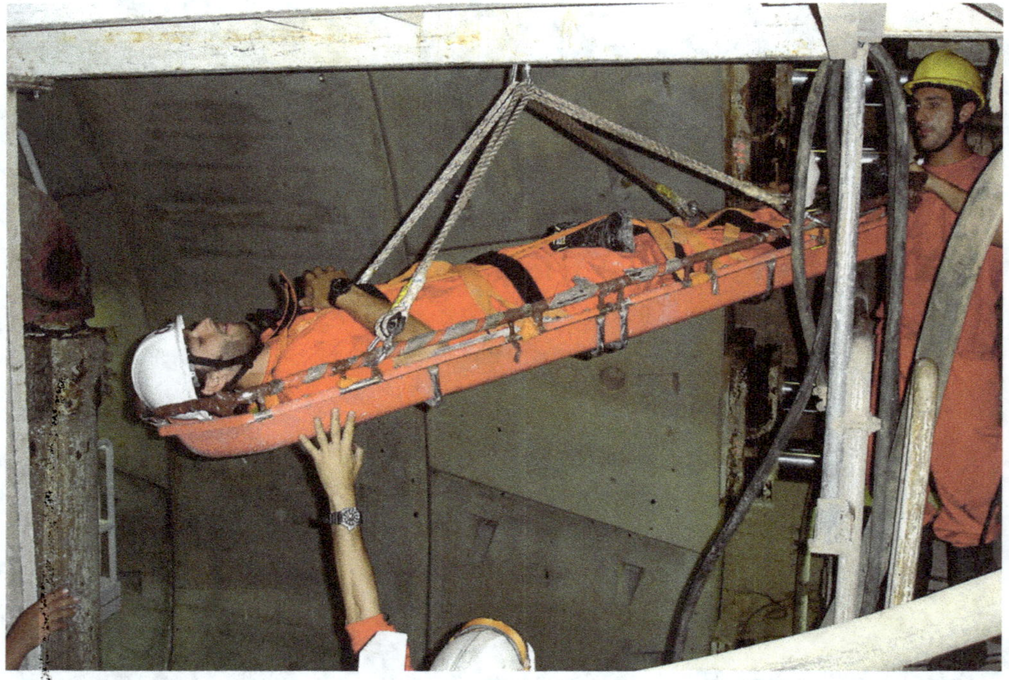

Figura 10
Extracción de un accidentado

Fuente: Foto Pere Ureta

RECONOCIMIENTO MÉDICO DE APTITUD PARA BUCEO DEPORTIVO, PROFESIONAL Y TRABAJOS EN AMBIENTE HIPERBÁRICO

Dres. Emilio Salas, Manuel Salvador

CONTENIDOS ADICIONALES:
RECONOCIMIENTO MÉDICO DE APTITUD PARA BUCEO DEPORTIVO, PROFESIONAL Y TRABAJOS EN AMBIENTE HIPERBÁRICO

RECONOCIMIENTO MÉDICO DE APTITUD PARA BUCEO DEPORTIVO, PROFESIONAL Y TRABAJOS EN AMBIENTE HIPERBÁRICO

Dres. Emilio Salas, Manuel Salvador

¿Cuáles son los motivos para la realización de un reconocimiento médico a todos aquellos que se vayan a someter a un ambiente hiperbárico?

- Descartar contraindicaciones.

- Detectar posibles riesgos.

- Identificar las posibles secuelas.

- Prevenir riesgos a largo plazo.

Además de ser «de sentido común» que antes de someternos a una actividad laboral o solo recreativa con unos importantes requerimientos fisiológicos, hay obligación «legal».

- Legislación nacional (R.D. 550/2020).

- Legislaciones autonómicas.

- Legislación europea: ISO 24801-2:2.007.

- Reglamentos (Mº de Defensa, I.S.M., etcétera).

- Examen médico «especializado».

- Certificado médico oficial.

Figura 1

BOE: Estado de salud de los buceadores

Artículo 8. *Estado de salud de los buceadores.*

1. Todo buceador será responsable de que su estado de salud sea el adecuado para la práctica de la modalidad de buceo de que se trate en condiciones de seguridad.

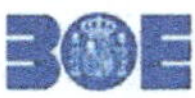 **BOLETÍN OFICIAL DEL ESTADO** 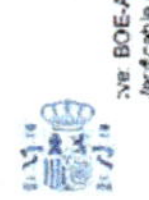

Núm. 177	Viernes 26 de junio de 2020	Sec. I. Pág. 44615

2. Los buceadores profesionales y los que se dediquen a la extracción de recursos marinos vivos, así como los guías e instructores de buceo recreativo, deberán observar las previsiones que para ellos se establecen en la normativa vigente de reconocimientos médicos de aptitud para estos profesionales.

3. Los buceadores de las modalidades de buceo deportivo y científico deberán superar al menos cada dos años un reconocimiento médico que incluya al menos las pruebas de espirometría, electrocardiograma y de otorrinolaringología, y que verifique la aptitud física para la práctica del buceo.

Para la práctica del buceo recreativo, incluidas las experiencias de toma de contacto, bautismo o similares se exigirá por el responsable del centro, en todo caso, una declaración responsable del buceador sobre su estado de salud, que se llevará a cabo cumplimentando el cuestionario del anexo I. Cuando de las respuestas a las preguntas del cuestionario se ponga de manifiesto la presencia de una afección preexistente que pueda afectar a la seguridad del buceador o sea notorio que su estado físico no es el adecuado, no se permitirá la práctica de buceo si no se acredita la superación de un reconocimiento médico anualmente.

Veamos los tres grupos de buceadores

8.1 Buceadores profesionales, buzos mariscadores y guías e instructores de buceo recreativo

- Reconocimiento médico anual.

- La Orden del Mº de Fomento de 14/10/97 dice en el Art. 25.4:

Artículo 25. De los reconocimientos médicos de las personas que se sometan a un ambiente hiperbárico

1. Toda persona que se someta a un ambiente hiperbárico deberá realizar previamente un examen médico especializado.

2. Este examen o posteriores reconocimientos deben ser realizados por médicos que posean título, especialidad, diploma o certificado, relacionado con actividades subacuáticas, emitido por un organismo oficial.

3. Los reconocimientos periódicos serán obligatorios para acceder a cualquier título o certificado que habilite para someterse a un medio hiperbárico, aparte del examen inicial (este debe figurar en un certificado médico oficial).

4. Se repetirán anualmente en el caso de los buceadores y buzos profesionales. Este reconocimiento debe figurar en su libreta de actividades subacuáticas.

5. Se repetirán cada dos años en el caso de los buceadores deportivo-recreativos. Este reconocimiento debe figurar en su libreta de actividades subacuáticas.

8.2 Buceo deportivo y buceo científico

Para el buceo deportivo (aquellos que participan en competiciones, aunque sean de fotografía subacuática) y científico (aquellos que recogen muestras para un proyecto científico), los reconocimientos médicos deben realizarse cada dos años.

Figura 2

Buceo deportivo y científico

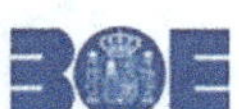 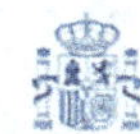

BOLETÍN OFICIAL DEL ESTADO

Núm. 177	Viernes 26 de junio de 2020	Sec. I. Pág. 44615

2. Los buceadores profesionales y los que se dediquen a la extracción de recursos marinos vivos, así como los guías e instructores de buceo recreativo, deberán observar las previsiones que para ellos se establecen en la normativa vigente de reconocimientos médicos de aptitud para estos profesionales.

3. Los buceadores de las modalidades de buceo deportivo y científico deberán superar al menos cada dos años un reconocimiento médico que incluya al menos las pruebas de espirometría, electrocardiograma y de otorrinolaringología, y que verifique la aptitud física para la práctica del buceo.

Para la práctica del buceo recreativo, incluidas las experiencias de toma de contacto, bautismo o similares se exigirá por el responsable del centro, en todo caso, una declaración responsable del buceador sobre su estado de salud, que se llevará a cabo cumplimentando el cuestionario del anexo I. Cuando de las respuestas a las preguntas del cuestionario se ponga de manifiesto la presencia de una afección preexistente que pueda afectar a la seguridad del buceador o sea notorio que su estado físico no es el adecuado, no se permitirá la práctica de buceo si no se acredita la superación de un reconocimiento médico anualmente.

8.3 Buceo recreativo

El buceo «recreativo» parece tener bula, sin duda fruto de la presión de las multinacionales del buceo turístico, que se reunieron con el Ministerio a espaldas de las sociedades científicas para evitar a sus clientes el requisito de un «engorroso» reconocimiento médico que se interponía en su modelo de negocio, sustituyéndolo por una «declaración responsable» que exime de toda responsabilidad a los dueños del centro recreativo tanto en las inmersiones que organizan como en los denominados «bautismos de buceo» que se han puesto en cabeza de la siniestralidad en los últimos años.

Figura 3

BOE: la «declaración responsable»

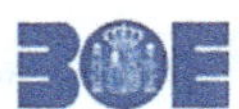 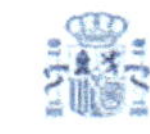

BOLETÍN OFICIAL DEL ESTADO

Núm. 177	Viernes 26 de junio de 2020	Sec. I. Pág. 44615

2.   Los buceadores profesionales y los que se dediquen a la extracción de recursos marinos vivos, así como los guías e instructores de buceo recreativo, deberán observar las previsiones que para ellos se establecen en la normativa vigente de reconocimientos médicos de aptitud para estos profesionales.

3.   Los buceadores de las modalidades de buceo deportivo y científico deberán superar al menos cada dos años un reconocimiento médico que incluya al menos las pruebas de espirometría, electrocardiograma y de otorrinolaringología, y que verifique la aptitud física para la práctica del buceo.

Para la práctica del buceo recreativo, incluidas las experiencias de toma de contacto, bautismo o similares se exigirá por el responsable del centro, en todo caso, una declaración responsable del buceador sobre su estado de salud, que se llevará a cabo cumplimentando el cuestionario del anexo I. Cuando de las respuestas a las preguntas del cuestionario se ponga de manifiesto la presencia de una afección preexistente que pueda afectar a la seguridad del buceador o sea notorio que su estado físico no es el adecuado, no se permitirá la práctica de buceo si no se acredita la superación de un reconocimiento médico anualmente.

La Figura 4 muestra el «cuestionario sobre el estado de salud para la práctica del buceo recreativo», hasta este momento las normas de seguridad prescribían que toda persona antes de someterse a un ambiente hiperbárico debía ser declarada apta en un reconocimiento médico, pero esto interfería con el «modelo de negocio».

La pregunta es que, si alguien que va a bucear a un centro recreativo o va a realizar un «bautismo de buceo», responderá con sinceridad si sabe que ello comportará perder el día, pero eso parece que no importa.

ANEXO I

Cuestionario sobre el estado de salud para la práctica del buceo recreativo

El buceo requiere una buena salud física y mental. Hay algunas condiciones médicas que pueden ser peligrosas durante la práctica del buceo, y que se enumeran a continuación. Aquellos que tienen o están predispuestos a cualquiera de estas condiciones, deben ser evaluados por un médico. Este Cuestionario de Médico del Buceador proporciona una base para determinar si Ud. debe buscar esa evaluación. Si tiene alguna inquietud acerca de su estado físico para la práctica del buceo y no están representadas en este formulario, consulte con su médico antes de bucear. Las referencias a "buceo" en este formulario abarcan tanto el buceo recreativo con equipo autónomo como el buceo en apnea. Este formulario está diseñado principalmente como un examen médico inicial para los nuevos buceadores, pero también es apropiado para los buceadores que reciben educación continua. Por su seguridad y la de otras personas que pueden bucear con usted, responda a todas las preguntas honestamente.

INSTRUCCIONES

Complete este cuestionario como requisito previo para el entrenamiento de apnea o de buceo con equipo autónomo.

Nota para las mujeres: Si usted está embarazada, o intenta quedar embarazada, no bucee.

1. He tenido problemas con mis pulmones o respiración, corazón o sangre.	Sí ☐ Ir al Cuadro A	No ☐
2. Tengo más de 45 años.	Sí ☐ Ir al Cuadro B	No ☐
3. Me cuesta realizar ejercicio moderado (por ejemplo, caminar 1,6 kilómetros en 12 minutos o nadar 200 metros sin descansar), o no he podido participar en una actividad física normal debido a razones de estado físico o de salud en los últimos 12 meses.	Sí ☐*	No ☐
4. He tenido problemas con mis ojos, oídos, o fosas nasales o senos paranasales.	Sí ☐ Ir al Cuadro C	No ☐
5. He tenido una cirugía en los últimos 12 meses, o tengo problemas continuos relacionados con una cirugía anterior.	Sí ☐*	No ☐
6. He perdido el conocimiento, he tenido dolores de cabeza por migraña, convulsiones, accidente cerebrovascular, lesión significativa en la cabeza, o he sufrido de lesión o enfermedad neurológica persistente.	Sí ☐ Ir al Cuadro D	No ☐
7. He tenido problemas psicológicos, me diagnosticaron una discapacidad de aprendizaje, trastorno de la personalidad, ataques de pánico o una adicción a las drogas o el alcohol.	Sí ☐ Ir al Cuadro E	No ☐
8. He tenido problemas de espalda, hernia, úlceras o diabetes.	Sí ☐ Ir al Cuadro F	No ☐
9. He tenido problemas estomacales o intestinales, incluyendo diarrea reciente.	Sí ☐ Ir al Cuadro G	No ☐
10. Estoy tomando medicamentos recetados (con la excepción de los anticonceptivos o los medicamentos antipalúdicos).	Sí ☐*	No ☐

Veamos cómo debería realizarse el reconocimiento médico a un buceador, sea profesional, científico o deportivo, de forma responsable, por parte de un médico que está cualificado como Especialista en Medicina Hiperbárica y Subacuática por una universidad.

8.4 ¿Cómo debería estructurarse el reconocimiento médico de un buceador profesional?

- Anamnesis «dirigida».

- Cuestionario médico específico (¡firmado por el buzo!).

- Exploración general, constantes, parámetros antropométricos.

- Examen cardiorrespiratorio.

- Examen odontológico.

- Examen vestibular.

- O.R.L.: Otoscopia (+ Valsalva), rinoscopia, etcétera.

- Valoración psicológica.

- Pruebas complementarias:

  - Según anamnesis.

  - Obligatorias: espirometría, ECG y examen ORL.

- ¡Toda la documentación relativa a un reconocimiento de buceo debe conservarse a disposición de las autoridades durante al menos 5 años!

8.5 Pruebas complementarias

- Analítica (sangre).

- Espirometría.

- Audiometría, impedanciometría.

- Agudeza visual, discriminación de colores.

- ECG de esfuerzo (> 45 años o antecedentes de cardiopatía isquémica).

- Rx: senos paranasales.

- Tomografía computarizada helicoidal para descartar patología pulmonar.

- Ecodoppler con contraste si hay sospecha confirmar FOP.

- Cualquier otra necesaria según datos anamnesis previa.

(**Nota:** el buceo profesional podrá requerir pruebas complementarias específicas a la técnica/modalidad de buceo a desarrollar (por ejemplo, buceo saturación, trimix, etcétera).

8.6 Contraindicaciones relativas/temporales

- Embarazo.

- Edad: aplicar legislación vigente según modalidad de buceo.

- Obesidad.

- Patología ORL: sinusitis, rinitis, etcétera.

- Hipertensión arterial mal controlada.

- Neumotórax traumático: confirmar estado del parénquima pulmonar y la existencia de adherencias pleurales (Rx espirada).

- Asma bronquial.

- Alergia: en fase aguda y con medicación.

- Dificultad de compensación tubárica en superficie.

- COVID-19 (se trata en capítulo específico).

- Otras patologías: Consideración individual en cada caso.

- Nota: en buceo profesional, el examen médico inicial requiere la integridad físico-médica y psicológica del candidato.

8.7 Contraindicaciones absolutas y permanentes

- Antecedentes de neumotórax espontáneo.

- Epilepsia (y otras enfermedades convulsivantes).

- Enfermedad quística pulmonar.

- Bronco neumopatía bullosa.

- Antecedentes de encefalopatía hipóxica aguda.

- Episodios de pérdida de conciencia.

(**Nota:** Nunca se debe firmar «aptitud para bucear con restricción en función de la profundidad». Puede ser Apto o No Apto, pero no se puede afirmar que se puede bucear hasta «X» metros.

8.8 Test de tolerancia a la presión y al oxígeno

Esta prueba estuvo en vigor en la U.S. Navy desde 1976 hasta 1997, allí se abandonó, pero sin embargo fue adoptada por cierto número de países, donde en ocasiones se exige su realización a los buzos profesionales.

Figura 5

Prueba de tolerancia a la presión y al oxígeno

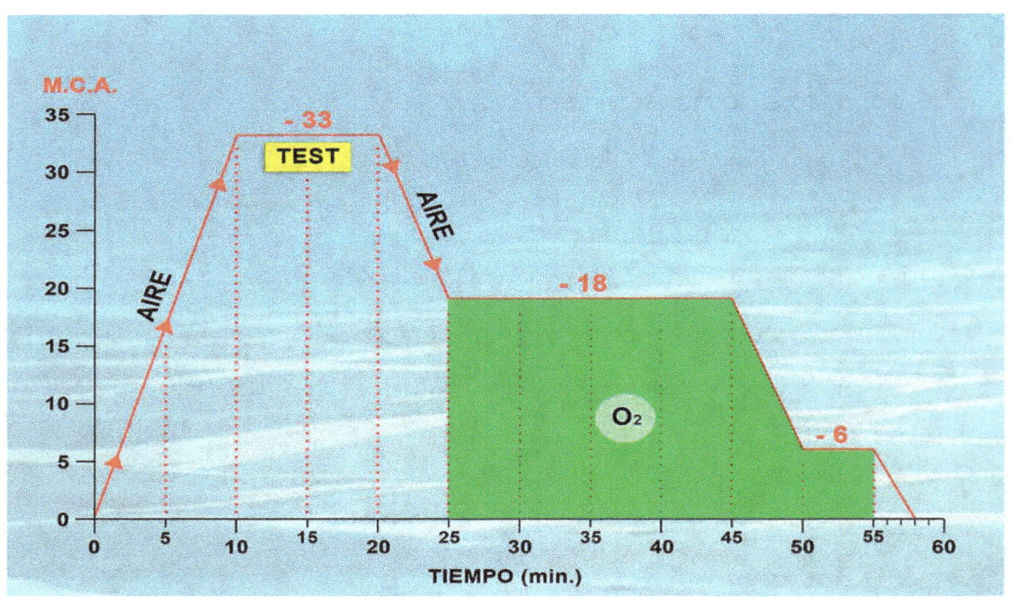

Fuente: O. Gómez

INTRODUCTION M.1

All U.S. Navy diver candidates must be physically qualified in accordance with the Manual of the Medical Department (Art. 15-36). Candidates must also pass a pressure and oxygen tolerance test before they are eligible for diver training. These tests may be conducted at any Navy certified recompression chamber, provided they are administered by qualified chamber personnel.

CANDIDATE M.2

The candidate must demonstrate the ability to equalize pressure in both ears to a depth of 112 feet and to breathe 100% oxygen at 60 feet for 30 minutes. If the candidate has a convulsion or exhibits definite preconvulsive signs during the oxygen tolerance test (i.e., muscular twitching of the limbs or face), the candidate is unacceptable for diver training and the test should not be repeated. If, during the test, the candidate complains of symptoms, such as nausea, tingling sensations, dizziness, or other nonconvulsive symptoms, the test may be repeated at a later date at the discretion of a Diving Medical Officer.

INSIDE TENDER M.3

The inside tender(s) should be a qualified First Class Diver or above. If possible, the inside tender locked in for the oxygen tolerance test should be a Diving Medical Technician.

PROCEDURE M.4

Numerous cases of decompression sickness to the inside tenders during pressure and oxygen tolerance tests have been recorded. These cases occurred only when a single inside tender was utilized through both tests. In an effort to avoid further incidents, the following diver candidate test procedure shall be followed:

1. Candidates must undergo a diving physical examination by a Navy Medical Officer and be qualified to undergo the tests.

2. The candidate(s) and the tender enter the recompression chamber and are pressurized to 112 feet (50 psig) on air, at a rate of 75 fpm or less as tolerated by the occupants.

3. If a candidate cannot complete the descent, the chamber is stopped and the candidate is placed in the outer lock for return to the surface.

4. The chamber is ventilated for one minute at 112 feet.

5. Ascend to 60 feet at 60 feet per minute.

6. Upon arrival at 60 feet, a relief inside tender is locked in and the first tender is placed in the outer lock and decompressed in accordance with the Standard Air Decompression Table.

7. The tender places an oxygen mask over each candidate's face, and the candidates breathe 100 percent oxygen for 30 minutes. During this time the candidates remain idle, and the chamber is ventilated as required in accordance with Appendix D. The tender must constantly monitor the candidates for signs of oxygen toxicity. If signs or symptoms occur, the mask must be removed immediately and depth kept constant. If two or more candidates develop nonconvulsive symptoms, the test should be aborted. If any candidate presents convulsive symptoms, all candidates should immediately come off oxygen as the tender will be unable to monitor them adequately. If the test is aborted, both tender and candidates will be decompressed in accordance with the appropriate Standard Air Decompression Tables.

8. After 30 minutes the mask is removed and the chamber is depressurized to the surface at a rate of 60 feet per minute.

9. As an alternative it may be convenient to conduct a separate pressure test and oxygen tolerance test. There must be a minimum of 12 hours between tests and the tender follows Standard Air Decompression Tables.

10. All candidates will remain at the immediate chamber site for a minimum of 15 minutes and at the test facility for one hour. Candidates or tenders, who must return to their command via air travel, must wait an additional 12 hours before commencing air travel.

References:

(a) Navy Military Personnel Manual
Art. 141380.

(b) Manual of the Medical Department
Art. 15-36

(c) SECNAVINST 12000.2A

Diver Candidate Pressure and Oxygen Tolerance Tests

Fuente: U.S. Navy Diving Manual Rev 2

En España esta prueba se exige a los candidatos a buceadores profesionales en la legislación de muchas Comunidades Autónomas, la paradoja es que, muchas de las CCAA que en teoría la exigen no disponen de instalaciones donde poder llevarlas a cabo, y o bien envían a los candidatos a otra Comunidad Autónoma o renuncian a hacerla por imposibilidad material.

Esta prueba, que es solo obligatoria para el buceo profesional, se compone de 2 partes. Primero, se valora la tolerancia al aumento de la presión ambiental hasta 100 fsw (-33 m), después, la tolerancia a respirar oxígeno 100 % durante 30 minutos.

Tolerancia a la presión. Justificación

- Aprendizaje/práctica técnicas compensación ototubárica.

- Comprobar ecualización de presiones en cavidades aéreas.

- Sensibilidad a la narcosis por N_2 (presiones > 30 msw).

- Durante los 10 minutos que pasan en el «fondo» realizan un test con el objeto de comprobar cómo les afecta respirar N_2 a esa presión.

- Descartar posibles cuadros de claustrofobia.

- Riesgos: barotraumas de oído medio durante la prueba.

Tolerancia al oxígeno. Justificación:

- Finalidad: conocer sensibilidad al OHB (posible intoxicación aguda neurológica).

- Riesgos: cuadro neurológico que puede ir desde fasciculación labial a convulsión tónico-clónica.

- Defecto: poca especificidad de la prueba y alta variabilidad de la respuesta individual en distintos días.

Foramen Oval Permeable (FOP)

- Anomalía cardiaca presente en 25-30 % población.

- Se debe investigar ante los casos de aeroembolismo «paradójico».

- Técnicas de detección: mediante ecodoppler transcraneal, transtorácico o transesofágico, con ecopotenciador y con y sin valsalva (provocación).

- El transesofágico requiere sedación, así es difícil realizar el valsalva de provocación por la escasa colaboración del buzo sedado.

- No se hace un screening general previo al buceo profesional porque muchos FOPs nunca dan síntomas.

Bullas

- Atrapamiento de aire en parénquima pulmonar de carácter congénito/adquirido.

- Alto riesgo de aeroembolismo cerebral o medular.

- Técnica de detección: TAC torácico helicoidal.

- Es contraindicación absoluta para todo tipo de buceo.

- Debería incluirse un TAC torácico helicoidal en el reconocimiento médico inicial de todos los buzos profesionales, ya que en las Rx de tórax pasan desapercibidas.

8.9 Bucear después de la COVID-19

- Reconocimiento y certificación solo por médicos con titulación oficial en Medicina Subacuática.

- Si síntomas respiratorios: incluir la espirometría en el reconocimiento.

- Hospitalización por síntomas pulmonares: TAC pulmonar de alta resolución.

- Hospitalización por síntomas cardiacos: ergometría y ecocardiograma.

- Vuelta al buceo solo si: asintomático + PCR negativa + periodo de tiempo de espera según:

  - Asintomático con test +: 30/40 días.

  - Síntomas sin ingreso hospitalario: 2-3 meses.

  - Ingreso hospitalario sin UCI: 4-5 meses.

  - Ingreso en UCI: 6-9 meses.

  Resumen de resoluciones de consenso de las sociedades EUBS (Europa), UHMS (EEUU), ASEMHS (España).

8.10 ¿Qué formación debe tener el médico reconocedor?

- B.O.E. 280/97: «Médicos que posean título, especialidad, diploma, certificado relacionado con actividades subacuáticas emitido por organismo oficial».

- Reconocimiento médico inicial: Obligatorio formación en Medicina Subacuática (200 h).

- Reconocimientos médicos posteriores: No obligatoriedad curso 200 h. Consulta al especialista si hay cambios desde el último reconocimiento

- Directorio oficial de médicos autorizados

8.11 ¿Cómo debemos extender el documento que acredita el reconocimiento médico?

No certificado de «aptitud», sino de «No contraindicación».

Y si el reconocimiento médico resulta con contraindicación:

- Especificar la causa: actual (o pasada).

- Clasificar la contraindicación: absoluta o relativa.

- Definir la temporalidad: permanente o temporal.

- Especificar restricciones.

- Guardar copia del certificado (firmada).

- Guardar copias de informes, resultados, etcétera.

CAPÍTULO 9

EL BUCEADOR ACCIDENTADO

Dres. Pablo Puerto, Javier Madero

CONTENIDOS ADICIONALES:
EL BUCEADOR ACCIDENTADO

EL BUCEADOR ACCIDENTADO

Dres. Pablo Puerto, Javier Madero

9.1 Asfixia por inmersión

En el primer informe monográfico que la Organización Mundial de la Salud (OMS) dedicó al ahogamiento, en 2014, se consensuó que la nueva definición debía incluir tanto los casos mortales de ahogamiento[1] como los no mortales. Después de muchos debates y conversaciones, se adoptó la siguiente definición: «Se considera ahogamiento el hecho de sufrir dificultades respiratorias como consecuencia de la sumersión o inmersión en un líquido». Los resultados del ahogamiento deberían clasificarse como muerte, morbilidad o ausencia de morbilidad. Hubo también consenso en cuanto a considerar que debían dejar de utilizarse los términos seco, activo, pasivo, silencioso y secundario para calificar los ahogamientos.

Figura 1

Informe OMS sobre ahogamientos

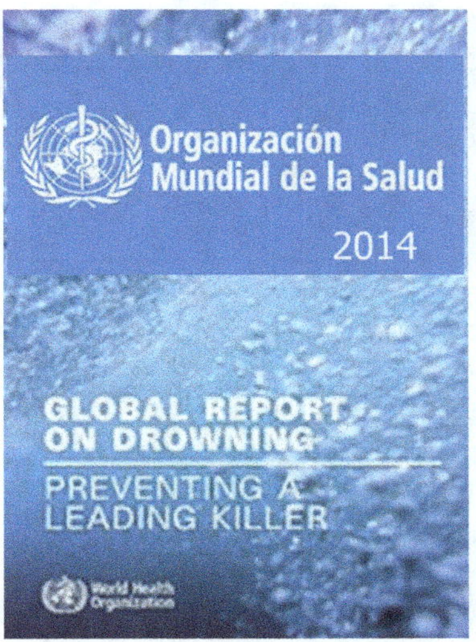

Pero ¿dónde están los ahogamientos por buceo en este informe mundial? No existen:

«Como ustedes conocen, la literatura sobre ahogamiento ignora el buceo, mientras la literatura sobre el buceo ignora el ahogamiento».

Palabras del presidente del Workshop de la UHMS sobre Ahogamiento y Buceo, 1997

Muerte por ahogamiento suele ser el diagnóstico en las muertes por buceo y, a menudo, es un diagnóstico de presunción basado en las circunstancias de ocurrir en el medio acuático; pero ¿todas las muertes en buceo son por ahogamiento? Y, aunque ese sea el caso, ¿cuál fue el factor desencadenante del accidente?

Vamos a considerar los principales, por qué se producen y sus consecuencias.

Hipoxia

- Fallos o errores con recicladores o circuitos cerrados o semicerrados.

- El buceador puede pasar, sin notarlo, a la inconsciencia y anoxia cerebral.

- No ocurre en buceos con aire comprimido, salvo corte en el suministro de aire.

Hiperoxia

- Crisis hiperóxica aguda: convulsiones, inconsciencia, ahogamiento.

- En buceo con aire enriquecido, mezclas erróneas, circuito cerrado y recicladores.

- No ocurre en buceos con aire.

Hipercapnia

- Cefalea, disnea, posible pérdida de consciencia.

- Fallo en el filtro de CO_2 en circuitos cerrados o semicerrados.

- En buceo con aire: ataque de pánico, sobreesfuerzo, resistencia al flujo de aire espirado o por realizar apneas para ahorrar aire.

Narcosis nitrogénica

- Trastornos de juicio y la conducta, convulsiones, inconsciencia.
- En buceo con aire puede comenzar a experimentarse a -40 msw.

Intoxicación por CO (monóxido)

- Pérdida silenciosa de la consciencia.
- Contaminación del aire por compresores con toma cercana a humos de escape de motores de combustión.

Barotraumatismo pulmonar

- Aeroembolismo cerebral o coronario, neumotórax.
- Ascenso incontrolado:
    - Ataque de pánico.
    - Mala técnica de escape libre (ascenso con glotis cerrada).
    - Error en el uso del chaleco.
    - Ascenso cabeza abajo.
    - Pérdida de lastre.

Choque termodiferencial

- Síncope por contacto brusco de las vías respiratorias superiores y la piel con agua fría: paro cardiaco:
    - Agua por debajo de 18 °C.
    - Previa exposición prolongada al sol con trajes de buceo.
    - Esfuerzos físicos con sudoración antes de la inmersión.
    - Psicofármacos.
- Cardiopatias
- Infartos, edema pulmonar agudo.

- Hélices, atrapamientos, lesiones por fauna, agresiones.

Los accidentes de buceo mortales, en su mayor número, son el desenlace de una secuencia desencadenada por un incidente que el buceador y/o su compañero no supieron solventar por imprevisión, inexperiencia o incompetencia.

En 2008, Denoble y otros proponen la investigación de los casos mortales en buceo con una metodología[2] de estudio que divide el accidente en una secuencia de 4 escalones e identifican los sucesos más frecuentes para cada accidente mortal.

Investigan 947 casos (1992-2003) utilizando una secuencia de 4 escalones e identificando los sucesos más frecuentes en cada uno.

Figura 2
Secuencia de eventos en fallecimientos de buceo

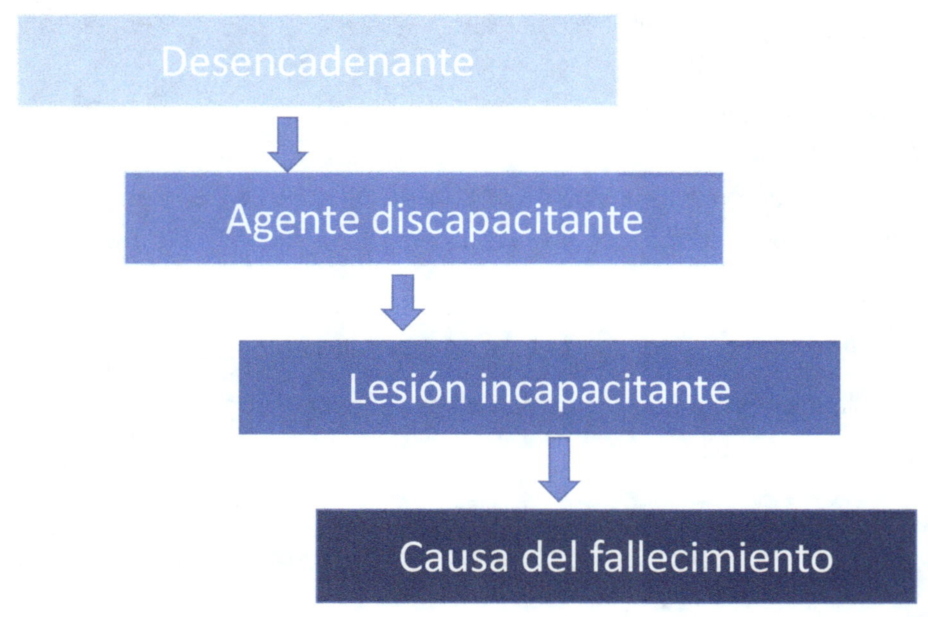

1. Suceso desencadenante:

- Suministro de gas insuficiente (41 %).

- Atrapamiento (20 %).

- Problemas con el equipo (15 %).

2. Agentes discapacitantes:

- Ascenso de emergencia (55 %).

- Gas insuficiente (27 %).

- Problemas de flotabilidad (13 %).

3. Lesiones incapacitantes:

- Asfixia (33 %).

- Aeroembolismo gaseoso (26 %).

- Incidentes cardiacos (13 %).

4. Causas de la muerte:

- Ahogamiento (70 %).

- Aeroembolismo gaseoso (14 %).

- Incidentes cardiacos (13 %).

En nuestro país, el profesor Casadesús, médico forense del instituto de Medicina Legal y Ciencias Forenses de Cataluña, y don Fernando Aguirre, jefe del Grupo Especial de Actividades Subacuáticas de la Guardia Civil y diplomado superior en Criminalística, junto con otros colaboradores del Grupo de Investigación NEOMA de la Universidad de Gerona, analizan las muertes de buceadores en las costas de Gerona, entre 2009 y 2018, con una investigación multidisciplinar basada en datos de informes técnicos de la Guardia Civil y de patología forense. Se estudian un total de 25 casos identificando los factores desencadenantes, agentes incapacitantes, lesiones incapacitantes y causas de muerte[3].

Un diagnóstico diferencial, realizado en el marco de una investigación multidisciplinar, es fundamental para aclarar problemas subyacentes en estos casos e identificar factores de riesgo y comportamientos inseguros en el buceo que nos permitan implementar medidas de prevención.

Muertes en las costas de Gerona entre enero de 2009 y mayo de 2018 (n = 25).

Factores de riesgo y causas de muerte por orden de frecuencia:

1. Factores desencadenantes:

   - Sobresfuerzo.

   - Pánico.

   - Problemas de flotabilidad.

   - Desorientación.

   - Confusión.

2. Agentes incapacitantes:

   - Ascenso rápido.

   - Incidente cardiaco.

   - Pánico.

   - Atrapamiento.

3. Lesiones incapacitantes:

   - Asfixia.

   - Barotrauma pulmonar.

   - Isquemia miocárdica.

4. *Causas de muerte:*

   - Ahogamiento.

   - Embolismo arterial gaseoso.

   - Causas naturales (enfermedad preexistente).

En 2002, se celebró en Ámsterdam el Congreso Mundial sobre Ahogamientos convocado por una sociedad holandesa. Esta sociedad, fundada en 1776, es la más antigua del mundo en rescate de personas en la mar. Al congreso asistieron 500 expertos que, divididas en grupos de trabajo, abordaron un amplio abanico de temas relacionados con el ahogamiento

Las conclusiones del congreso se editan en 2006 con el título de *Handbook on Drowning*[4], donde aparece una sección dedicada exclusivamente a los ahogamientos en buceo.

Figura 3

Congreso internacional sobre ahogamientos. Ámsterdam 2002

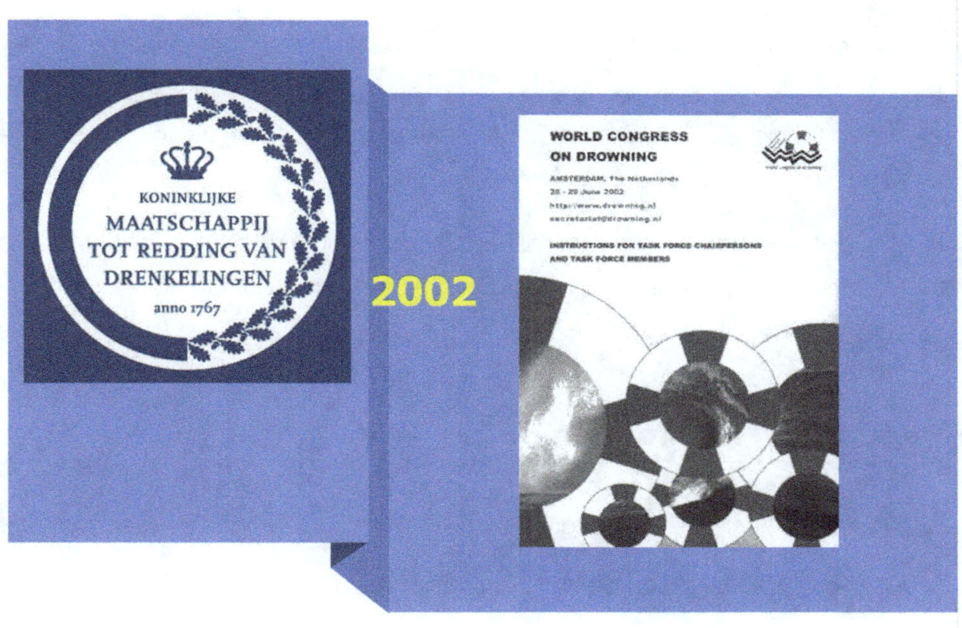

Figura 4

Capítulo 11 «Ahogamientos en los buceadores y buzos»

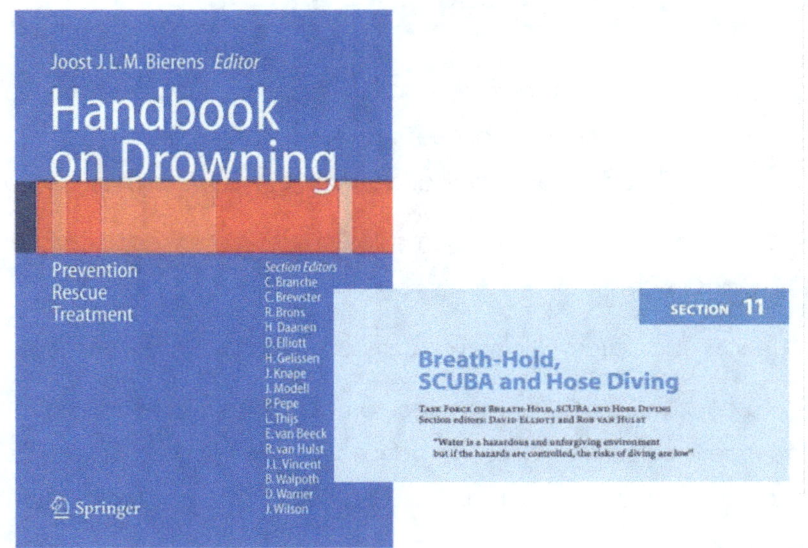

Epidemiología de ahogamientos en buceo

- El ahogamiento es la causa de muerte en el 40-60 % entre los buceadores recreativos.

- La recopilación de datos de morbilidad y mortalidad y la investigación de los factores relacionados en cada accidente es el primer escalón para reducir la muerte por ahogamiento en buceo.

Aptitud física, mental y médica

- Cualquier accidente de un buceador pone en riesgo a compañeros y rescatadores.

- Mayor rigor en el examen de aptitud física, mental y médica para el buceo.

- Necesaria reevaluación periódica, cuyos intervalos disminuyan con la edad.

- Armonización internacional de los estándares de exámenes de aptitud.

Relación de causalidad entre ahogamiento y entrenamiento

- La mayoría de los factores contribuyentes a muertes en buceo recreativo son sobre planificación del buceo, inexperiencia, agotamiento del aire, problemas de flotabilidad y poca familiaridad con el equipo utilizado y con el entorno.

- Debe prestarse gran atención a los niveles de entrenamiento en la prevención de accidentes.

- Necesidad de reevaluación de competencias tras 3-5 años sin bucear regularmente.

La conclusión es que la prevención de los ahogamientos entre los buceadores depende en gran medida de lo adecuado de su entrenamiento. La inmensa mayoría de accidentados lo son a causa de bucear por encima de sus competencias o capacidad.

Entrenamiento en autorrescate y rescate asistido subacuático

- Los procedimientos de emergencia deben corresponder con una variedad de equipos en una variedad de configuraciones.

- Alcanzar la competencia en procedimientos de emergencia bajo condiciones ideales antes de practicar bajo condiciones de emergencia simuladas.

- Deben establecerse programas de refresco para maximizar el reaprendizaje y la puesta al día de los procedimientos básicos de emergencia, particularmente tras la modificación o cambio de un equipo.

- Los procedimientos de autorrescate y rescate de compañero deben adecuarse a los equipos utilizados y las condiciones ambientales.

- El entrenamiento de rescate debe incluir procedimientos para recuperar a la víctima desde el agua a la embarcación, aplicar primeros auxilios y transferirla al vehículo de evacuación.

- El código de señales manuales y los procedimientos básicos emergencias, tanto en el fondo como en superficie, deben ser estandarizados y promovidos por las organizaciones de buceo en todo el mundo.

Iniciación de los niños en el buceo con escafandra

Ante la práctica de iniciar niños, tan·jóvenes como de 8 años, en el buceo con SCUBA, hay que insistir ante la actitud de inmadurez mental que pueden tener personas tan jóvenes en una situación de emergencia.

Fisiopatología del ahogamiento

- Aspiración de agua:
  - Laringoespasmo.
  - Aumento de hipoxia e hipercapnia.
- Pérdida del reflejo laríngeo.
- Aspiración de agua:

- Aumento de la hipoxemia.

- Hipoxia cerebral.

- Bradicardia.

- Paro cardiaco.

No importa la causa del ahogamiento, ni si sucede en agua dulce o salada; la consecuencia es la alteración del balance ventilación perfusión con *shunts* derecha-izquierda debidos a las atelectasias o edemas alveolares por la aspiración de agua y el resultado final es la hipoxemia, frecuentemente acompañada de acidosis metabólica.

Síndrome causado por la aspiración repetida de pequeñas cantidades de agua salada durante el buceo[5]

- Causas de la aspiración:
  - Filtración de agua por regulador defectuoso.
  - Inexperiencia en intercambio de regulador con el compañero.
  - Inexperiencia en cambio regulador-octopus.
  - En superficie con esnórquel.
- Síntomas respiratorios:
  - Tos inmediatamente tras el buceo, con o sin esputos.
  - Frecuentes tras 1 a 2 horas tras el buceo:
    - Tos (67 %).
    - Esputos (67 %).
    - Molestia retroesternal con la inspiración, disnea (73 %).

En los casos leves, los síntomas respiratorios persisten alrededor de una hora, mientras que en los más graves persisten durante días.

Hace referencia a síntomas que ocurren tras la aspiración de una pequeña cantidad de agua salada durante el buceo. En los años 60, era de aparición bastante común entre los buceadores de la Marina Real Australiana (en aquel tiempo, los reguladores no tenían válvula de purga) y también era conocido como «fiebre del agua salada» entre los pescadores australianos de abalones (orejas de mar).

Las causas de la aspiración se relacionan con la utilización de un regulador que filtra agua, errores en los ejercicios de entrenamiento de intercambio de reguladores o de regulador-octopus; en superficie, a través de esnórquel y es frecuente la asociación con pánico, agotamiento y pérdida del ritmo respiratorio.

Aquí se muestran los síntomas generales según su frecuencia. La importancia del síndrome radica no solo en el esclarecimiento de casos de casi ahogamientos, sino en que frecuentemente se confunde con otros accidentes de buceo o enfermedades infecciosas.

Síntomas generales por orden de frecuencia:

Rigideces, temblor o tiritona	87 %
Náusea, vómito o anorexia	80 %
Sensaciones de calor o frío	77 %
Cefalea	67 %
Malestar	53 %
Fiebre (media 38,1 °C)	50 %
Dolor generalizado en miembros	33 %
Estado confusional transitorio	10 %
Síncope con el ortostatismo	6 %

- Exploración física:

  - Crepitantes o roncus ocasionales que usualmente desaparecen en 24 horas.

- Rx de tórax:

  - Áreas de consolidación parcheadas o aumento de la trama (50 %).

  - En pocas horas varía la localización de las alteraciones radiológicas.

  - Normalmente, los hallazgos se normalizan en 24 horas.

- Laboratorio:

  - Series roja y blanca, hematocrito y electrolitos, normales.

Los síntomas respiratorios suelen aparecer entre la primera hora y dos horas tras el buceo y desaparecer alrededor de una hora después. En los casos más severos pueden persistir durante días o evolucionar a un desenlace fatal.

La administración de O_2 al 100 % es efectiva en el tratamiento de los síntomas respiratorios.

Edmons, en una investigación posterior sobre causa de muerte en buceadores recreativos, reveló que el síndrome de aspiración de agua salada fue parte de la secuencia mortal en el 37 % de los casos.

Primeros auxilios

- Restablecer una vía aérea funcional.
- RCP básica, si es necesaria.
- Administración de O_2 al 100 %.
- Recalentamiento para revertir hipotermia.
- No maniobras que posibiliten aspiración de contenido gástrico.

Transporte

- Ambulancia medicalizada.
- Intubación traqueal.
- RCP avanzada.
- Monitorización SpO_2 y ECG.
- Intubación gástrica.
- Perfusión iv.

Hay que tener siempre presente que la eficacia del tratamiento va a depender de la rapidez con que consigamos revertir la hipoxemia con una ventilación alveolar eficaz, combatir la hipotermia y evitar la aspiración de contenido gástrico. Estos objetivos deben mantenerse sin interrupción desde los primeros auxilios *in situ* hasta la llegada, cuanto antes, a un centro hospitalario con capacidad para cuidados intensivos.

Servicio de Urgencias: clasificación

En el servicio de Urgencias es fundamental la rapidez en la evaluación con el objetivo de revertir al máximo la hipoxia. ¿Respira el paciente y lo hace de forma suficiente? La decisión para el tratamiento se basa en la clasificación en cuatro grupos.

En el caso de los pacientes del grupo 4, en parada cardiorrespiratoria a su llegada a Urgencias, la decisión está condicionada por las existencias de casos de supervivencia con recuperación cerebral total tras inmersiones prolongadas en aguas extremadamente frías. Por ello, si este es el caso, se recomienda iniciar RCP en caso de duda.

No vamos a entrar en el tratamiento de estos pacientes en las unidades de cuidados intensivos.

Grupo 1: Pacientes sin aspiración de agua aparente

- Admisión para observación:

    - Monitorización con pulsioxímetro.

    - Auscultación pulmonar.

    - Temperatura central.

    - Bioquímica básica.

    - Rx de tórax.

- Observación durante 6 horas, y alta si:

    - No fiebre.

    - No tos ni síntomas respiratorios.

    - No crepitantes pulmonares.

    - Normal PaO_2 con O_2 al 21 %.

    - Normal Rx de tórax.

Grupo 2: Pacientes con evidencia de aspiración y con buena ventilación

- Admisión a UCI:

    - Oxígeno con mascarilla o CPAP (previo sondaje gástrico).

    - Comprobar hipotermia y acidosis metabólica.

    - Infusión iv de líquidos precalentados.

    - Rx de tórax.

    - Analítica: series roja y blanca, urea, electrolitos, glucosa.

Grupo 3: Pacientes con ventilación inadecuada

- Admisión a UCI:

    - Intubación y ventilación con O_2 100 %.

    - IPPV manteniendo PaO_2 > 8Kp.

    - Comprobar hipotermia y acidosis metabólica.

    - Infusión iv de líquidos precalentados.

    - Utilizar PEEP si es necesario.

Grupo 4: Pacientes en parada cardiorrespiratoria

- En caso de duda:

    - Comenzar RCP y continuar hasta que temperatura central > 32 °C.

    Además

Si la víctima es un buceador que ha respirado gases a presiones superiores a la atmosférica, puede presentar patología concomitante relacionada con las circunstancias del buceo:

- Enfermedad descompresiva.

- Aeroembolismo gaseoso.

- Intoxicación por gases, etcétera.

Durante la valoración en el servicio de Urgencias es fundamental diagnosticar la posibilidad de patología concurrente relacionada con la inmersión. Interrogar sobre el perfil, características y desarrollo de la inmersión, incluyendo la consulta a su ordenador de buceo, inmersiones previas y demás circunstancias que puedan orientarnos hacia la coexistencia de patología específica del buceo que haya que tratar.

9.3 Investigación del accidente

El «ahogamiento» de un buceador es frecuentemente un diagnóstico basado en evidencias circunstanciales.

Cualquier accidente de buceo con resultado de muerte debe ser investigado cuidadosa y multidisciplinarmente por investigadores con conocimientos adecuados y reconocida experiencia.

Deberá incluir informe técnico policial e informe médico forense.

El examen *postmortem* debe ser realizado por un patólogo con formación en medicina subacuática.

Cuando se dictamina el ahogamiento como causa de muerte de un buceador, con frecuencia se está haciendo un diagnóstico de presunción basado en la circunstancia de ocurrir en un medio acuático. Además de la posibilidad de causas de muerte, como aeroembolismo gaseoso, intoxicación por gases, infarto de miocardio e incluso asesinato o suicidio, es necesario investigar los factores desencadenantes, agentes y lesiones discapacitantes para llegar a la causa de la muerte. Esto requiere una colaboración multidisciplinar entre investigación policial competente y examen patológico adecuado.

9.4 Hipotermia

- **La termogénesis o generación de calor:**
  - *Rápida:* termogénesis física, producida por el temblor y el descenso del flujo sanguíneo periférico (en reposo).
  - *Lenta:* termogénesis química, de origen hormonal (tiroides) y movilización de sustratos procedentes del metabolismo celular (ATP, Bomba Na-K).

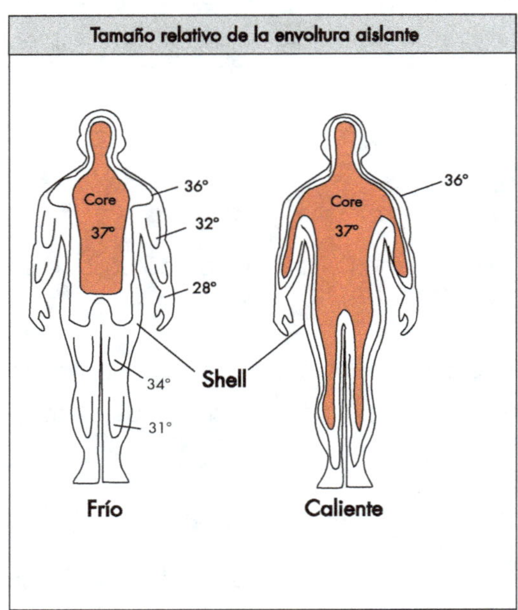

Figura 5

Fisiología de la termorregulación

- El hombre es **HOMEOTERMO**, su temperatura del núcleo apenas varía de 37 °C (entre 36,4-37,5 °C)

- La **HOMEOSTASIS TÉRMICA** se establece a partir de un equilibrio
  TERMOGÉNESIS: Producción de Calor.
  TERMÓLISIS: Perdida de Calor.

- **TERMORREGULACIÓN** sistema encargado de mantener la Tc dentro de un margen de 0,3 °C

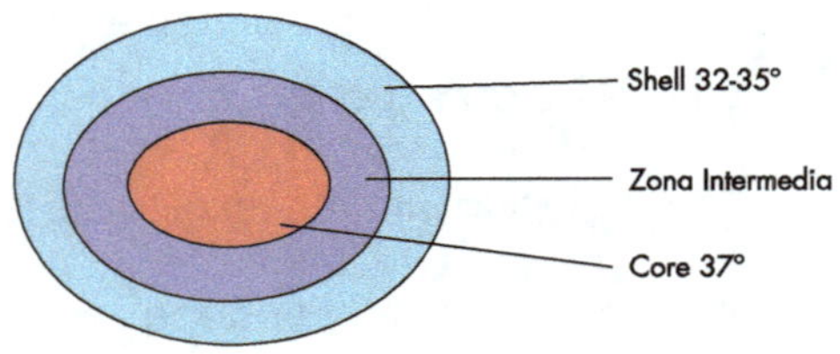

- Termogénesis física:

  - Constricción de arterias y venas periféricas.

  - Apertura de *shunts* arteriovenosos con paso directo de la sangre de vuelta al core.

  - Caída de la temperatura de la piel y el gradiente diferencial entre la piel y el agua es menor, por lo que disminuye la tasa de calor trasferido.

  - Vasos sanguíneos del *scalp* no se constriñen en respuesta al frío.

  - Actividad muscular y el escalofrío.

9.5 Inmersión y pérdida de calor

La zona de confort termal en el agua es de 33° a 35 °C.

- Conducción: el agua tiene una conductividad 32 veces mayor que la del aire.

- Convección: el movimiento del agua resultado de la actividad acuática y de las corrientes.

MANUAL DE MEDICINA SUBACUÁTICA

- Sudoración, sin evaporación.
- La transpiración disminuye con ropa debajo del traje seco por aumento del aislamiento.
- Pérdida por la orina en buceo largo.
- Pérdida respiratoria (directa del core) en buceo profundo, especialmente con helio.
- En función del espesor de la grasa subcutánea se aísla en mayor medida el core.

La temperatura de la sangre que llega al hipotálamo es el principal determinante de la respuesta corporal a los cambios térmicos.

El hipotálamo tiene un doble sistema de regulación de la temperatura:

- La porción anterior o rostral, compuesta por centros parasimpáticos, es la encargada de disipar el calor.
- La porción posterior con centros simpáticos conserva y mantiene la temperatura corporal.

Figura 6

Sistema hipotalámico de regulación de la temperatura

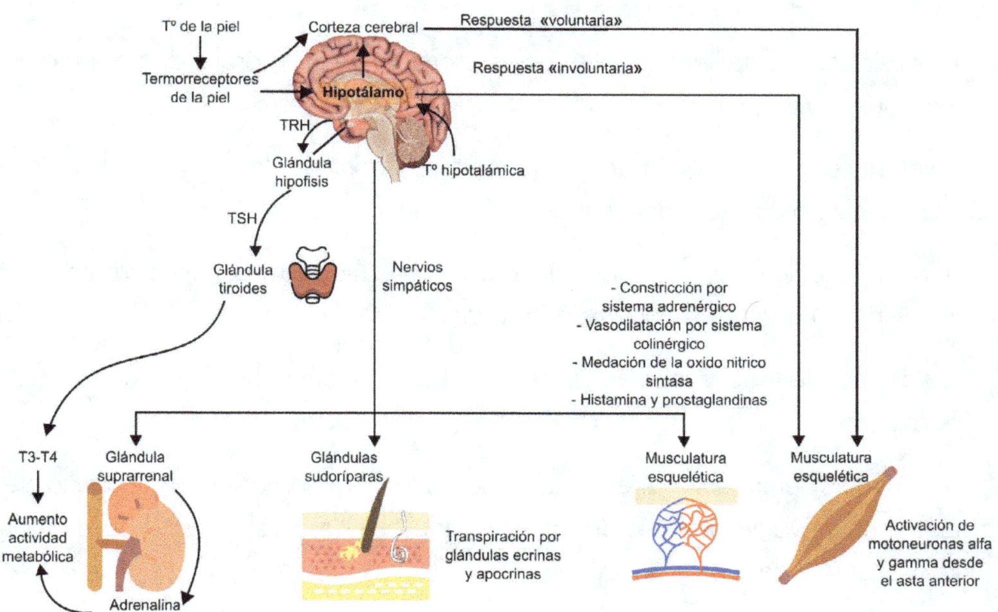

Fuente: Reproducido bajo Licencia Creative Commons

Traje de Buceo

Temperatura del Agua	Aislamiento del buceador
Entre 18 °C y 20 °C	Traje de 3 mm de espesor
Entre 14 °C y 18 °C	Traje completo de 5 mm
Entre 10 °C y 14 °C	Traje completo de 7 mm
Por debajo 10 °C	Traje Seco

9.6 Inconvenientes de los «trajes secos» de buceo

El «traje seco» está lleno de aire, que se comprime con la profundidad, perdiendo en parte el «aislamiento».

Pueden llevar una válvula para inflar el traje y controlar la flotabilidad como si fuera un jacket o chaleco hidrostático.

Con el traje lleno de aire, hay que bucear con cuidado y con más plomo en el cinturón, para no irse a la superficie (aboyarse).

La forma de nadar con un traje seco es diferente, hay que nadar casi verticalmente.

Para vaciar el traje de aire (al subir) se hace por una válvula o manguito del brazo, si no se vacía después de haber inflado el traje en el fondo, la ascensión sería descontrolada, como un «globo».

9.7 Manejo de la hipotermia accidental severa

Figura 8

Manejo de la hipotermia accidental severa

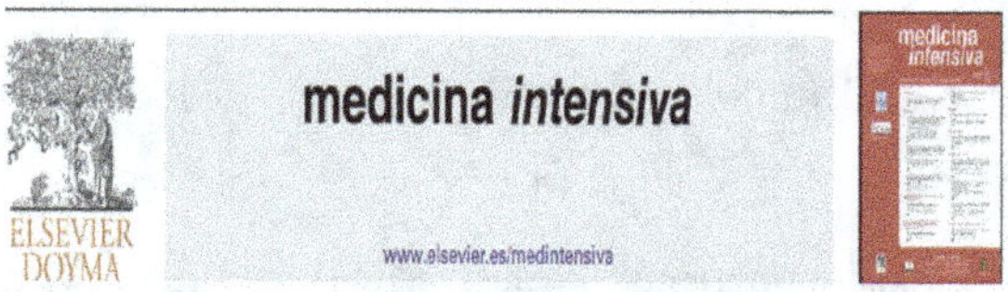

Med Intensiva. 2012;36(3):200-212

medicina intensiva

ELSEVIER DOYMA

www.elsevier.es/medintensiva

ARTÍCULO ESPECIAL

Manejo de la hipotermia accidental severa

M.L. Avellanas[a,*], A. Ricart[b], J. Botella[c], F. Mengelle[d], I. Soteras[e], T. Veres[f] y M. Vidal[g]

[a] Unidad de Medicina Intensiva, Hospital General,San Jorge, Huesca, España
[b] Servicio de Medicina Intensiva, Hospital Universitario de Bellvitge, l'Hospitalet de Llobregat, Barcelona, España
[c] Unidad de Medicina Intensiva, Hospital UniversitarioLa Fe, Valencia, España
[d] SAMU 31, CHU Purpan, Toulouse, Francia
[e] Servicio de Urgencias, Hospital de Puigcerdà, Puigcerdá, España
[f] Servicio de Cirugía, Hospital de Puigcerdà, Puigcerda, España
[g] Grupo de Emergències Mèdiques de la DGPEIS, Bombers Generalitat de Catalunya, Barcelona, España

Recibido el 18 de noviembre de 2011; aceptado el 2 de diciembre de 2011
Disponible en Internet el 9 de febrero de 2012

- International Commision for Mountain Emergency Medicine (ICAR MEDDCOM)
- International Society for Mountain Medicine and Medical Commission y la International Mountaineering and Climbing Federation (UIAA MEDDCOM),

Guías de consenso para la clasificación y manejo prehospitalario de víctimas con hipotermia severa por accidentes de montaña.

Los principios básicos de clasificación, reanimación y manejo de las víctimas son los mismos tanto en ambiente marítimo, de montaña, como urbano.

9.8 Definición de hipotermia accidental

Hipotermia: temperatura corporal central (rectal, esofágica o timpánica) inferior a 35 °C.

La hipotermia accidental se produce cuando el descenso de la temperatura ocurre de forma espontánea, no intencionada, generalmente en ambiente frío, asociado a un problema agudo y sin lesión previa del hipotálamo.

Etiología

El frío es el agente etiológico fundamental y su acción patógena depende:

- De la intensidad del frío.
- Del tiempo de exposición.
- De las condiciones ambientales como:
    - Viento se considera que multiplica la acción del frío por 10.
    - Humedad se considera que multiplica la acción del frío por 14.
    - La pérdida de calor por contacto directo con agua fría es 32 veces mayor que la del aire seco.
- Hipoxia y poliglobulia de la altura (se considera que existe un descenso térmico aproximado de 0,5-0,6 °C por cada 100 metros de elevación).
- De determinados hábitos personales, morfológicos y étnicos.
- Del agotamiento y deterioro psicofísico.
- De los errores humanos.

Clínica

En situación de hipotermia leve se inician los mecanismos autorreguladores:

- Temblor.
- Vasoconstricción cutánea.
- Disminución perfusión periférica.
- Aumento flujo cerebral y aumento de la diuresis.
- Aumento de FC, FR, GC y TA.

Si la temperatura baja de 30-32 °C:

- La actividad enzimática se enlentece.
- Disminuye la capacidad de generar calor.
- El sistema termorregulador se agota.
- Disminuyen la función de los diferentes órganos.
- Llega la muerte por fallo cardiorrespiratorio.

Sistema Nervioso Central:
* Disminución progresiva consciencia (<32 °C)
* Coma (a partir de 28 °C)
* Depresión centro respiratorio
* Depresión reflejo tusígeno
* Disminución amplitud EEG (<32 °C)

Hemodinámicas:
* Deshidratación (diuresis por frio)
* Disminución del gasto cardiaco
* Hipotensión arterial y shock

Alteraciones del ECG:
* Onda J o de Osborn
* Alteraciones del ST
* QT alargado

Arritmias cardiacas:
* Bradicardia Sinusal
* Fibrilación y Flutter Auricular
* Ritmo Ideoventricular
* Fibrilación Ventricular y Asistolia (<28°)

Respiratorias:
* Taquipnea inicial a Bradipnea
* Disminución del Volumen Corriente
* Hipoventilación alveolar
* Alteración Ventilación/Perfusión
* Aumento solubilidad del O_2 y CO_2
* Hipoxemia
* Hipocapnia

Metabólicas:
* Reducción consumo de O_2: 6% por cada 1 °C

Endocrinas:
* Hiperglucemia
* Disminución hormonas hipofisarias

Renales:
* Polaquiuria
* Insuficiencia Renal

Hematológicas:
* Anemia/Hemoconcentración
* Trombocitopenia
* CID

Digestivas:
* Pancreatitis
* Ileo paralítico
* Disminución función hepática
* Úlceras de Wischnevsky

Alteraciones Vías Respiratorias:
* Hipersecreción al inicio por el frio
* Sequedad de mucosas después
* Disminución de la Capacidad Vital
* Disminución actividad mucociliar
* Atelectasias

Infecciones:
* Neumonías
* Sepsis

Toxicidad de los fármacos vasoactivos:
* Alteración receptores adrenérgicos
* Alteración aclaramiento de fármacos

Predisposición a congelaciones

9.9 Hechos a destacar en hipotermia

* Temperatura menor de 28° produce FV y asistolia.

* Manipulación de la vía aérea de la víctima puede desencadenar la FV.

* A los 18°, el cerebro puede tolerar periodos de parada 10 veces superior que a 37°.

* El consumo de oxígeno disminuye un 6 % por cada grado de la Temperatura central.

9.10 Hipotermia en víctimas traumáticas

* La mortalidad de las víctimas hipotérmicas comparada con las normotérmicas aumenta hasta un 50 %.

Son especialmente propensas:

- Quemaduras.

- TCE.

- Lesión medular alta con implicación de la cadena simpática.

- Las edades extremas. Ancianos y niños.

9.11 Clasificación etiológica de las hipotermias

- **Aguda:** exposición grande y repentina. La hipotermia ocurre antes de que se produzca el agotamiento.

  - Típico de las avalanchas de nieve o inmersión en agua fría.

  - Probabilidad de muerte por hipotermia en náufragos.

Figura 10

Diagrama para la predicción de supervivencia de un buceador

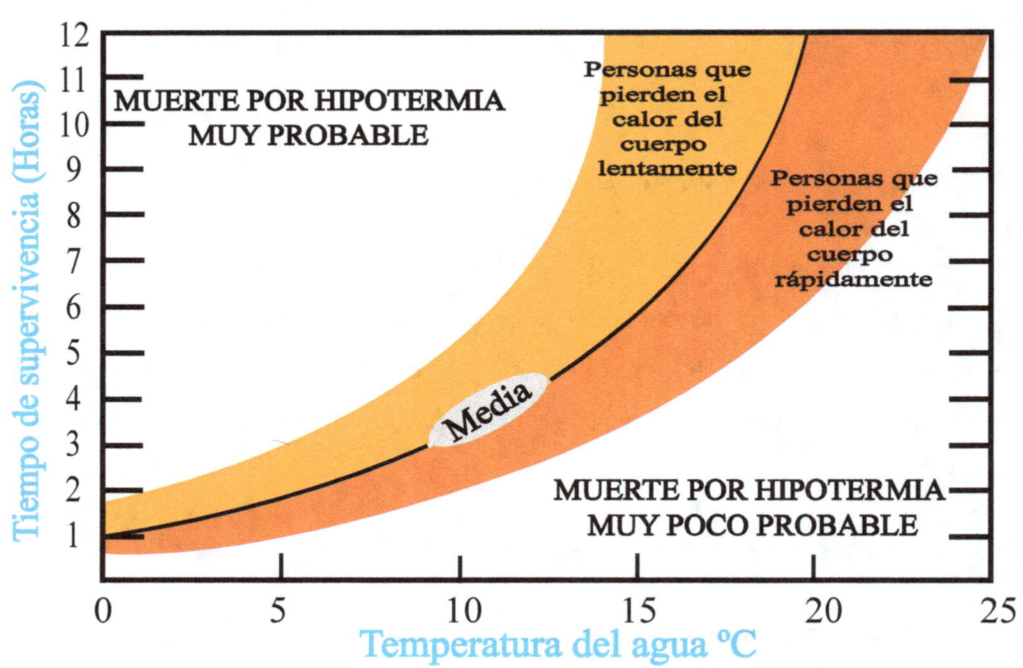

- **Subaguda:** el factor crítico es el agotamiento y la depleción de las reservas energéticas del organismo.

  - A continuación, la temperatura corporal comienza a decaer.

  - Se acompaña de hipovolemia.

  - Típico de senderistas, montañeros, pateras.

- **Subcrónica:** exposición prolongada a un grado ligero de agresión por frío. La temperatura corporal caerá en días o en semanas debido a una respuesta termorreguladora insuficiente.

  - Típica del anciano con Fx fémur en casa.

  - Reanimación compleja y mortalidad alta.

Clínica

- Alteración del nivel de conciencia.

  Estupor a 32-35° y coma con 27 grados.

- Insuficiencia renal en fases posteriores por inhibición enzimática y defectos tubulares.

- Alteración de la bomba Na+-K+.

- Hipokaliemia: entrada de potasio intracelular.

- Aumento del Ca_2+ en la célula miocárdica.

- Hiperglucemia por disminución del metabolismo.

- Aumento de las enzimas pancreáticas

- Cambios medio interno.

  Por cada descenso de 1 °C:

- pH ↑ 0,0015; pCO_2 ↓ 4 %; pO_2 ↓ 7,7 %.

- Aumenta la solubilidad del CO_2.

- Desplaza la curva de disociación de la Hb a la izquierda. ↓*Afinidad por el O_2.* Acidosis láctica.

- Inmunosupresión.

- Plaquetopenia y disfunción plaquetar.

- Trastornos ECG: enlentece el ritmo sinusal con inversión de la onda T, ensancha-miento del QT y depresión del ST. Asistolia con temperatura inferior a 20 °C.

- Ondas J de Osborn a < 30 °C.

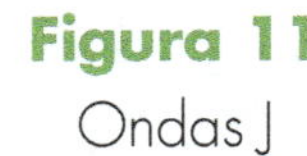

Figura 11
Ondas J

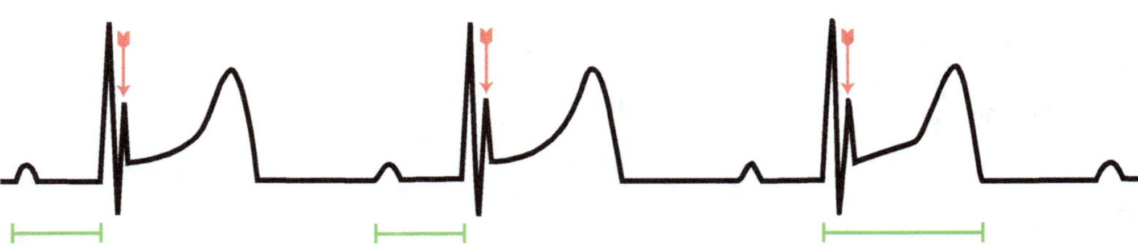

- Aumento de las resistencias vasculares y la postcarga, ↓contractilidad, ↓ GC.

- Inhibición ADH → poliuria → hipovolemia hipotensión.

- Aumenta la frecuencia respiratoria por estímulo central y posteriormente se de-prime hasta 1-2 rpm a 30°, llegando a la parada respiratoria.

- Por debajo de los 30-32 °C es cuando la actividad enzimática se enlentece y disminuye la capacidad para generar calor:

  - La tensión arterial, la frecuencia cardiaca y la frecuencia respiratoria dismi-nuyen, los músculos se vuelven rígidos, el temblor desaparece, los reflejos osteotendinosos están ausentes y las pupilas comienzan a dilatarse.

  - Mac Lean y Emslie: «Nadie está muerto, si no está caliente y muerto»

9.12 Medición de la TCC (temperatura corporal central)

- Fundamental la medición de la TCC mediante un termómetro epitimpánico o esofágico que posibilite la medición de temperaturas bajas.

  La temperatura esofágica es la más adecuada y fiable

- La medición epitimpánica puede dar falsos valores en determinadas circunstancias como son las temperaturas exteriores muy bajas, el bloqueo del conducto auditivo externo por agua o hielo y la ausencia de flujo carotídeo.

- La medida epitimpánica puede ser útil en pacientes que respiran espontáneamente, pero se descarta categóricamente en los fallecidos.

9.13 Clasificación de la hipotermia en la 1ª asistencia y según la situación clínica

La ICAR MEDDCOM y la UIAA MEDDCOM propusieron un método práctico basado en los signos clínicos y su relación con la TCC. Esta clasificación, que podría también realizarla personal no médico mínimamente entrenado, divide a la hipotermia en cinco grados:

- Grado I. Víctima consciente y temblando (35-32 °C).

- Grado II. Víctima somnolienta que no tiembla (32-28 °C).

- Grado III. Víctima inconsciente, pero con signos vitales presentes (28-24 °C).

- Grado IV. Ausencia de signos vitales; muerte aparente 24-¿13,7 °C? (temperatura más baja reanimada con éxito)

- Grado V. Muerte por hipotermia irreversible (temperatura central inferior a 13 °C).

9.14 Guías de reanimación prehospitalaria según el grado de hipotermia

Grado I consciente (35-32 °C)

- Víctima consciente, además del aislamiento y protección térmica, se le animará a realizar ejercicio físico, ya que recalienta más rápidamente que la tiritona (¡cuidado!: puede producir una caída posterior de la TCC).

- Puede administrarse bebidas calientes azucaradas.

- Traslado hospitalario en caso de comorbilidad o lesión oculta.

Grado II somnoliento (32-28 °C)

- Sin tiene capacidad de temblar, propensa a las arritmias letales (FV/TV y asistolia), para cambiar la ropa húmeda no tirar de ella, sino cortarla.

- *Si el nivel de consciencia es bajo debe colocarse en posición horizontal para evitar el* afterdrop *o el colapso perirrescate.*

- Iniciar el recalentamiento: bolsas de agua caliente o paquetes químicamente calentados sobre las áreas arteriales troncales (cuello, axilas, ingles) evitar siempre el contacto directo sobre la piel.

- Administrar bebidas calientes azucaradas.

- Evacuar a un hospital.

Grado III insconsciente (28-24 °C)

- Disminución de la conciencia y alta probabilidad de arritmias letales.

- Manejo muy cuidadoso, aislamiento y protección térmica, oxigenoterapia caliente y humidificada a 40-45 °C y monitorización del ECG y TCC.

- Posibilidad de desencadenar una FV con las maniobras de IOT, preferible la oxigenación y protección de la vía aérea. IOT solo cuando esté indicada.

- Vía venosa de difícil acceso por la vasoconstricción no debe costar más de 5 min y debemos evitar catéteres en cavidades cardiacas por el riesgo de FV.

- Se pondrán en marcha medidas de aislamiento y de recalentamiento.

- La fluidoterapia caliente extrahospitalaria es poco eficiente y únicamente está indicado el suero salino.

- La evacuación sin demora a hospital con posibilidades de recalentamiento extracorpóreo.

Grado IV muerte aparente (24-¿13,7 °C?)

- Víctima aparentemente muerta.

- La ausencia de reflejos y la dilatación pupilar no deben considerarse como signos de muerte: «Nadie está muerto si no está caliente y muerto».

- Iniciar la RCP inmediatamente y, una vez iniciada, no se debe interrumpir hasta llegar al hospital de referencia.

- Como en los anteriores grados, se tomarán las medidas adecuadas para evitar un enfriamiento posterior.

- Transporte a un hospital terciario con posibilidades de recalentamiento con

Figura 12

Oxigenador de membrana extracorpórea

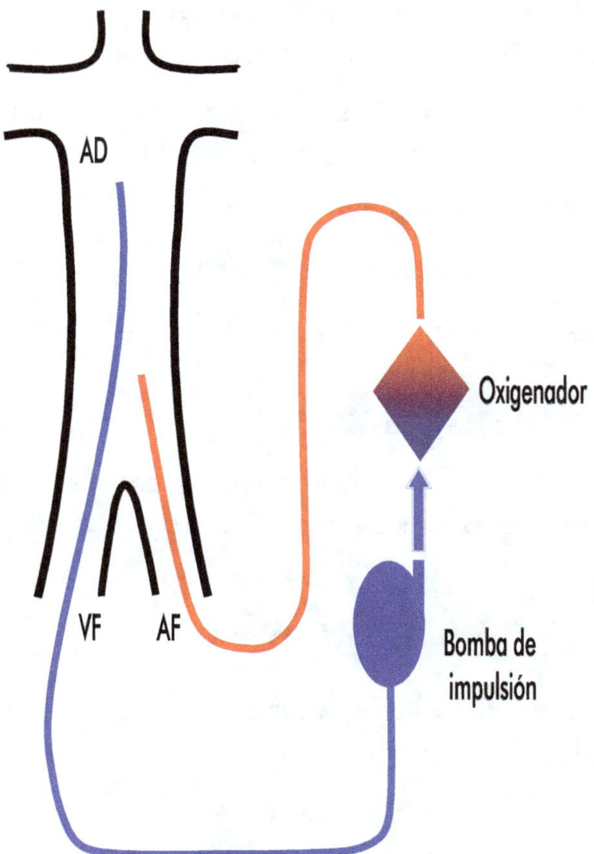

bomba de circulación extracorpórea (BCE) u oxigenador de membrana extra-corpórea (ECMO) o hemoperfusión veno-venosa continua (HPVVC)

9.15 SVA en hipotermia

- Los signos vitales pueden estar ausentes o ser indetectables:

  - Toma de pulso es irrelevante.

  - Monitorización ECG continua 1 min con agujas.

  Solo iniciar RCP si podemos garantizar su continuidad:

- Ventilación protectora.

- Reposición de fluidos sin lactato.

- Receptores adrenérgicos responden mal a bajas temperaturas, doblar los inter-valos entre dosis. Cuidado con las sobredosis.

- Trastorno del ritmo se resuelven espontáneamente. La desfibrilación: solo 3 des-cargas consecutivas y repetir por encima de los 30°.

1. El tórax y el abdomen no son compresibles.

2. El corazón siempre está en asistolia (en el grado IV puede haber asistolia o FV).

3. La temperatura central es inferior a 13,7 °C, TCC más baja reanimada con éxito hasta la fecha.

4. El potasio sérico es superior a 12 mEq/l.

Este último criterio se aplica exclusivamente en casos de hipotermia cuya etiolo-gía ha sido la asfixia como son las víctimas de avalanchas o por inmersión en agua.

9.16 Afterdrop o efecto de recaída

Descenso adicional de la TCC una vez que ya se ha protegido a la víctima del frío y se ha iniciado el recalentamiento.

Esta grave complicación puede desencadenar una FV:

- Unos. Relacionada con la vasodilatación periférica y el retorno al núcleo central de la sangre fría estancada en las extremidades.

- Otros. Fenómeno físico debido al gradiente térmico existente, entre el compartimento periférico y el compartimento interno que está más caliente y cede calor al anterior.

9.17 El colapso o shock de recalentamiento

- Algunos autores también lo relacionan con el recalentamiento externo activo y la vasodilatación periférica y otros consideran que ambos fenómenos son independientes de la forma de recalentamiento.

9.18 Colapso perirrescate

- Generalmente asociado a casos de hipotermia por exposición al agua muy fría en los que la víctima sufrió un empeoramiento clínico tras el rescate y antes de comenzar el recalentamiento (colapso postinmersión).

- Al cesar la presión hidrostática que el agua ha ejercido sobre el cuerpo, se puede presentar este shock hipovolémico. Hay ejemplos de víctimas que rescatadas aparentemente estables y conscientes, presentan una situación de shock con síntomas que van desde el síncope hasta la FV y la asistolia.

- Se puede prevenir manteniendo a la víctima en posición horizontal.

9.19 Recalentamiento

Una vez la víctima se encuentra protegida y aislada del frío:

- Endógeno. Temblor o ejercicio para producir calor endógeno.

- Externo pasivo. Conscientes con hipotermia leve y capacidad de tiritar. Eleva la temperatura entre 0,1 y 0,7 °C/h. Ambiente cálido, mantas, papel aluminio, gorro (50 % de las perdidas corporales).

- Externo activo. Bolsas calientes en zonas de los grandes vasos evitando el contacto directo. Eleva la temperatura 1-2 °C/h.

- Interno activo:

  - Hipotermias severas.

- Líquidos endovenosos calientes.

- Aire u oxígeno calentado-humidificado.

- Lavados con suero cavidades gástrica, pleural, vesical, peritoneal, colónica.

- Se eleva la temperatura 1-7 °C/h.

- En víctimas paradas, el recalentamiento debe hacerse con circulación extracorpórea que consigue elevar la temperatura 8-12 °C/h.

9.20 Recalentamiento prehospitalario

- Endógeno y el externo pasivo y/o activo, pero con vigilancia de la TCC.

- El recalentamiento interno prehospitalario con fluidoterapia y gases humidificados puede usarse, pero es poco eficiente.

- Métodos específicos:

    - Shunts arteriovenosos. Útil en campamentos, navíos, refugios. Sumergir las extremidades en agua a 42-45° para que los shunt A-V de las extremidades nos hagan de intercambiadores de calor. Eleva la temperatura 6,1-9,9 °C/h.

    Aire u oxígeno caliente 40-50° humidificado 10 %. Sistema de recalentamiento denominado pequeño dragón o paracaídas térmico.

    Calentador de aire. La reacción es exotérmica (lo que produce el calentamiento de los gases) y conlleva la regeneración del hidróxido sódico de la cal sodada y la formación de agua (humidificación de los gases) y carbonato cálcico.

    La reacción química global es:

$$CO_2 + Ca\,(OH)_2 \rightarrow CaCO_3 + H_2O + calor\ (en\ presencia\ de\ agua)$$

    La reacción puede considerarse como una catalizada por una base fuerte, mientras que el agua la facilita.

    Pasos:

1. $CO_2 + H_2O \rightarrow CO_{2\,(aq)}$ (el CO_2 se disuelve en agua – paso lento y cinéticamente determinante).

2. $CO_{2\,(aq)} + NaOH \rightarrow NaHCO_3$ (formación de bicarbonato a pH alto).

3. $NaHCO_3 + Ca(OH)_2 \rightarrow CaCO_3 + H_2O + NaOH$ (NaOH reciclado al paso 2), por lo tanto, se trata meramente de un catalizador.

9.21 Generalidades de los accidentes disbáricos

- Por las variaciones de volumen

  - Barotraumas
- Por la mayor solubilidad de los gases inertes respirados a mayor presión:

  - Enfermedad por descompresión.

Figura 13

Las tres fases de una inmersión

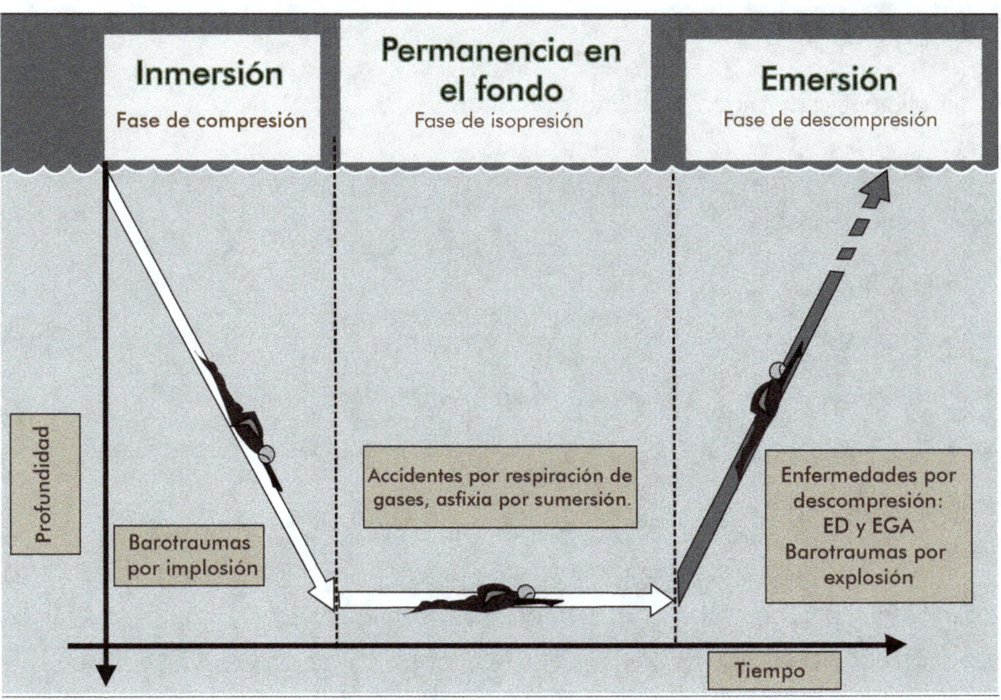

- Por la toxicidad de los gases respirados a una presión superior a la atmosférica:

  - Narcosis, hiperoxia e hipercapnia

En el anterior esquema están sistematizados las fases de la inmersión con los accidentes disbáricos o disbarismos propios de cada una de ellas.

Para comprender mejor la fisiopatología y clínica de estos disbarismos debemos sistematizarlos, porque la sintomatología y signos clínicos nos pueden llevar a confusión:

- Pérdida de consciencia.

- Convulsiones.

- Manchas en la piel y picores.

- Fatiga extrema.

- Hemoptisis.

- Cambios en la voz.

- Dolor torácico.

- Insuficiencia cardiaca y edema pulmonar.

- Vértigo.

- Marcha inestable.

- Diplopia.

- Hipoacusia.

- Pérdida de fuerza y/o sensibilidad en los miembros.

- Alteraciones del comportamiento.

- Lesiones por animales marinos.

No es una lista exhaustiva y, además, algunos síntomas pueden obedecer a distintos mecanismos, por lo que debemos sistematizarlo muy bien si queremos diagnósticos acertados.

Bibliografía

1. World Health Organization. Global report on drowning: preventing a leading killer. World Heal Organ [Internet]. 2014;58. Available from: http://apps.who.int/iris/bitstream/10665/143893/1/9789241564786_eng.pdf?ua=1&ua=1%0Ahttp://www.who.int/violence_injury_prevention/global_report_drowning/en/

2. Denoble PJ, Caruso JL, De G, Pieper CF, Vann RD. Common causes of open-circuit recreational diving fatalities. Undersea Hyperb Med. 2008;35(6):393–406.

3. Casadesús JM, Aguirre F, Carrera A, Boadas-Vaello P, Serrando MT, Reina F. Diving-related fatalities: multidisciplinary, experience-based investigation. Forensic Sci Med Pathol [Internet]. 2019 Jun 27;15(2):224–32. Available from: http://link.springer.com/10.1007/s12024-019-00109-2

4. Bierens JJLM. Handbook on drowning: Prevention, rescue, treatment [Internet]. Bierens JJLM, editor. Handbook on Drowning: Prevention, Rescue, Treatment. Berlin, Heidelberg: Springer Berlin Heidelberg; 2006. 1–713 p. Available from: http://link.springer.com/10.1007/3-540-29656-5

5. Edmonds C. A salt water aspiration syndrome. Mil Med. 1970;135(9):779–85.

6. Picón-Jaimes YA, Orozco-Chinome JE, Molina-Franky J, Franky-Rojas MP. Control central de la temperatura corporal y sus alteraciones: fiebre, hipertermia e hipotermia. MedUNAB. 2020;23(1):118–30.

7. Avellanas ML, Ricart A, Botella J, Mengelle F, Soteras I, Veres T, et al. Manejo de la hipotermia accidental severa. Med Intensiva. 2012;36(3):200–12.

CAPÍTULO 10

BAROTRAUMAS

Dr. Manuel Salvador

CONTENIDOS ADICIONALES:
BAROTRAUMAS

BAROTRAUMAS

Dr. Manuel Salvador

10.1 Generalidades: mecanismos de producción

La intrusión en el medio acuático conlleva cambios muy rápidos en la presión ambiental, hay que tener en cuenta que a -10 m la presión es doble; a -20 m, triple, y así sucesivamente. La mayor parte de nuestros tejidos son muy poco compresibles, pero en el interior de nuestro organismo existen cavidades aéreas o llenas de gas que responderán a esos cambios de presión con rápidos cambios de volumen.

Figura 1
Reducción de los volúmenes con la presión

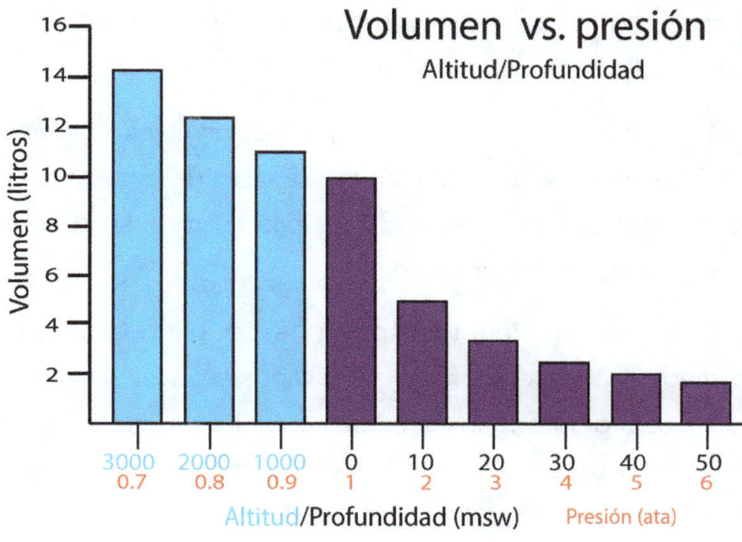

Fuente: elaboración propia

Las cavidades con paredes rígidas como los senos paranasales y la caja del tímpano serán los más sensibles a los cambios de presión, los pulmones dentro de una caja torácica semirrígida también están expuestos, incluso el estómago y el colón si acumulasen grandes cantidades de gases en su interior.

Además, tenemos las cavidades patológicas como quistes pulmonares, bronquiectasias, caries...

10.2 Patología del área ORL en buceadores

Barotitis

La barotitis o aerotitis es un fenómeno frecuente que acompaña a los catarros, pero no es demasiado conocido por el público, da lugar a un problema molesto y que puede tardar varias semanas en resolverse: la otitis serosa.

La otitis serosa aparece como consecuencia del bloqueo de la trompa de Eustaquio, si la caja del tímpano deja de estar comunicada y aireada, el aire atrapado en su interior verá el oxígeno reabsorbido a través de las paredes mucosas, lo que conduce a la aparición de una presión negativa y un trasudado rico en proteínas (moco) que puede observarse por transparencia en la otoscopia, afectando a la audición, creando autofonía y, si se infecta, dará lugar a una otitis media.

Afecta a niños y adultos, a buceadores y a pacientes en tratamiento con oxigenoterapia hiperbárica, obliga a interrumpir cursos de buceo, tratamientos OHB y se presta a confusión con una sordera súbita neurosensorial, retrasando su diagnóstico y su tratamiento temprano.

El tratamiento de esta patología compete al especialista ORL, que asocia al tratamiento médico con corticoides, mucolíticos y vasoconstrictores tópicos, la punción y aspiración de las secreciones del oído medio e incluso la colocación de un tubo de drenaje transtimpánico cuando es necesario para su resolución.

Barotraumas (excepto pulmonares)

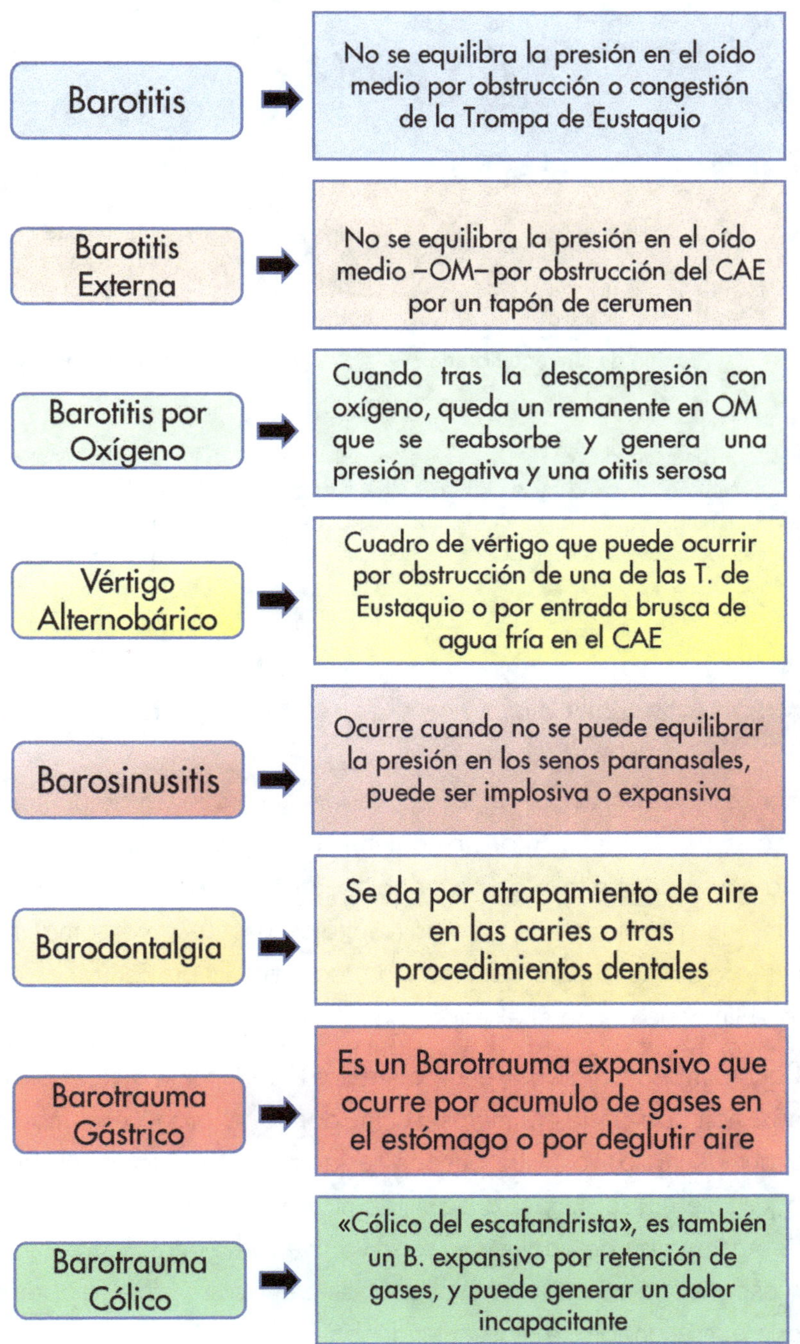

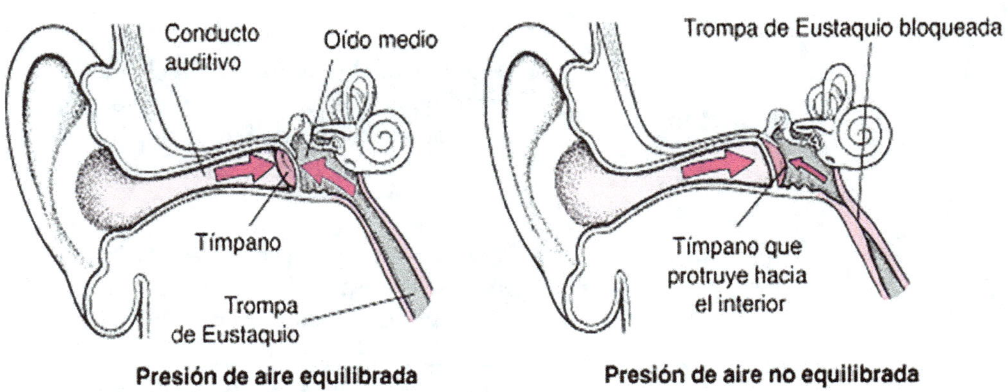

Fuente: Con Licencia de MSD. De la versión para el público general del Manual MSD (que se conoce como el Manual Merck en los EE. UU. y Canadá y el Manual MSD en el resto del mundo), editado por Sandy Falk. Copyright © 2022 Merck & Co., Inc., Rahway, NJ, USA y sus empresas asociadas. Todos los derechos reservados. Disponible en https://www.msdmanuals.com/consumer. Consultado el 20/05/2022.

Barotraumas del oído medio y oído interno

Son lesiones frecuentes en los buceadores que pueden dejar importantes lesiones si afectan al oído interno. Típicamente, están producidas por fenómenos implosivos a causa de una falta de permeabilidad ocasional de la trompa de Eustaquio, que impide que el aire de las vías respiratorias que se va comprimiendo con el descenso alcance la caja del tímpano y equilibre la presión ambiental que actúa sobre el tímpano desde el exterior.

Barotraumas implosivos del oído medio: la reducción de los volúmenes aéreos es más marcada en los primeros 10 m, donde se produce el mayor número de barotraumas implosivos, que pueden llegar a producir una rotura timpánica si el buzo persiste en descender a pesar de no poder equilibrar las presiones con las maniobras usuales de deglución, Valsalva, Frenzel u otras. Los buceadores con alguna experiencia no utilizan el Valsalva, sino el Frenzel, que se aprende pinzando la nariz e insuflando aire en su interior con la boca abierta.

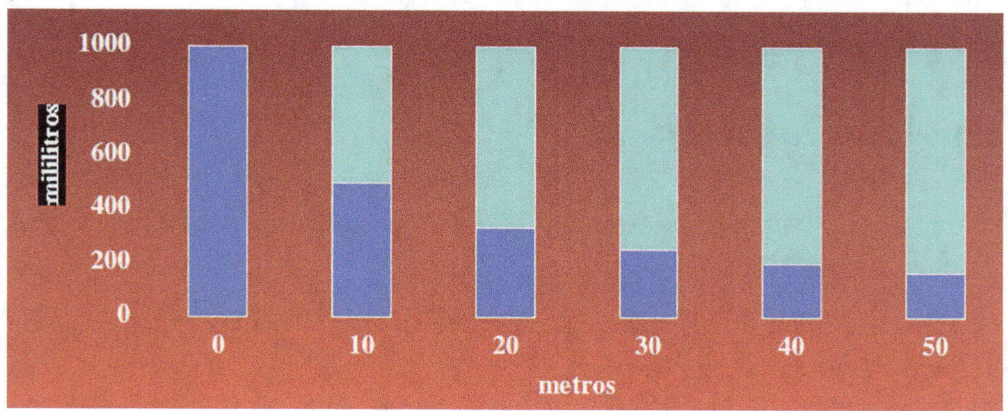

Fuente: Elaboración propia

Figura 5

Interpretación de los cuatro grados de barotrauma timpánico implosivo:
enrojecimiento, equímosis del mango del martillo, hematoma timpánico,
y perforación timpánica

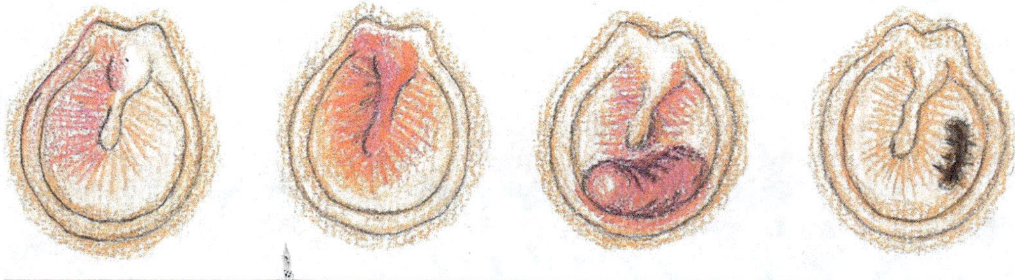

Los alumnos de los cursos de buceo se autoinfringen muy a menudo barotraumas del oído medio al realizar maniobras de Valsalva de modo intempestivo, y con frecuencia se ven forzados a posponer el curso por este motivo, pero más grave que abandonar el curso puede ser si realizando violentas maniobras de Valsalva acomete lo que se denomina «golpe de pistón», empujando el tímpano hacia el exterior, arrastrando a la cadena de huesecillos y desgarrando la ventana oval o la ventana redonda, provocando una fístula perilinfática que afectará de forma quizá irreversible a la cóclea y/o a los canales semicirculares, provocando acúfenos, pérdida de audición y aparición de vértigos, con mal pronóstico.

Casi todos los barotraumas de oído interno que hemos asistido tenían origen en maniobras de Valsalva intempestivas y, como ocurre con los barotraumas del oído medio, una vez atendida la urgencia, su estudio y tratamiento compete a los especialistas ORL, podemos clasificarlos en:

Síndromes cocleares

- Hipoacusia brusca pero reversible (24-72 h) con caída agudos en audiometría que cede en 30 días.

- Hipoacusia brusca e irreversible, siempre acompañada de barotrauma de oído medio y audiometría plana.

Síndromes vestibulares

- Desde crisis vertiginosas fugaces hasta cuadros tipo Menière. Tiene bastante mal pronóstico.

Los barotraumas expansivos del oído, que son los que podrían producirse durante el ascenso, o la descompresión en la cámara hiperbárica, son menos fre-

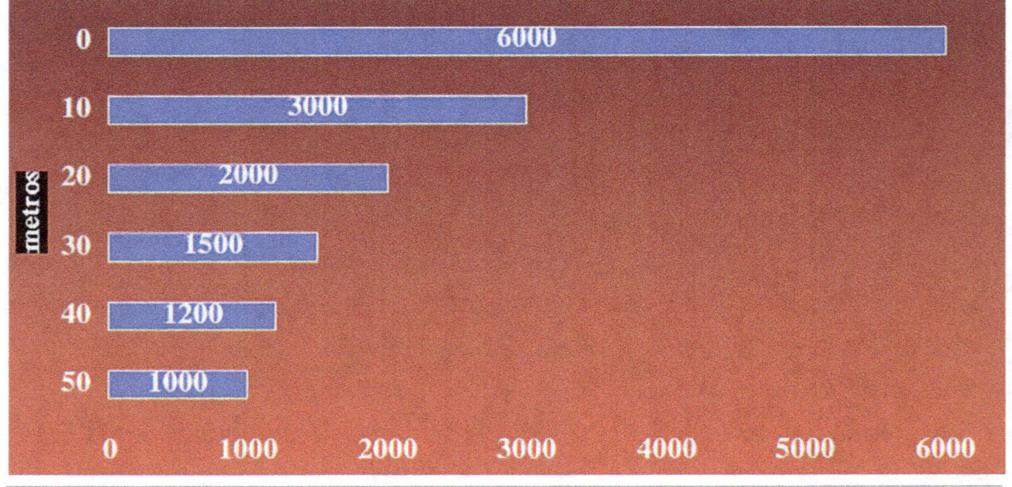

Figura 6

Expansión presovolumétrica

Fuente: Elaboración propia

cuentes en el oído, ya que normalmente el exceso de aire en la caja del tímpano se descarga bien a través de la trompa de Eustaquio, en todo caso está la maniobra de Toynbee que puede ayudar tanto en la presurización como en la despresurización, y no es tan arriesgada como un Valsalva mal hecho.

Aquí, como en los barotraumas implosivos, las mayores variaciones de volumen se producen en los últimos 10 m del ascenso.

Otros barotraumas de oído medio

Barotitis externa: cuando hay un tapón de cerumen -o de caucho- en el conducto auditivo externo -CAE- se impactará ante el aumento de la presión ambiental sellando un espacio en la cara externa del tímpano que impedirá que las presiones se equilibren a ambos lados, dará lugar a una otalgia y a un barotrauma que aunque coincida con la inmersión se comportará como si fuera expansivo, es decir, desplazando el tímpano hacia afuera.

Barotitis por oxígeno: cuando un buceador, bien en el mar o bien en una cámara hiperbárica, respira oxígeno al 100% hasta el momento de volver a presión ambiental, la caja del tímpano quedará llena de oxígeno, que será reabsorbido a través de la mucosa que tapiza sus paredes, dando lugar a una barotitis, a una depresión del tímpano y a una otitis serosa consecuente.

Barotraumas de los senos paranasales

Los senos paranasales se caracterizan por la variabilidad de sus formas y tamaños, así como de los orificios o «meatos», con los que comunican con la cavidad nasal, si las mucosidades se retienen por una deficiente ventilación pueden dar lugar a sinusitis, y en Medicina Subacuática la mucosa que tapiza los senos puede estar edematizada por un catarro o un problema alérgico o puede haber quistes mucosos o «conchas bullosas» que dificulten la ecualización de la presión en estas cavidades con la cavidad nasofaríngea, tanto al sumergirnos como al emerger.

Los barotraumas sinusales pueden ser implosivos: al descender si el seno no está ventilado se crea una presión negativa en su interior con dolor e ingurgitación de la mucosa, que puede llegar a sangrar a través de la nariz, y a impedirnos

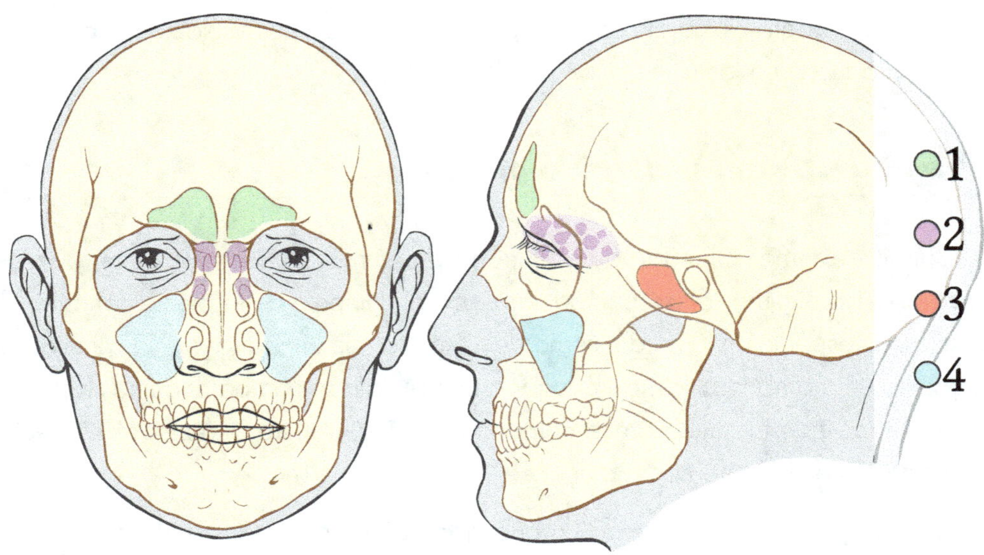

Fuente: Michal Komornizak Creative Commons 2.5

la inmersión, puesto que no suelen responder a maniobras de ecualización como sucede con el oído.

Los barotraumas sinusales también pueden ser expansivos, cuando el aire comprimido retenido en su interior no encuentra salida, dando lugar a un intensísimo dolor en el ascenso que puede culminar con el estallido de las paredes del seno. Tuvimos un caso de un profesional que al ascender en una campana húmeda, después de trabajar a -60 m, sufrió un barotrauma expansivo de un seno maxilar (Figura 8) al no poder detener el ascenso de la campana húmeda a tiempo, el seno estalló fracturando incluso el suelo de la órbita con un dolor violentísimo. La lesión curó, pero el buzo quedó psicológicamente tan afectado por el accidente que no pudo volver a bucear.

Una característica poco conocida de los barotraumas sinusales es su posible asociación con lesiones de los pares craneales, lo que puede crear confusión con otros accidentes disbáricos como aeroembolismos cerebrales o enfermedad por descompresión.

TAC de un paciente que sufrió un grave barotrauma sinusal expansivo

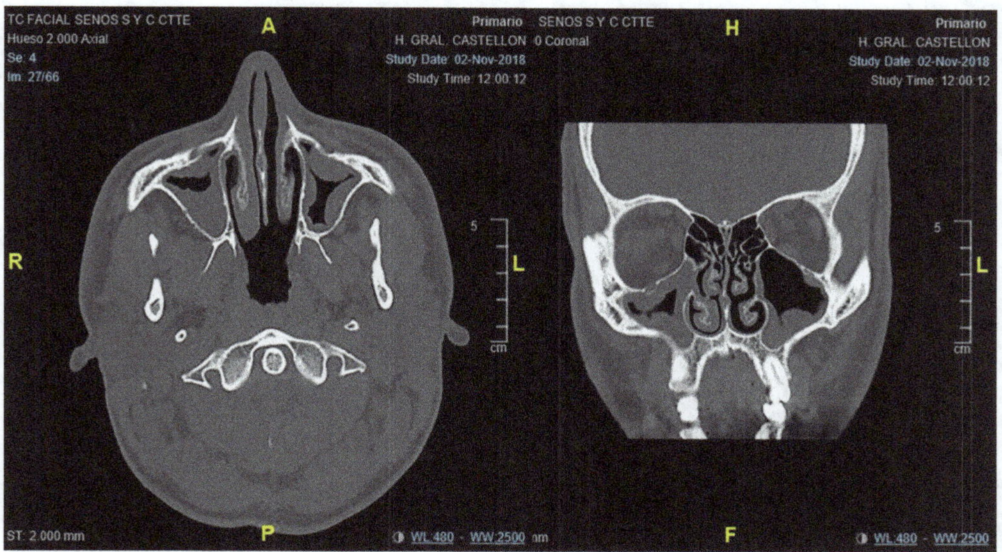

Fuente: Manuel Salvador

El mecanismo de producción de estas lesiones de los pares craneales, que son del tipo neuroapraxia y, por tanto, con buen pronóstico para su recuperación, se debe a la existencia de defectos óseos en la pared de los senos.

- **Caso n.° 1** (Figura 9): la paciente presentaba una afectación del VI par (diplopía) asociada a hipoestesia en territorio del V par por un barotrauma del seno

Figura 9

En el círculo rojo cruce del V y VI pares junto al seno esfenoidal

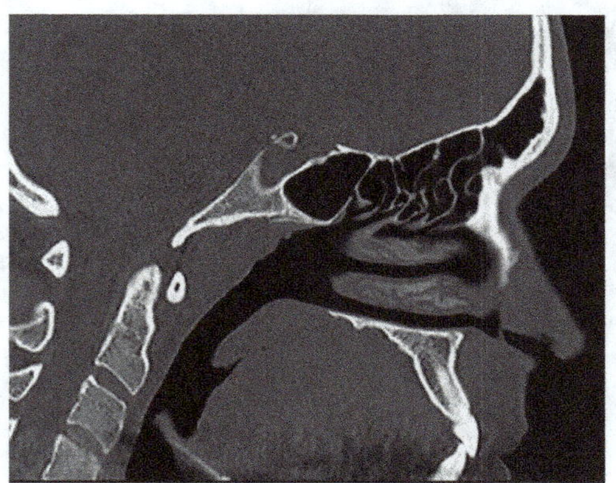

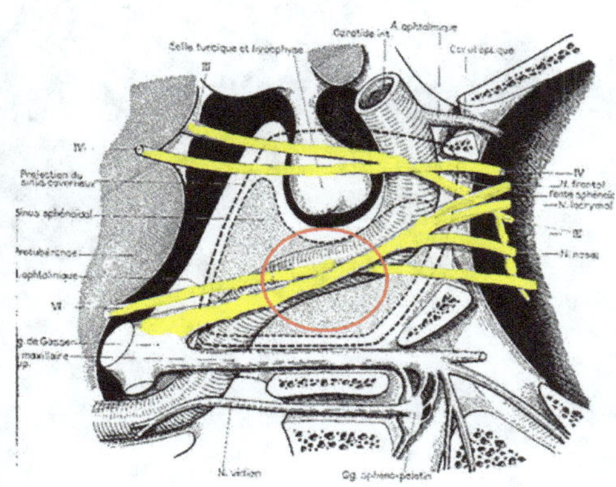

Fuente: La imagen de la derecha está modificada sobre una de L Dorn

esfenoidal, en el contexto de una rinitis alérgica con abundantes secreciones y abuso de vasoconstrictores nasales. Inicialmente tratada en Maldivas como una ED, había recibido varias tablas 6USN, empeorando su estado tras alguna de ellas, lo que confundía al médico de la cámara que seguía insistiendo con la tabla 6USN.

- **Caso n.º 2** (Figura 10): este es un problema frecuente, que puede afectar a buceadores y pacientes de OHB, incluso un enfermero nuestro lo sufrió. El nervio maxilar superior y su rama, el nervio dentario posterior, pueden verse afectados a su paso por el seno maxilar, dando lugar a episodios de adormecimiento o de dolor en la arcada dentaria, que es la afectación más frecuentemente reportada en las publicaciones médicas. En el caso de granulomas periapicales de la arcada superior, un aumento de la presión en el interior del seno maxilar puede ser causa de una neuroapraxia isquémica del nervio dentario posterior con la aparición de adormecimiento e insensibilidad en media arcada.

Figura 10

Relacion del nervio dentario con el seno maxilar, de Gray T779

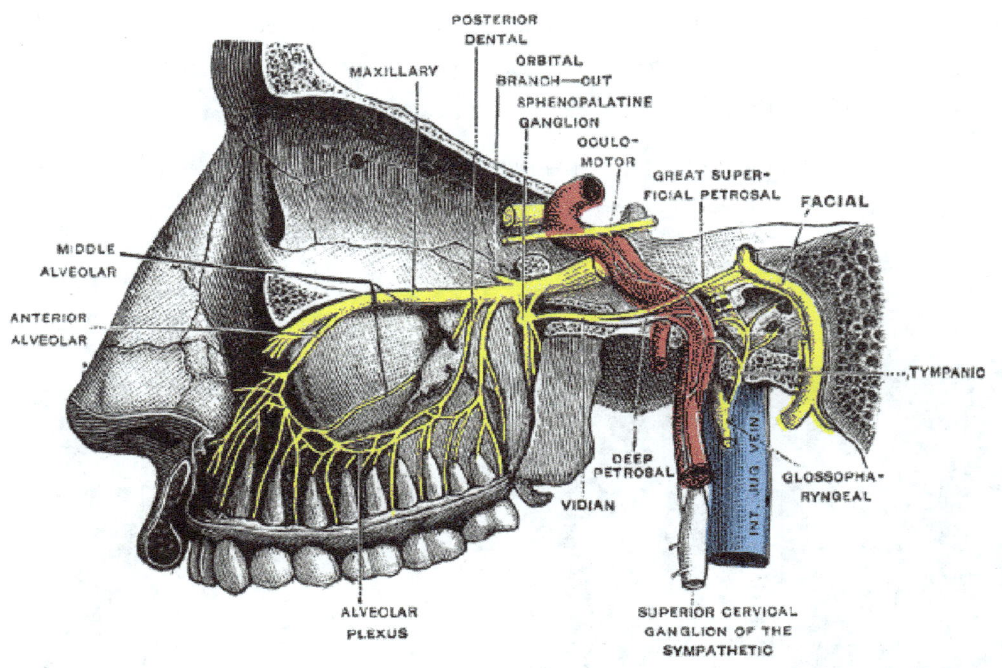

Fuente: Dominio Público, *Anatomía de Gray*

- **Caso n.º 3** (Figura 11): la tercera posibilidad de sufrir una baroparesia de un par craneal, que ese es su nombre correcto, ocurre en el trayecto intrapetroso del nervio facial, donde a causa de frecuentes defectos óseos en la pared del canal del facial, que comunica con el oído medio, una disfunción de la trompa de Eustaquio puede hacer que, al ascender, el buceador aparezca un aumento de presión que incida sobre el nervio provocando una neuroapraxia isquémica, como publicó Molvaer, que revisó 23 casos de baroparesia del nervio facial.

Figura 11

Trayecto intrapetroso del N Facial expuesto a baroparesis

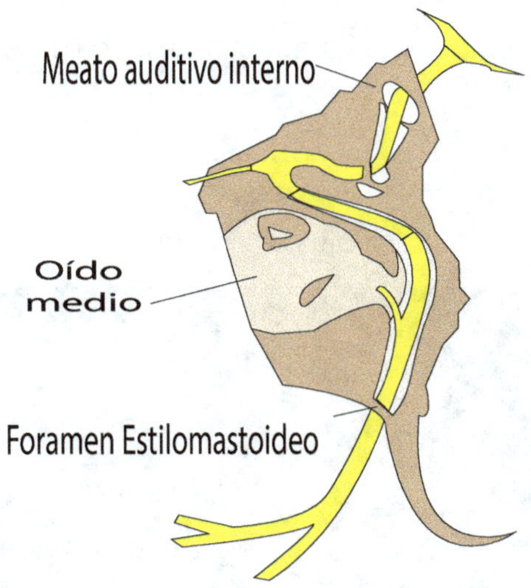

10.3 Vértigo alternobárico

El vértigo alternobárico es un cuadro vertiginoso de comienzo brusco que afecta a buceadores. Su causa es una información dispar de los órganos del equilibrio, que puede estar ocasionada por una diferencia de presiones en los oídos medios, una entrada brusca de agua fría en uno de los CAE al separarse la capucha de neopreno, o ambas a la vez.

Si en ese momento el buceador —que se encuentra en un medio ingrávido— no dispone de referencias visuales porque se encuentra en el «azul» o no tiene un cabo guía donde sujetarse puede verse en una situación muy comprometida que le puede conducir a un ahogamiento.

El aire contenido en el interior de una máscara de buceo está expuesto a cambios de volumen con el aumento de la presión ambiental, por eso, las gafas de natación que no incluyen la nariz, no pueden ser utilizadas para bucear, porque necesitamos compensar a través de la nariz la pérdida de volumen de aire para evitar el efecto implosivo.

A pesar de ello, ocurre que buceadores principiantes no realizan esa maniobra adecuadamente, o no se dan cuenta de que la máscara no es la adecuada para ellos, porque les bloquea la ventilación nasal, y se crea una presión negativa dentro de la máscara de buceo que dará lugar a un edema palpebral y a hemorragias subconjuntivales (Figura 12).

Figura 12

Placaje de máscara

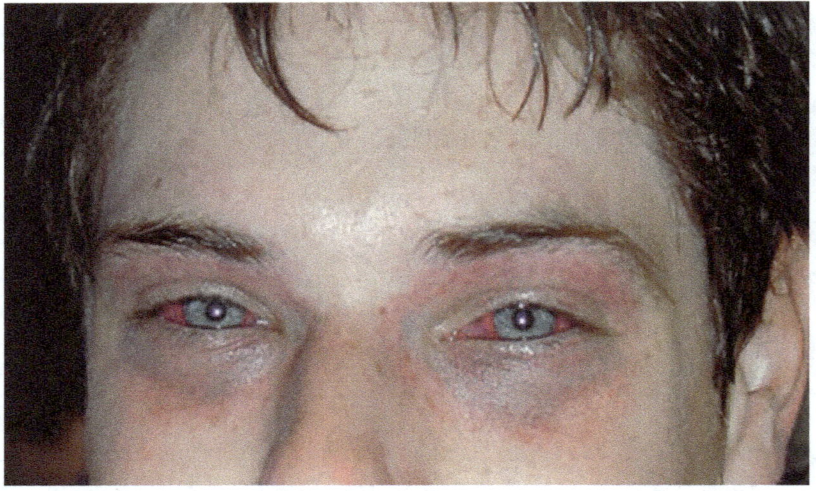

Fuente: Wikimedia Commons

La existencia de caries es motivo frecuente de odontalgias por barotrauma expansivo, es decir, el aire que ha penetrado por una caries u obturación mal sellada queda retenido en el interior de la pieza dentaria en el ascenso ejerciendo presión sobre la pulpa y dando lugar a un intenso dolor. En ocasiones, han saltado empastes, coronas e incluso ha estallado la pieza dentaria.

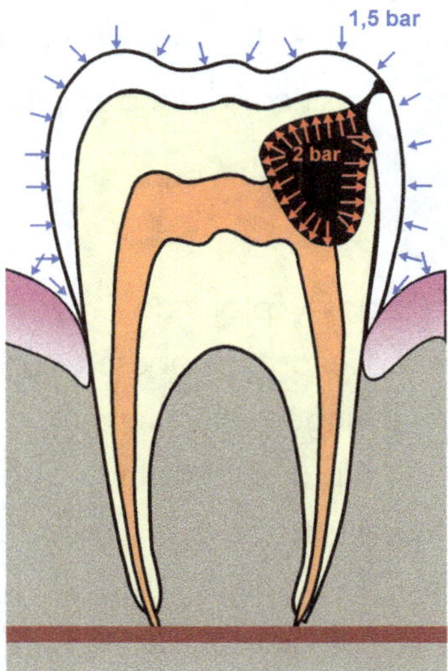

Fuente: Wikimedia Commons

Hemos oído hablar de barotraumas gástricos, del colon, de «cólicos del escafandrista», pero de los únicos de los que tengo certeza, y conozco varios casos, es de barotraumas gástricos aparentemente causados casi exclusivamente por aerofagia.

Algunas personas tienen mucha facilidad para deglutir aire y cuando respiran a través de un regulador, que tienen una ligera presión positiva, degluten aire, aire comprimido. Al volver a la superficie pueden verse en dificultades, llegando a un fortísimo dolor abdominal y cuando llegan al hospital se descubre que presentan un neumoperitoneo, es decir, aire libre en cavidad abdominal.

Un neumoperitoneo es indicativo de perforación del tubo digestivo y para un cirujano existen pocas indicaciones más claras de «abrir una tripa», pero esta puede ser una excepción, porque en varios casos publicados han sido «laparotomías en blanco», es decir, no han encontrado nada, ni perforación que coser ni estallido gástrico ni contenido alimenticio.

La poca información que tenemos de estos barotraumas gástricos nos orienta en el sentido de que se produce una minúscula perforación a nivel de la curvatura menor que da salida al exceso de aire comprimido y que una vez que el estómago ha recuperado su tamaño normal, esa perforación es imposible de encontrar, ni con azul de metileno, que es el medio habitual de buscar fugas en el tubo digestivo, ni visualmente. Así pues, si tras realizar las pruebas de imagen no hay evidencia de una cierta cantidad de líquido libre o de restos alimenticios en peritoneo, la pauta correcta parece ser sonda nasogástrica, dieta absoluta y observación clínica.

Ya que hablamos de gas libre en el interior de la cavidad peritoneal, añadiré dos posibilidades:

- Después de inmersiones largas y profundas es posible observar burbujas de nitrógeno en el epiplón de buceadores obesos, algo que puede alarmar a los cirujanos, pero que no tiene ninguna significación clínica, y tenemos en nuestra casuística a un buceador exprofesional muy obeso que, tras descender a ¡-60 msw!, refería un cuadro de opresión precordial, se le realizaron entre otras pruebas un TAC antes la sospecha de un TEP y al observar burbujas de gas en epiplón avisaron a los cirujanos ante una sospecha de perforación. Afortunadamente para el paciente, atendieron a nuestras explicaciones y la cosa se saldó con un ingreso en observación de 24 horas.

- En ocasiones, el aire que ha provocado un neumomediastino, es decir, de origen pulmonar, puede atravesar el hiato esofágico y aparecer libre en la cavidad peritoneal. Esto debe ser tenido en cuenta por motivos parecidos al caso anterior y para evitarle al buzo una cirugía «en blanco», no es infrecuente que al hacer una Rx de tórax en bipedestación de un buzo afecto de neumomediastino y enfisema subcutáneo en fosas supraclaviculares, observemos también imágenes aéreas en cúpulas diafragmáticas.

CAPÍTULO 11

BAROTRAUMA PULMONAR Y EMBOLIA ARTERIAL GASEOSA

Dr. Manuel Salvador

CONTENIDOS ADICIONALES:
BAROTRAUMA PULMONAR Y
EMBOLIA ARTERIAL GASEOSA

BAROTRAUMA PULMONAR Y EMBOLIA ARTERIAL GASEOSA

Dr. Manuel Salvador

Cuando hablamos de los buceadores en apnea dijimos que los barotraumas pulmonares de los apneístas eran por implosión, es decir, *lung squeeze* o pulmón estrujado, y que raramente eran expansivos, puesto que para ello necesitaban de un fenómeno de atrapamiento o *trapping*, algo poco frecuente.

En los buceadores con equipo autónomo es al revés, lo frecuente son los barotraumas expansivos, ya que para que se produjera un *lung squeeze* el buceador debería vaciar al máximo los pulmones con la intención de favorecer el descenso sin tener que ir excesivamente lastrado y descender manteniendo la apnea todo lo posible para acelerar la velocidad de descenso, y eso sí podría provocar a un barotrauma pulmonar implosivo.

Figura 1

Expansión presovolumétrica del aire pulmonar

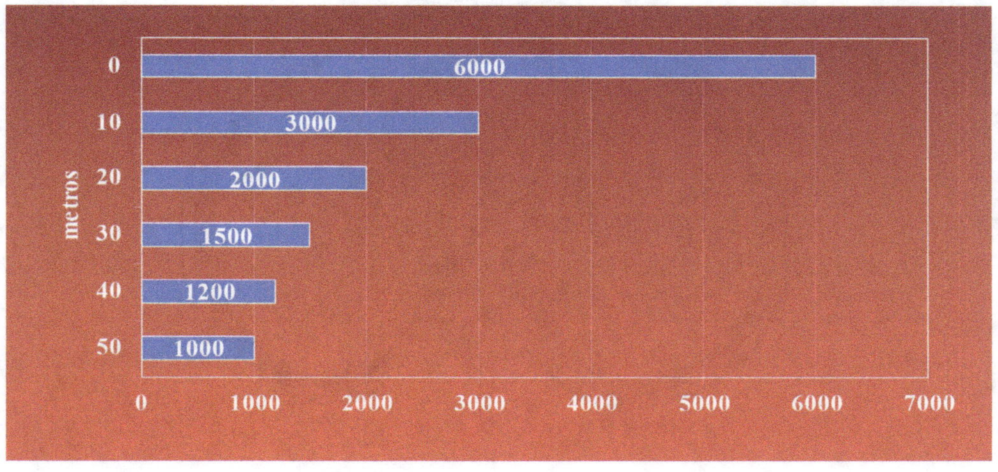

Fuente: Manuel Salvador

El barotrauma pulmonar expansivo se debe a que el volumen de aire comprimido contenido en los pulmones de un buceador con escafandra se va a duplicar en los últimos 10 metros del ascenso; si el buceador asciende con la glotis cerrada y no gestiona adecuadamente ese aumento de volumen de gas lesionará sus pulmones.

Muchos textos, cuando hablan de barotraumas pulmonares (se refieren a los expansivos) comienzan hablando de la resistencia a la hiperpresión de unos pulmones aislados de un cerdo, incluso, de un ser humano, y concluyen que una presión superior a la atmosférica en tan solo 80 mmHg provocará su rotura.

A mí esta prueba me parece un sinsentido, porque la resistencia a la rotura del pulmón sano, al igual que la vejiga de caucho de un balón de futbol o a la cámara de los neumáticos antiguos, depende de la rigidez de la caja torácica, del cuero del balón de futbol o de la cubierta de los neumáticos con cámara.

Un pulmón sano en inspiración forzada, que son las condiciones en las que debería producirse un desgarro de la pleura visceral, es muy difícil que se lesione, puesto que la pared del tórax y el diafragma le proporcionan una resistencia adicional como ocurre con un balón de futbol, pero como causa lesional, además de

---

Figura 2

Cavidad torácica. Las flechas indican el acceso del aire pulmonar al mediastino

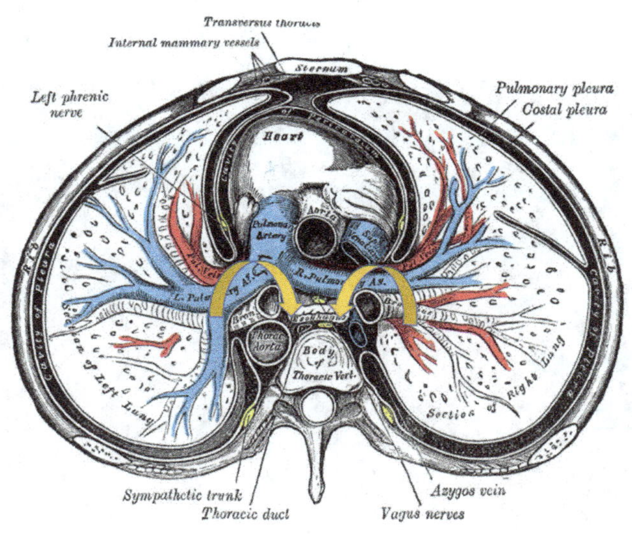

Fuente: Dominio Público, *Anatomia de Gray*

---

los cambios bruscos de la presión ambiental que modifican los volúmenes gaseosos, debemos tener en cuenta otros factores:

- Características del tejido pulmonar:

    - Distensibilidad y recuperación elástica.

    - Existencia de anomalías (bullas, quistes, cavernas).

Los pulmones sanos solo tienen una zona débil, el mediastino, y si la presión del aire sobrepasa la resistencia del tejido pulmonar, es por los hilios pulmonares y hacia el mediastino por donde se va a producir la fuga de aire.

11.1 Causas del barotrauma pulmonar expansivo (BPE)

- Mala técnica respiratoria (inexperto):

    - Inspiraciones forzadas alternadas con pausas de apnea.

- Retener la respiración al ascender:

    - Desconocimiento o ascenso en pánico.

    - Ascenso descontrolado, pánico.

    - ¿Laringoespasmo?

- Atrapamiento del aire en el pulmón.

Salvo la existencia de las anomalías anatómicas ya mencionadas, los barotraumatismos pulmonares y los aeroembolismos cerebrales de origen pulmonar están causados por un mal control de la respiración, de la flotabilidad o por ambos.

Muchas actividades humanas, como correr, nadar, cantar, tocar un instrumento de viento… no son posibles sin un buen control de la respiración. En el buceo con escafandra ocurre lo mismo, hay que aprender a respirar en un aparato que impone sus propias reglas, que nos facilita una inspiración pasiva y nos demanda una espiración activa, al revés de lo que estamos acostumbrados.

Respirar correctamente con estos equipos requiere de un entrenamiento y de una disciplina, ya que si nos dejamos llevar haremos inspiraciones profundas seguidas de espiraciones profundas, intercalando episodios de apnea, lo que provocará que nuestra flotabilidad sea como un yoyó al tomar y expulsar varios litros de aire cada vez, el intercambio gaseoso será deficiente con tendencia a retener CO_2 (hipercapnia) y los cambios de nivel favorecerán la aparición de hiperpresiones pulmonares y de barotraumas.

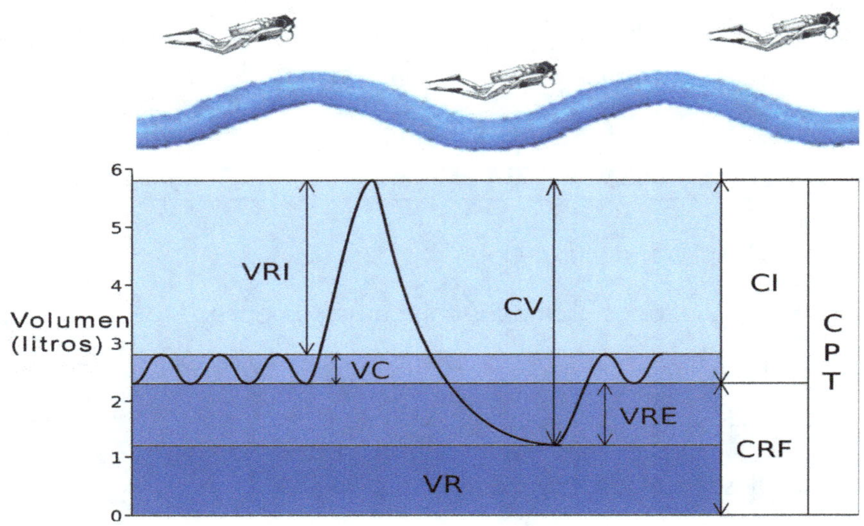

Figura 3

Volúmenes pulmonares y cambios involuntarios de cota

Fuente: Wikimedia Commons

Cuando un ser humano no está realizando esfuerzos físicos, el volumen de aire de una inspiración-espiración normal, que es lo que se conoce como «tidal volumen» (TV) o Volumen Corriente (VC), viene a ser de unos 500 ml o, mejor, 7 ml/kg peso corporal, y tenemos a ambos lados un «colchón», que son el «volumen de reserva inspiratoria» (VRI) y el «volumen de reserva espiratoria» (VRE).

Cuando buceamos, debemos respirar de un modo «similar» al terrestre, solo que hay algunos cambios, la inspiración al ser pasiva —por la presión positiva— será corta. Inmediatamente después de terminar la inspiración, iniciaremos una espiración que será activa —contra resistencia— y de mayor duración. Lo ideal es no cerrar la glotis en ningún momento y espirar exhalando un «chorrito» continuo de burbujas, hasta que, al acabar la fase de espiración, volvamos a realizar otra inspiración «corta y pasiva». De esa forma, garantizamos, por una parte, un correcto intercambio gaseoso y, por otra, al no cerrar la glotis, prevenimos la posibilidad de un barotraumatismo pulmonar.

Intentaré dejarlo más claro para los que nunca han buceado con estos equipos, cuando al inicio de la inspiración realizamos una pequeña succión o presión negativa, el regulador «inyecta» aire en nuestros pulmones hasta que paramos de «succionar», por eso es «pasiva», porque el aire llena nuestros pulmones sin esfuerzo y si no lo hacemos bien, nos hiperinsuflará. La espiración, esa del «chorrito continuo de burbujas», requiere de nosotros una pequeña presión positiva para vencer la resistencia de las válvulas, por eso, decimos que es «activa».

A respirar correctamente y controlar la flotabilidad hay que aprender, y hay que practicarlo si queremos bucear con seguridad.

Inspiraciones profundas seguidas de pausas de apnea y cambios bruscos de profundidad por mal control de la flotabilidad causan hiperpresiones en el parénquima pulmonar y se producen fugas de aire a través del hilio pulmonar hacia el mediastino, es algo muy frecuente y en muchos casos pasa desapercibido. Si examináramos con pruebas radiológicas a un grupo de buceadores novatos tras una inmersión, nos sorprendería el número de ellos que presenta un pequeño neumomediastino que no da ningún síntoma.

Figura 4

Tomar aire en el fondo para un apneísta puede ser fatal

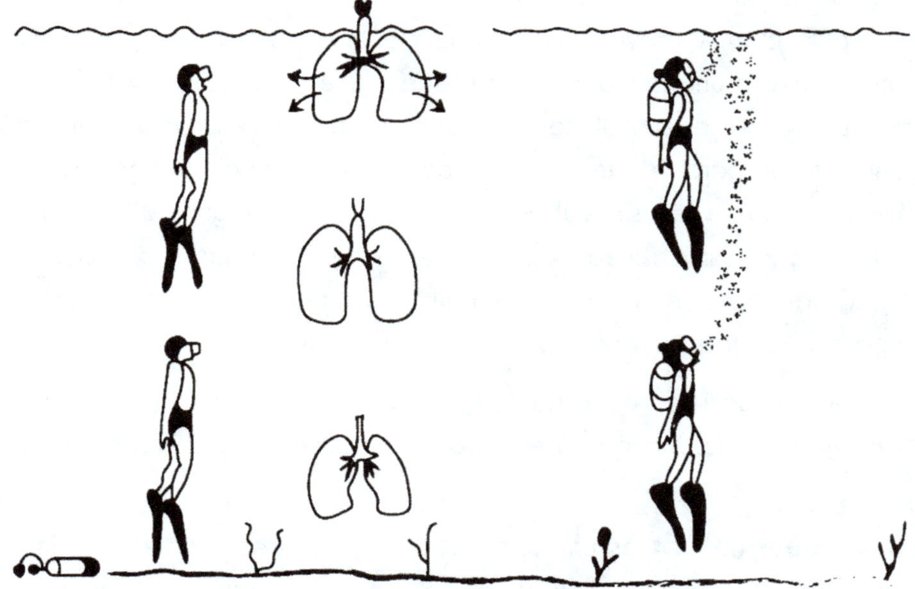

En ocasiones, un apneísta o un buceador inexperto emerge sin haber expulsado el exceso de aire comprimido que ha tomado en el fondo, o cierra la glotis durante el ascenso, exponiéndose a sufrir un grave accidente; por esta razón, la maniobra conocida como «escape libre», que consistía en retirarse el regulador de la boca a -25 m y alcanzar la superficie con el aire remanente en nuestros pulmones, con la boca abierta y gritando: ¡Ahhhhhhhhhhhhhh!, para permitir que el exceso de aire no dejara de salir, en la actualidad se explica, pero no se ensaya, porque hay buceadores que a mitad ascenso cierran la glotis por miedo a quedarse sin aire y sufren un grave accidente.

El pánico es el peor enemigo del buceador, pues es el momento en el que olvida todo lo que le han enseñado sobre seguridad y se lanza desesperadamente hacia la superficie sin «gestionar» el exceso de aire que contiene sus pulmones, exponiéndose a sufrir un accidente mortal o con secuelas irreversibles.

Hay dos situaciones que merecen una mención especial, porque han sido objeto de mucha controversia. Una de ellas, la forma de extraer del fondo a un buceador inconsciente; la otra, la existencia del laringoespasmo como causa de ahogamiento del buceador, veámoslas:

- **Buceador inconsciente:** se ha escrito mucho sobre el tema, pero se ha leído poco, incluso se ha llegado a un consenso en la EUBS sobre la forma correcta de extraer del fondo a un buceador inconsciente para no producirle un BPE. El error proviene del conocimiento que tenemos de la dificultad para ventilar a una persona inconsciente, hace falta, además de un ambú y un tubo de Guedel, colocar la cabeza en hiperextensión o la maniobra frente-mentón para una insuflación boca a boca; es difícil hacer entrar el aire en los pulmones, sin embargo, el aire no tiene ninguna dificultad para salir, pongamos la cabeza en la posición que la pongamos, con la barbilla pegada al pecho, el aire saldrá sin dificultad, pero intentemos inspirar con la barbilla pegada al pecho y veremos las dificultades.

Solo hay una posición en la que un buceador inconsciente o consciente no debe emerger porque no podrá expulsar el aire: con la cabeza abajo y los pies arriba.

- **Laringoespasmo:** es un espasmo de las cuerdas vocales que impide temporalmente inspirar. Sí, inspirar, no espirar, porque el laringoespasmo no impide espirar, solo inspirar, ya que la laringe es una válvula unidireccional. El laringoespasmo puede deberse a varias causas, entre ellas, el reflujo gastroesofágico, frecuente durante el buceo si tenemos el estómago lleno.

El autor de estas líneas ha sufrido episodios de laringoespasmo, aunque en tierra, nunca en el agua donde, probablemente, se hubiera ahogado. La sensación es como si te cerraran la botella de buceo, echas el aire y al ir a coger aire, ¡nada!, echas aún el poco aire que te quedaba, y nada, al inspirar no hay aire. Crees que tienes un problema técnico y echas mano del «octopus»… y tampoco nada, piensas: «Se me ha roto la 1ª etapa» y le pides aire a tu compañero que te da su «octopus», y tampoco hay aire, él te mira sorprendido, purga tu regulador y ve que sí que tienes aire. Tú, desesperado, te abalanzas sobre él, le arrancas el regulador de la boca, y él se echa hacia atrás y se aparta de ti, mientras que el laringoespasmo, que por fin cede, te permite llenar tus pulmones de «agua de mar»… pierdes la conciencia y te ahogas. Tu compañero, temiendo por su vida y en un estado de completa confusión por lo ocurrido, probablemente se aparte de ti y emerja.

Lo anterior está basado en el relato del compañero en el caso de dos accidentes reales causados muy probablemente por laringoespasmo. El laringoespasmo cede justo antes de perder la conciencia, pero si no tienes el regulador en la boca te ahogarás.

11.2 Neumomediastino y enfisema subcutáneo

Dos conceptos importantes para los buceadores son:

- Puesto que las variaciones de presión en los pulmones dependen de la cantidad de aire que contengan y de los desplazamientos verticales.

- Respirar correctamente y controlar la flotabilidad son esenciales para prevenir los barotraumatismos pulmonares.

Si el neumomediastino alcanza cierto volumen, producirá una sensación de disconfort retroesternal, pero nada más, se reabsorberá por sí solo en horas. Se debe solicitar una AP y L de Tórax e insistir en la necesidad de la radiografía de perfil y para convenceros mirad la línea oscura delante del corazón en la radiografía de la derecha de la Figura 5.

Figura 5
El neumomediastino no se ve en el frente, pero sí en el perfil (flechas)

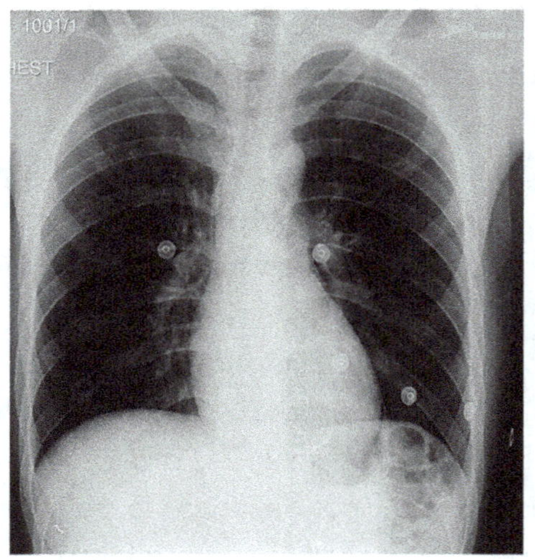
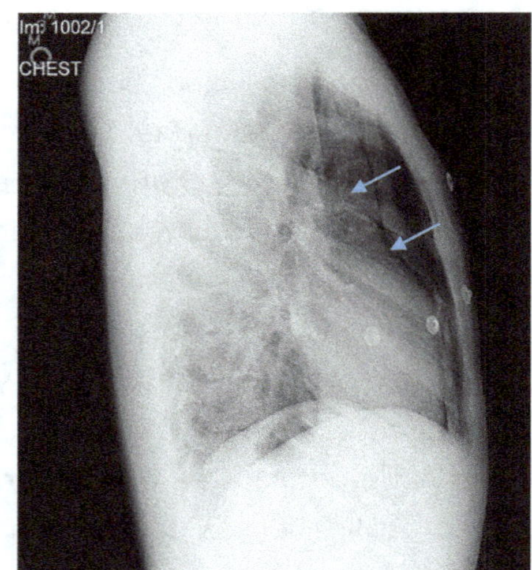

Fuente: Wikimedia Commons

Figura 6
Extensión al cuello de un neumomediastino en un buzo profesional

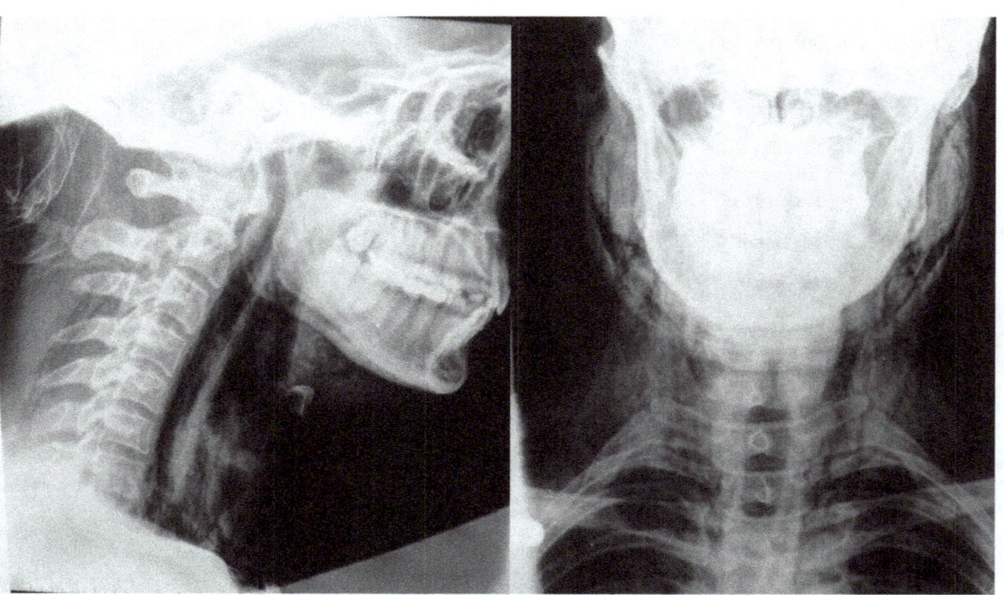

Fuente: Manuel Salvador

A partir de cierto volumen, el aire buscará su salida hacia los planos anatómicos que hay entre esófago, tráquea y musculatura cervical, y se hará presente en el cuello y fosas supraclaviculares en forma de enfisema subcutáneo, sensación de «plenitud» en el cuello, y cambios en la voz que recuerda a la del «pato Donald», a veces llega a alcanzar el cuero cabelludo.

El accidentado debe permanecer bajo observación médica, el tratamiento consiste el aplicar ONB a FiO_2:1 y 15 l/min con una mascarilla de no-reinhalación con el objeto de alcanzar el efecto «ventana de oxígeno» y ayudar a la eliminación del gas, que no es otro que nitrógeno, pues el oxígeno se reabsorbe naturalmente.

11.3 Neumoperitoneo asociado a neumomediastino

Ya hemos comentado anteriormente la posibilidad de que parte del aire de un neumomediastino pudiera migrar a cavidad peritoneal, no es frecuente, pero hay que tenerlo en cuenta, ante la presencia de un neumoperitoneo en un buceador, hay que pedir un TAC torácico para ver si también hay aire en el mediastino, en una Rx simple de tórax, puede pasar desapercibido.

11.4 Neumotórax

Durante los 20 años de nuestra UTH, solo hemos tenido ocasión de presenciar un caso de neumotórax asociado a un accidente disbárico, un buceador hizo una salida «en balón» en las Columbretes, dijeron sus compañeros que al emerger se sujetó a la escala del barco y que, sin decir una sola palabra, perdió la consciencia. Lo extrajeron del agua y las maniobras de reanimación fueron inútiles. Ha sido la única vez que cuando el helicóptero llegó, el forense estaba a pie de escalerilla a mi lado.

Al día siguiente, me llamó para preguntarme si un neumotórax traumático bilateral era algo frecuente en los accidentes de los buzos, le respondí que no, y me dijo: «Pues eso es lo que tiene, entiendo que no dijera ni palabra, no podía». El forense no pudo decirnos si había patología subyacente, pero los pacientes que hemos tenido con bullas subpleurales que han sufrido episodios de atrapamiento, no desarrollaron neumotórax, sino embolismos arteriales gaseosos sin excepción.

11.5 Embolia arterial gaseosa (EAG) y fenómenos de atrapamiento gaseoso

La EAG es la forma de presentación más grave de un BPE, puede ocurrir en buceadores con pulmones sanos, incluso, realizandoles TAC torácicos de alta resolución, resulta a veces imposible detectar un cambio en el parénquima pulmonar que nos permita localizar el lugar donde se produjo el desgarro intraparenquimatoso que condujo al aeroembolismo.

Los casos más comunes de EAG de origen pulmonar guardan relación con la existencia de anomalías anatómicas —bullas, quistes— que favorecen los fenómenos de atrapamiento. Ante un accidente disbárico con lesiones neurológicas graves en un buceador que, por el tiempo y profundidad de la inmersión realizada, no pudo sobrepasar la denominada «curva de seguridad».

Figura 7

Curva de seguridad que relaciona tiempos y profundidades

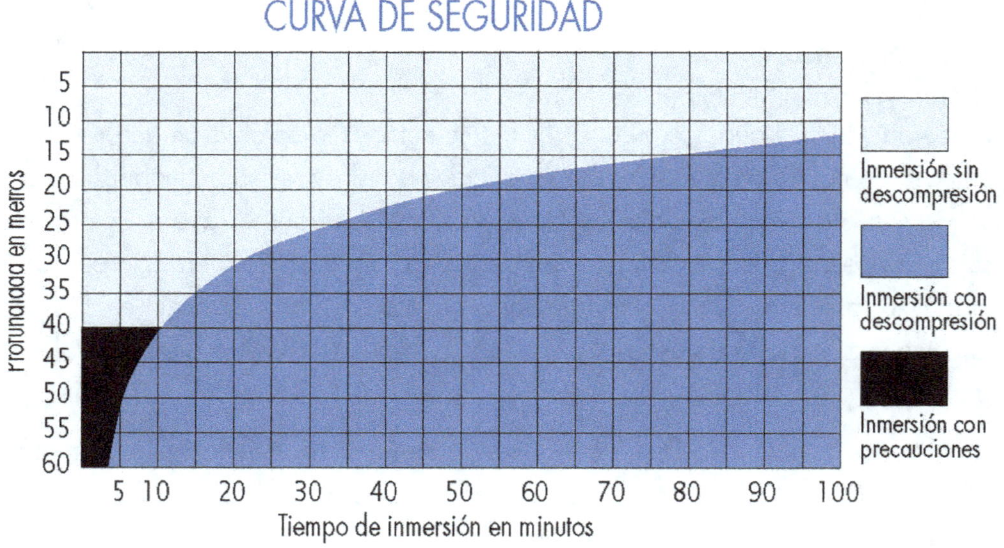

Fuente: Quaderns de prevenció. GenCat

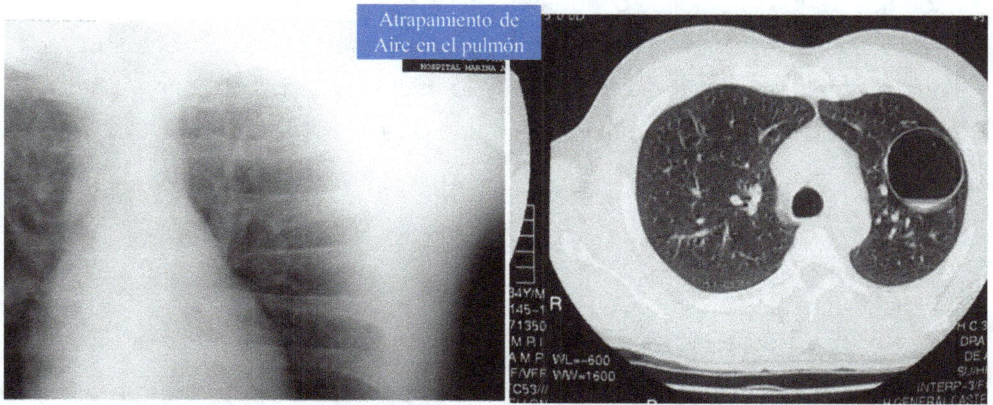

Fuente: Foto Manuel Salvador

El caso siguiente pertenece a un buzo profesional trabajando en barco de prospecciones dotado de cámara hiperbárica. Había sufrido dos supuestas enfermedades por descompresión (ED) tras largas inmersiones, con resultado de hemiparesia siendo recomprimido de inmediato con recuperación completa, en el tercer accidente, la inmersión había sido muy corta y superficial, el buzo fue recomprimido y se recuperó por completo, pero no vio claro el diagnóstico de ED y vino a hablar con nosotros.

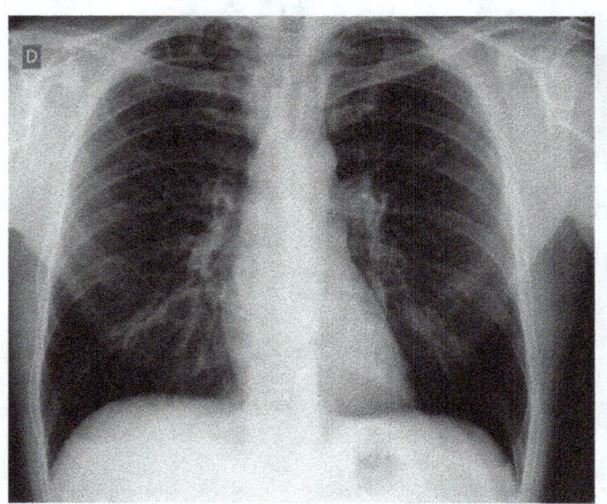

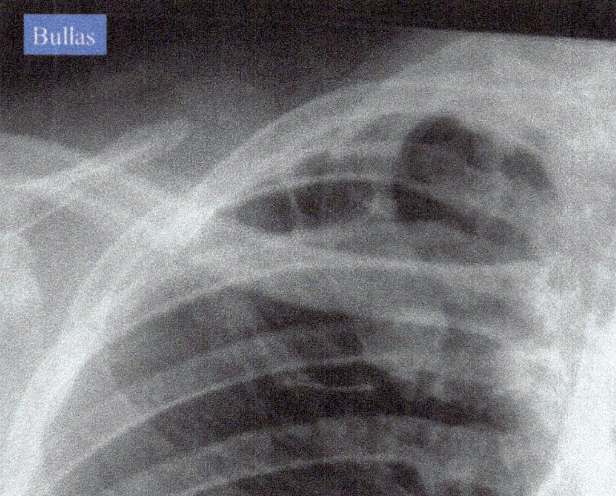

Fuente: Foto Manuel Salvador

En la radiografía simple ya se veían y en el TAC ya nos ofrecían la justa medida de su importancia.

Además de las anomalías congénitas, como las bullas anteriores, también puede ser responsables de un EAG, lesiones adquiridas como las cavernas pulmonares que presentaba esta buceadora y que le produjeron un EAG con resultado de hemiplejia, felizmente recomprimida y recuperada.

Figura 10

Bullas pulmonares en un buzo con disbarismos de repetición

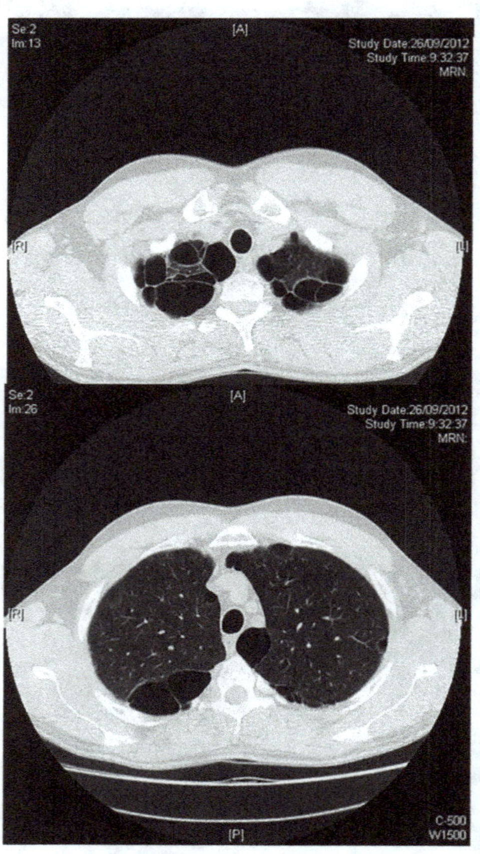

Fuente: Foto Manuel Salvador

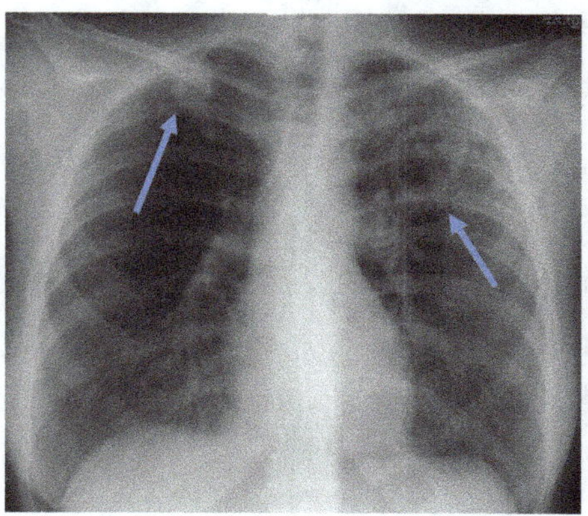 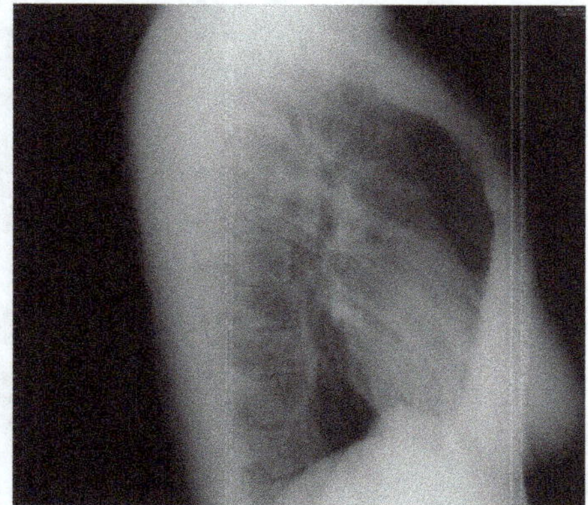

Fuente: Medicina Hiperbárica Hospital Universitario de Canarias

11.6 Tratamiento de las EAG

El tratamiento de lo EAG es similar a los de ED, pero en la tabla de tratamiento hiperbárico se utiliza una fase inicial de mayor presión con el objeto de reducir mecánicamente el tamaño de las burbujas todo lo posible.

Distinguir entre una EAG y una ED no siempre es fácil, si el accidente ha ocurrido después de una inmersión corta y superficial y no había inmersiones anteriores que justificasen una elevada carga de nitrógeno en los tejidos, es razonable descartar una ED, pero ¿y si hubiera realizado una o varias inmersiones largas y profundas…?

Lo fundamental para discernir si se trata de un EAG o de una ED es el modo y momento de presentación de los síntomas:

- En un EAG, el buceador presenta síntomas en el momento de emerger, puede convulsionar, sufrir un síncope y ahogarse si no es socorrido, o manifestar una hemiparesia, etcétera.

- En una ED clásica hay un intervalo libre de síntomas que permite al buceador subir a la embarcación y comenzar a desequiparse antes de las primeras manifestaciones.

- Pero hay una excepción la ED embolígena, que puede manifestar síntomas neurológicos tan precozmente como un EAG de origen pulmonar y se debe al paso de burbujas de nitrógeno a la circulación arterial a través de un foramen oval permeable.

11.7 Tratamiento inicial de un EAG

Las medidas iniciales incluyen: administración de oxígeno a FiO_2:1, bien con una mascarilla bien ajustada de no reinhalación y reservorio a unos 14-15 l O_2/min o a través del soporte ventilatorio si está sedado, y administración de un bolo de 10 mg de dexametasona.

El paciente se mantendrá en decúbito supino, ni Trendelenburg ni decúbito lateral.

No administrar IV soluciones hipotónicas —v.g. glucosado 5 %— por el edema cerebral, preferir salino fisiológico o Ringer.

Traslado a la Unidad Hiperbárica más cercana usando como primera opción un transporte terrestre medicalizado, ya que en este caso trasladar al paciente en helicóptero aumentaría el tamaño de los émbolos aéreos por el descenso de la presión y agravaría la clínica.

Ventana de tratamiento: se considera que la ventana óptima de tratamiento con oxigenoterapia hiperbárica de un embolismo arterial gaseoso en un buceador son las primeras 6 horas, dentro de ese intervalo se obtienen los mejores resultados, a partir de ahí los resultados caen en picado. Hay que tener en cuenta que en cierto modo nos encontramos frente a un código ictus.

La aplicación inicial de O_2 al 100 %, lo que nosotros llamamos «oxigenoterapia normobárica», tiene como una de sus misiones la «desnitrogenización» al favorecer la eliminación por vía respiratoria del N_2 disuelto en nuestros tejidos, que es el gas que llena los émbolos, puesto que el O_2 del interior difunde a través de la pared del émbolo y es metabolizado, quedando solo N_2. Deberá mantenerse durante todo el tiempo hasta que el paciente llegue a la cámara hiperbárica.

11.8 Tratamiento definitivo de los aeroembolismos

Recompresión en cámara hiperbárica entre 4-6 ata (según estado paciente) respirando ppO_2 máxima de 3 ata durante 30 minutos, reduciendo después la presión ambiental a una velocidad de 0,1 ata/min, hasta llegar a 2,8 ata.

Figura 12

Tabla 6A USN a 4 ata

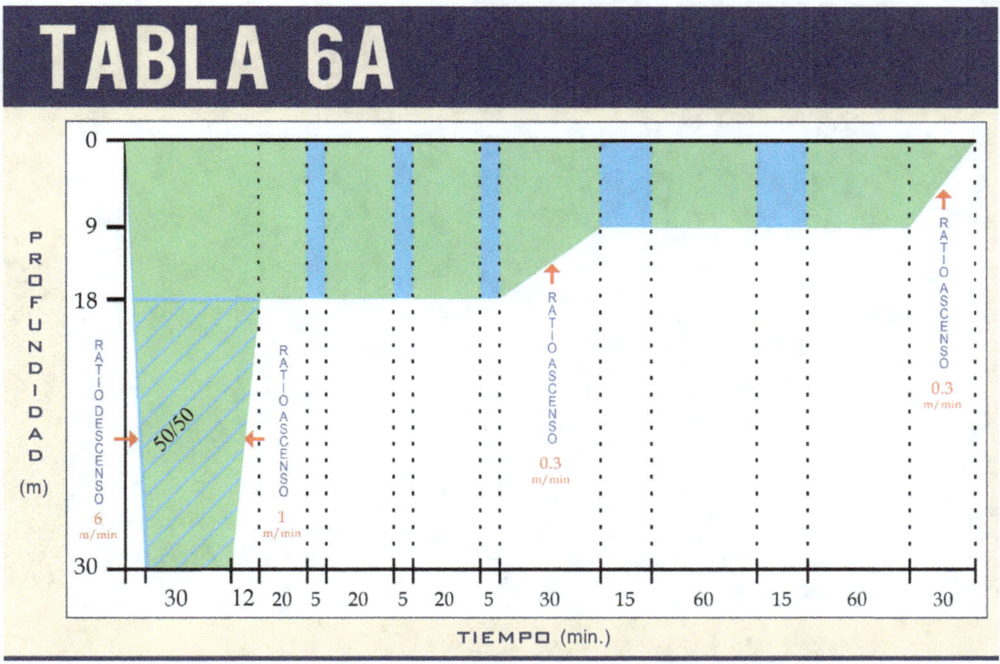

Fuente: Format G 10

En los días sucesivos, se administran sesiones diarias de OHB 2,4 ata/90 min para combatir el edema cerebral que pudiera existir y reducir el gradiente isquémico (tratamiento de secuelas).

CAPÍTULO 12

ENFERMEDAD POR DESCOMPRESIÓN

Dres. Emilio Salas, Manuel Salvador

CONTENIDOS ADICIONALES:

ENFERMEDAD POR DESCOMPRESIÓN

ENFERMEDAD POR DESCOMPRESIÓN

Dres. Emilio Salas, Manuel Salvador

12.1 Historia

No sabemos cuándo comenzaron a presentarse los primeros casos de enfermedad por descompresión (ED), porque la utilización de primitivas campanas de buceo y de buceadores apneístas para recuperar los valiosos cargamentos de los pecios se remontan a muchos siglos atrás, pero sí sabemos cuándo estos síntomas fueron descritos por primera vez.

A mediados del siglo XIX, Triger, un ingeniero francés, comenzó a utilizar el aire comprimido para «expulsar» el agua de los pozos de las vetas carboníferas del norte de Francia y poder extraer el «valioso» carbón, que era la principal fuente de energía.

Triger diseñó un sistema que consistía en unos tubos de hierro que se hincaban en el suelo, estaban dotados de un sistema de esclusas móviles en su interior y alimentados con el aire comprimido generado por un compresor de aire movido por una máquina de vapor. A los trabajadores de aquellos tubos se les conocía como «tubistas».

La empresa que explotaba los pozos contrató a dos médicos para que se hicieran cargo de la salud laboral de los trabajadores, los Dres. Paul y Watelle, que se cuentan entre los pioneros de la Medicina del Trabajo. Las primeras descripciones de la ED se las debemos a estos médicos, que identificaron el aire comprimido como causa de las dolencias de los obreros, y no el frío y la humedad como se creía vulgarmente, e incluso propusieron la recompresión como forma de tratarla.

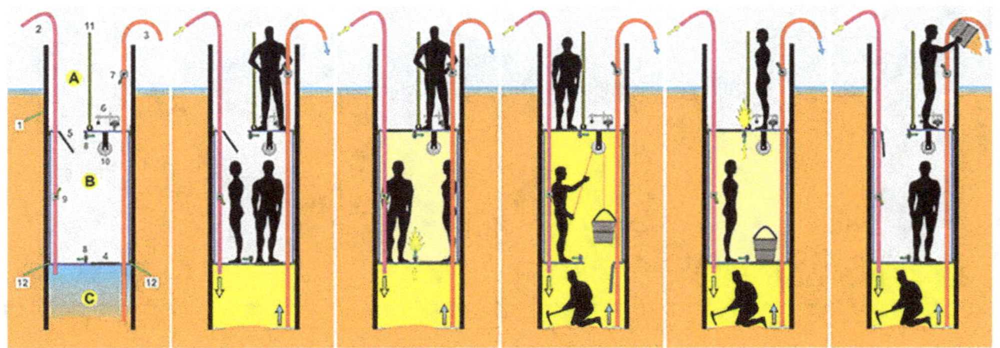

Fuente: propiedad ® Philippe Damon

El uso del aire comprimido se extendió rápidamente como medio para cimentar los pilares de los puentes en los ríos, como el puente de Brooklyn, o para realizar túneles por debajo de los ríos, como el túnel bajo el río Hudson que une Nueva York con Nueva Jersey, por poner unos ejemplos. Precisamente, en Nueva York, y para tratar a los obreros que cimentaban los pilares del puente de Brooklyn, el Dr. Smith, que era su médico del trabajo, diseñó la primera cámara hiperbárica, pero no llegó a construirla, el mérito de construirla y usarla por primera vez fue del Dr. Moir, que cuidó de la salud de los obreros del Hudson River Tunnel pocos años después.

Así pues, vemos que los primeros casos de ED tratados fueron los de los obreros de los «cajones de hinca» y de los túneles construidos en ambiente hiperbárico.

En el siglo XIX, los buzos con casco de bronce, que respiraban gracias a unas bombas que se encontraban en el barco y eran movidas por vigorosos marineros, tuvieron que «profundizar» su radio de acción. Con el desarrollo de la guerra submarina a principios del siglo XX, comenzaron a tener que realizar inmersiones más profundas, lo que dio lugar a graves accidentes que intentaban evitar variando las velocidades de descenso y ascenso de los buzos, pero ninguna combinación de velocidades, lentas o rápidas daba resultado.

Figura 2

Fallecimiento de un buzo en el rescate del vapor Liban, 5 de julio de 1903

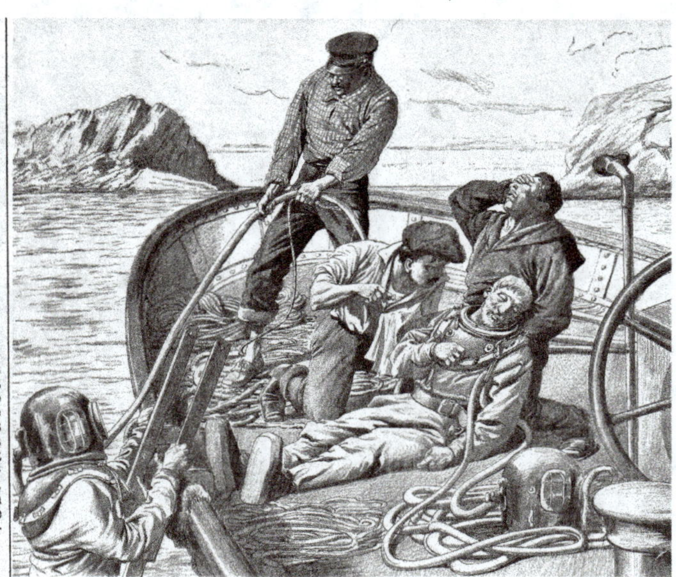

Catastrophe du « Liban »

LA MORT D'UN SCAPHANDRIER

L'épouvantable catastrophe du *Liban*, où tant de malheureux passagers ont trouvé la mort, n'avait pas encore fait assez de victimes. Un des plus vaillants sauveteurs, qui s'était dévoué à la recherche des cadavres, vient de trouver la mort dans des conditions particulièrement tragiques.

On télégraphie de Marseille au *Petit Journal* que le scaphandrier volontaire Antesevitch, qui venait d'opérer une sixième plongée de vingt-cinq minutes pour explorer les abords du *Liban*, s'est affaissé tout d'un coup dans le petit vapeur *Noémi*, a poussé quelques râles, et est mort.

On avait reproché aux armateurs de ne pas faire opérer les recherches avec assez de rapidité. Ceux-ci répondaient qu'à la profondeur où était le navire, les descentes étaient très dangereuses.

On opposa alors à ceux qu'on appelait les scaphandriers « officiels » les scaphandriers « volontaires », qui n'hésitèrent pas à descendre par tous les temps et à explorer, aussi loin que possible, les alentours de la catastrophe. Les autres, alors, se piquèrent d'amour-propre ; ils ne voulurent pas être en reste de témérité, et c'est ainsi qu'on en vint à oublier les précautions si indispensables dans ce redoutable métier. Un déplorable malheur s'ensuivit, et le nom d'un brave homme, père d'une nombreuse famille, est venu s'ajouter à la liste déjà si longue des victimes de la mer.

Fuente: propiedad ® Philippe Damon

El ministro de la Guerra británico tenía un hermano que era fisiólogo, el profesor Haldane, al que solicitó investigar estos accidentes y la forma de prevenirlos.

La historia es bonita, pero algo larga, así que voy a intentar resumirla[1]. El primer problema para un fisiólogo era encontrar un modelo animal en el que reproducir la ED: Cuando ya estaba a punto de renunciar después de múltiples ensayos, encontró que las cabras manifestaban dolor y cojera de un modo similar a los humanos.

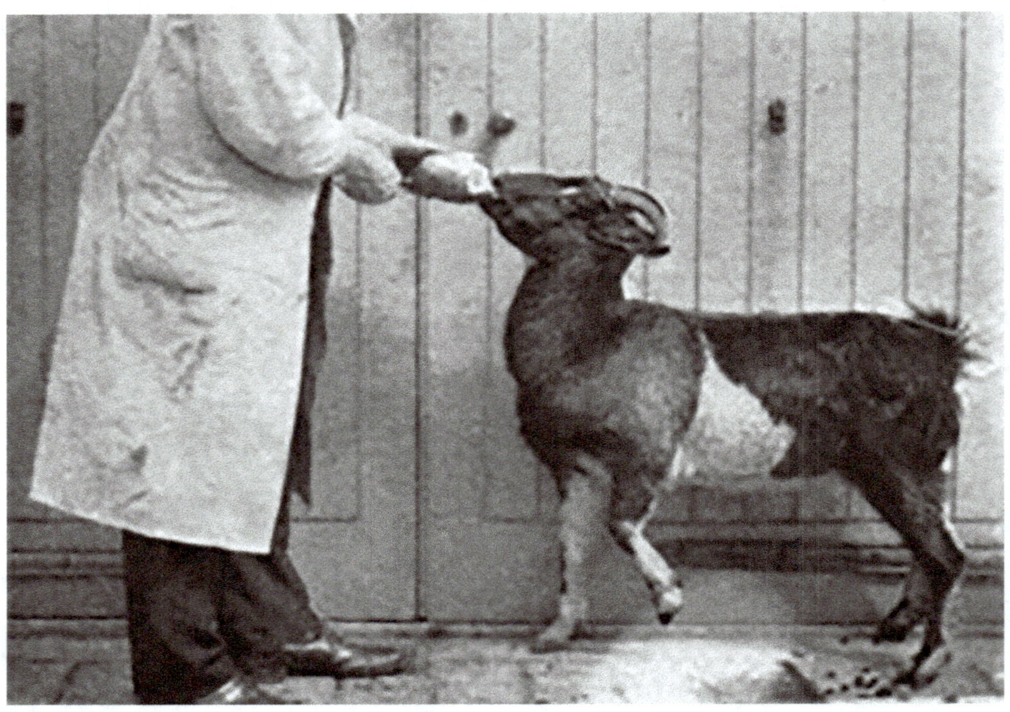

El problema siguiente era que, a pesar de los trabajos de Paul Bert, no se conocía la curva de saturación y desaturación de los gases inertes sobre el cuerpo humano, y el equipo de Haldane lo supo resolver. Esta curva muestra que el tiempo que hace falta para saturar el tejido al 100 % es 6 veces mayor que para lograr una saturación al 50 %. Cuando el tejido desatura es exactamente igual, pero al revés, es decir, en el primer T/6 se desatura el 50 % y, luego, se va ralentizando.

Esto no bastó para esclarecer los accidentes, pero alguien tuvo una idea: del mismo modo que las sustancias líquidas de diferente composición (acuosa, oleosa, solventes, etc.) se saturaban de gases inertes a diferentes velocidades, la diferente composición de los tejidos que integran el cuerpo humano debían comportar tiempos diferentes de saturación, y la existencia de tejidos que se saturaban a diferentes velocidades sí podía explicar el que ocurriera un accidente independientemente de las velocidades de descenso y ascenso de los buzos.

Curva de saturación de los gases inertes

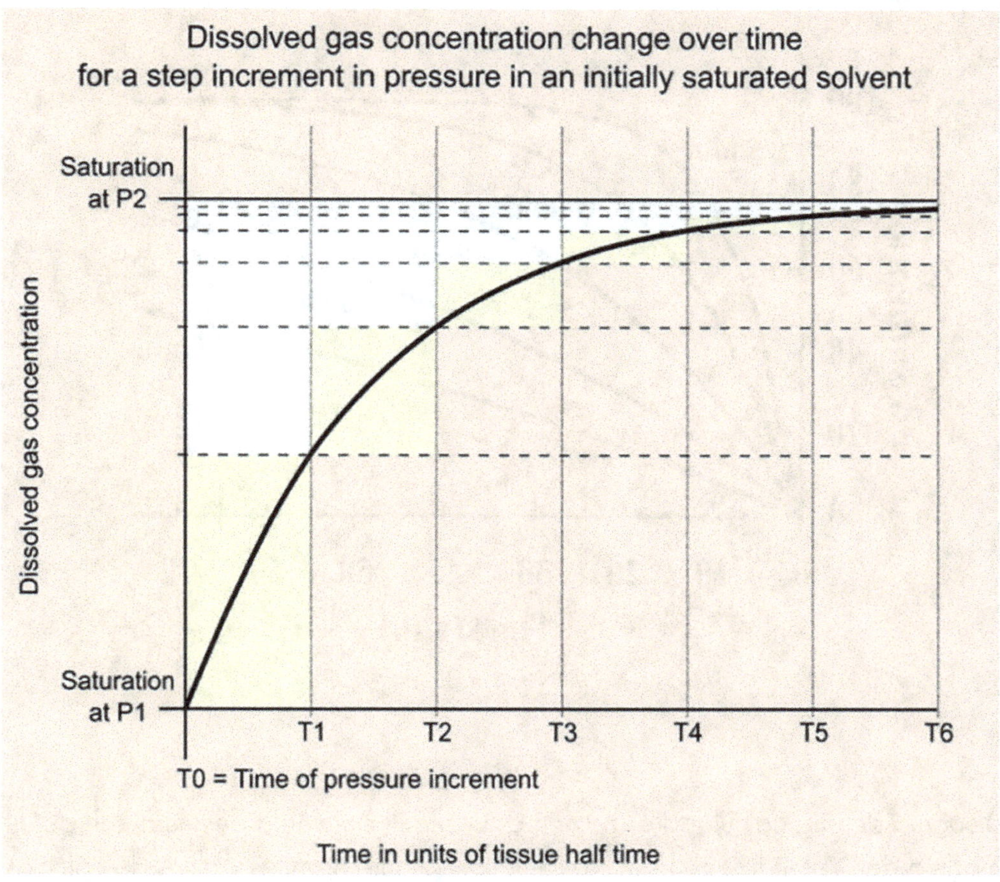

Fuente: Wikipedia CC

El problema se complicaba, recordemos que hace más de 100 años los cálculos se hacían con papel, lápiz y la tabla de logaritmos. Utilizar logaritmos servía para simplificar las operaciones aritméticas. Había que construir un modelo para calcular la saturación y desaturación del cuerpo humano basado en tejidos con diferentes velocidades.

A primera vista puede parecer sencillo, pero pensemos que esos tejidos que se desaturan a diferentes velocidades interaccionan entre ellos y «se prestan» nitrógeno, con lo que los cálculos del proceso de desaturación se complican enormemente. Por esa razón, Haldane construyó su modelo con solo 5 tejidos, porque no

Velocidades de saturación en los diferentes tejidos en el modelo de Haldane[1]

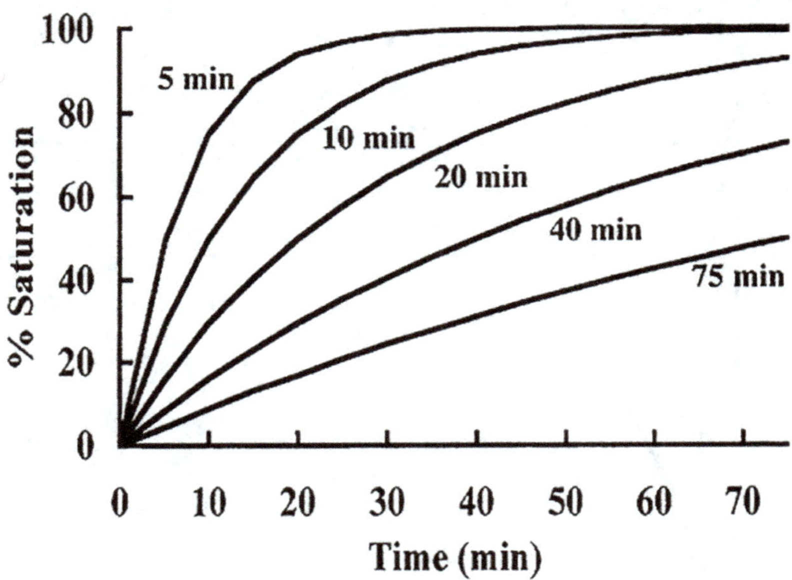

disponía de una calculadora, hoy en día es fácil simular la desaturación de un modelo de 24 tejidos, o de 36, o de más, porque los miles y miles de cálculos los va a realizar un ordenador en fracciones de segundo.

Haldane descubrió que si la presión ambiental se reducía a la mitad, fuera cual fuera la presión inicial, no aparecían síntomas, es decir, burbujas, porque él siempre condicionó la presencia de síntomas a la presencia de burbujas.

Así pues, sentó las bases para calcular las paradas de descompresión, que la disminución de la presión ambiental se efectuase por mitades, aunque quedó pendiente el tema de cuánto tiempo había que permanecer en esa parada a la «mitad» antes de moverse a la profundidad correspondiente a la «nueva mitad».

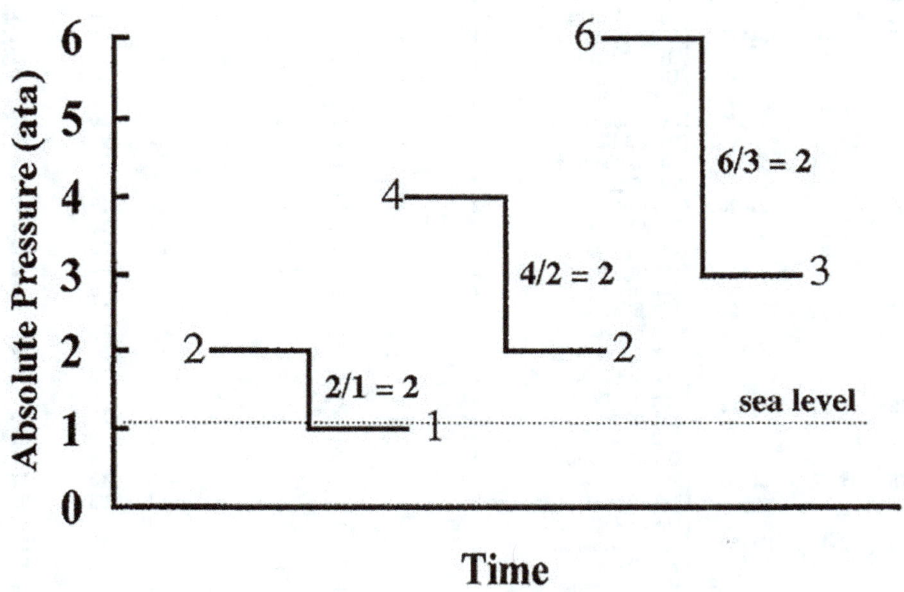

Y llegó el momento de experimentar con humanos, por lo que Haldane puso a prueba las tablas consigo mismo, con sus colaboradores y hasta con su hijo de 10 años, y como resultaron satisfactorias, las publicó.

Figura 7

Una de las primeras tablas publicadas por Haldane[1]

Stoppages during the ascent of a diver after ordinary limits of time from surface.

| Depth | | Pressure | Time from surface to beginning of ascent | Approximate time to first stop | Stoppages in minutes at different depths* | | | | | | Total time for ascent in mins. |
Feet	Fathoms	Pounds per square inch			60 ft.	50 ft.	40 ft.	30 ft.	20 ft.	10 ft.	
0–36	0–6	0–16	No limit ...	—	—	—	—	—	—	—	0–1
36–42	6–7	16–18½	Over 3 hours	1	—	—	—	—	—	5	6
42–48	7–8	18½–21	Up to 1 hour	—	—	—	—	—	—	—	1½
			1–3 hours ...	1½	—	—	—	—	—	5	6½
			Over 3 hours	1½	—	—	—	—	—	10	11½
48–54	8–9	21–24	Up to ½ hour	—	—	—	—	—	—	—	2
			½–1½ hours ...	2	—	—	—	—	—	5	7
			1½–3 hours ...	2	—	—	—	—	—	10	12
			Over 3 hours	2	—	—	—	—	—	20	22
54–60	9–10	24–26½	Up to 20 mins.	—	—	—	—	—	—	—	2
			20–45 mins. ...	2	—	—	—	—	—	5	7
			¾–1½ hours ...	2	—	—	—	—	—	10	12
			1½–3 hours ...	2	—	—	—	—	5	15	22
			Over 3 hours	2	—	—	—	—	10	20	32
60–66	10–11	26½–29½	Up to ¼ hour	2	—	—	—	—	—	—	2
			¼–½ hour ...	2	—	—	—	—	—	5	7
			½–1 hour	2	—	—	—	—	3	10	15
			1–2 hours ...	2	—	—	—	—	5	15	22
			2–3 hours ...	2	—	—	—	—	10	20	32
66–72	11–12	29½–32	Up to ¼ hour	2	—	—	—	—	—	2	4
			¼–½ hour ...	2	—	—	—	—	3	5	10
			½–1 hour ...	2	—	—	—	—	5	12	19
			1–2 hours ...	2	—	—	—	—	10	20	32
72–78	12–13	32–34½	Up to 20 mins.	2	—	—	—	—	—	5	7
			20–45 mins. ...	2	—	—	—	—	5	10	17
			¾–1½ hours ...	2	—	—	—	—	10	20	32
78–84	13–14	34½–37	Up to 20 mins.	2	—	—	—	—	—	5	7
			20–45 mins. ...	2	—	—	—	—	5	15	22
			¾–1¼ hours ...	2	—	—	—	—	10	20	32
84–90	14–15	37–40	Up to 10 mins.	2	—	—	—	—	—	3	5
			10–20 mins. ...	2	—	—	—	—	3	5	10
			20–40 mins. ...	2	—	—	—	—	5	15	22
			40–60 mins. ...	2	—	—	—	3	10	15	30
90–96	15–16	40–42½	Up to 10 mins.	3	—	—	—	—	—	3	6
			10–20 mins. ...	2	—	—	—	—	3	5	10
			20–35 mins. ...	2	—	—	—	—	5	15	22
			35–55 mins. ...	2	—	—	—	3	10	15	30
96–108	16–18	42½–48	Up to 15 mins.	3	—	—	—	—	3	5	11
			15–30 mins. ...	3	—	—	—	3	7	10	23
			30–40 mins. ...	3	—	—	—	5	10	15	33
108–120	18–20	48–53½	Up to 15 mins.	3	—	—	—	2	3	7	15
			15–25 mins. ...	3	—	—	—	5	5	10	23
			25–35 mins. ...	3	—	—	—	5	10	15	33
120–132	20–22	53½–59	Up to 15 mins.	3	—	—	—	2	5	7	17
			15–30 mins. ...	3	—	—	—	5	10	15	33
132–144	22–24	59–64½	Up to 12 mins.	3	—	—	—	3	5	5	16
			12–25 mins. ...	3	—	—	2	5	10	12	32
144–156	24–26	64½–70	Up to 10 mins.	3	—	—	—	3	5	5	16
			10–20 mins. ...	3	—	—	2	5	10	12	32
156–168	26–28	70–75	Up to 10 mins.	3	—	—	2	3	5	5	18
			10–16 mins. ...	3	—	2	3	5	7	10	30
168–180	28–30	75–80½	Up to 9 mins.	3	—	—	2	3	5	5	18
			9–14 mins. ...	3	—	2	3	5	7	10	30
180–192	30–32	80½–86	Up to 13 mins.	3	—	2	3	5	7	10	30
192–204	32–34	86–91½	Up to 12 mins.	3	2	2	3	5	7	10	32

* During each stoppage the diver should continue to move his arms and legs.

El modelo «Haldaniano» para el cálculo de la descompresión fue «completado» por el Dr. Workman en 1965 con ayuda de la base de datos de la US Navy y los ordenadores de IBM, definiendo los valores «M» para cada tejido, que indica el estado de sobresaturación de gas inerte de un tejido por encima del cual se formarán burbujas.

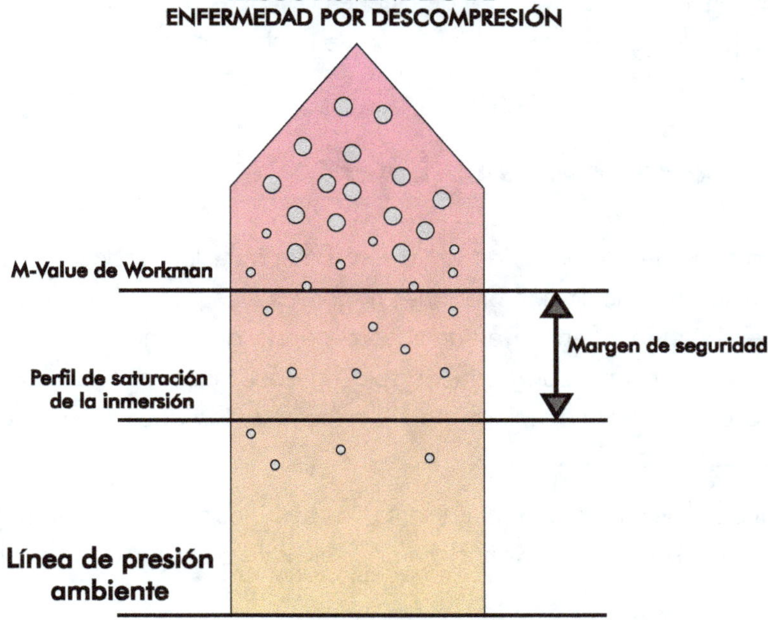

Figura 8

El concepto «M» y las «burbujas silenciosas»

12.2 Fisiopatología enfermedad por descompresión (burbujas)

Formación y migración de las burbujas en la enfermedad por descompresión

Haldane estudió la forma en la que los tejidos se saturaban y desaturaban de gases inertes con las variaciones de la presión ambiental, por aquellos años, también a principios del siglo XX, el matrimonio Krogh estudiaba las leyes que regían la difusión de los gases respiratorios desde los capilares hacia los tejidos y viceversa.

En una sustancia permeable como los tejidos orgánicos, las moléculas de gas migran por difusión desde unas áreas a otras, hasta que la presión parcial del gas es la misma en todos los puntos del tejido.

La difusión del gas requiere su tiempo y se tarda horas en alcanzar el equilibrio.

Un tejido se halla saturado cuando la suma de las presiones parciales de todos los gases disueltos en él, más la suma de la presión de vapor de agua, ley de Dalton, es IGUAL a la presión ambiente absoluta.

¿Hay burbujas en nuestro organismo sin necesidad de bucear?

Sí, en un líquido saturado de gas inerte como lo es nuestra sangre, la existencia de burbujas de gas es algo habitual porque la circulación sanguínea no es siempre un flujo laminar.

¿Cómo se crean esas burbujas?

Las placas de ateroma, las válvulas cardiacas estenosadas o que regurgitan, crean un flujo turbulento con presiones negativas en sus remolinos y vórtices, donde aparecen burbujas. Pensad en un vaso de agua que removemos con una cucharilla, para que aparezcan burbujas solo hay que removerla, como el agua está saturada de un gas inerte, al producir remolinos, las depresiones de los vórtices generan burbujas.

Cuando el flujo deje de ser turbulento, las burbujas se reabsorberán, pero pueden dejar allí sus «semillas», micronúcleos de $\varnothing$ 1 μ (1/3 del tamaño del glóbulo rojo).

¿Solo se forman las burbujas cuando el flujo deja de ser laminar?

No, las burbujas pueden formarse a partir de núcleos de gas o micronúcleos. Las burbujas se forman habitualmente a partir de núcleos de gas preexistentes que crecen hasta convertirse en burbujas, pero en un flujo laminar se pueden formar mediante la llamada nucleación ex novo. En condiciones de una importante sobresaturación, las burbujas pueden formarse ex novo, es decir, incluso donde no hay núcleos de gas preexistentes, venciendo enormes tensiones superficiales

Aquí es donde podemos incorporar el ejemplo de la botella de cava, al abrir una botella de cava que no ha sido agitada, observaremos un desprendimiento lento de burbujas de CO_2, pero si esa misma botella, con la misma tensión de gas disuelto, es agitada, habremos dado lugar a la formación de núcleos de burbuja o «semillas» que al abrir la botella crecerán todas a la vez y de forma explosiva.

En un líquido agitado (flujo turbulento o no laminar), las burbujas:

Se formarán por tribonucleación (variación de la velocidad por rozamiento en las paredes de las venas, arterias y todos los tejidos en general, fundamentalmente cuando desvían la dirección o el sentido de la circulación, rugosidad endotelial, ateromas).

Crecerán por cavitación (crecimiento por agitación).

Se fundirán entre ellas por coalescencia (fusión de burbujas, dando lugar a una burbuja mayor).

¿Cuál es la «expectativa de vida» de una burbuja?

La tensión superficial sobre la pared de la burbuja hace que tienda a disolverse y que solo actúe como núcleo de gas por un periodo limitado de tiempo

Sin embargo, en la superficie de la burbuja en contacto con la sangre se produce una desnaturalización de lipoproteínas con el resultado de un aumento de la viscosidad plasmática en su capa exterior que les dará estabilidad mecánica, y lo mismo ocurrirá las irregularidades de la superficie a la que se adhieren (endotelio vascular y ateromatosis).

Figura 9

La cubierta de lipoproteínas favorece la estabilización de las burbujas

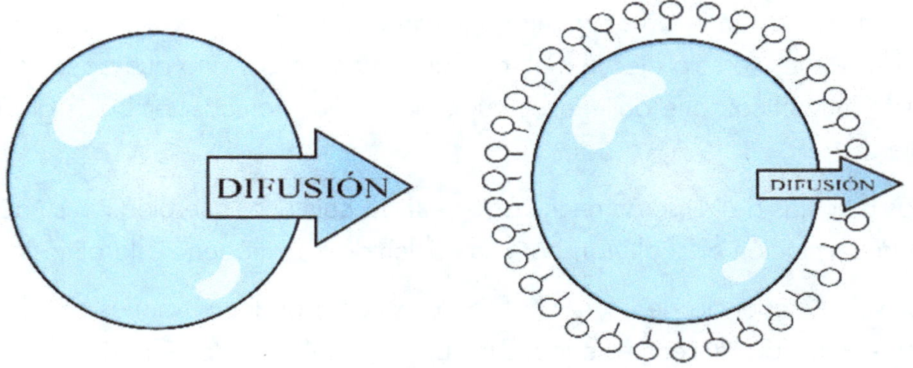

Las burbujas producen un enlentecimiento de la circulación, aumento de presión postcapilar y extravasación plasmática, con hipovolemia y hemoconcentración.

A las burbujas rodeadas de lipoproteínas desnaturalizadas se van a adherir plaquetas, hematíes y leucocitos que comenzarán a bloquear la circulación capilar y linfática, las plaquetas segregan sustancias vasoactivas, y si el número de burbujas es grande, se producirá la activación del factor de Hageman y del complemento que podrán conducir a una gravísima manifestación de la ED, la coagulación intravascular diseminada o CID.

El destino de las burbujas de nitrógeno es en gran medida la circulación venosa, desde la que pueden dar lugar a una de las formas de disbarismos embolígenos, que es el nombre que reciben los distintos disbarismos ocasionados por la circulación sanguínea de émbolos gaseosos, pero, además, las burbujas se forman también en el interior de las bolsas serosas de las grandes articulaciones (hombro y rodilla) favorecidas por el frotamiento de las paredes de la bursa, además se forman en el interior de los tejidos nerviosos, musculares, óseos, en la piel, en el humor acuoso del ojo y en la endolinfa del órgano de Corti y de los canales semicirculares, prácticamente, en cualquier lugar pueden formarse burbujas.

Las burbujas circulantes en la sangre venosa tienen como destino los pulmones, y a mí me gusta aquí hacer la comparación con un motor de explosión, estos motores tienen un circuito de engrase por donde circula el aceite lubricante, una bomba de aceite que lo impulsa, y justo antes de llegar el aceite a la bomba tiene que pasar por un filtro que recoge todas las impurezas que arrastra del motor.

Los pulmones en nuestro organismo llevan a cabo una tarea similar a la del filtro de aceite, no solo ejecutan el intercambio de gases, sino que además son un filtro muy eficaz que detiene burbujas, pequeños trombos, émbolos grasos, etcétera.

Las burbujas de N_2 serán retenidas en el filtro pulmonar que bloquea su acceso a la circulación arterial y disipará su contenido de nitrógeno a la atmósfera.

Salvo la existencia de un «shunt D-I», la eficacia de los pulmones es tal que cierra el paso a prácticamente todas las burbujas a la circulación arterial.

12.3 Enfermedad por descompresión embolígena

La secuencia de acontecimientos que se presenta en un buceador es diferente según sea portador de un shunt D-I o no, así que voy a intentar explicar la secuencia de signos y síntomas que aparecen en un buceador afecto de ED, en un caso y en el otro:

- ED embolígena sin shunt D-I.
- ED embolígena con shunt D-I.

ED embolígena sin shunt D-I. Ya hemos comentado como gran parte de las burbujas de nitrógeno confluyen a la circulación venosa y se dirigen hacia el obstáculo que supone el filtro pulmonar, el número de las burbujas no depende solo de la tensión de nitrógeno en los tejidos, sino, como hemos dicho, del número de núcleos de burbuja preexistentes, los cuales dependen a su vez de las turbulencias de la circulación sanguínea (ateromatosis, valvulopatías, taquicardia, etcétera).

Si dispusiéramos de un ecodoppler portátil, con una sonda de 4-8 mHz, pusiéramos al paciente en decúbito lateral derecho, y la sonda sobre el 4° espacio intercostal derecho junto al esternón, buscando el cono de la arteria pulmonar, podríamos oír el paso de las burbujas, como un chisporroteo, como una «fritura» que diría un técnico de radio.

Cuando las burbujas llegan al filtro pulmonar, se impactan en los capilares mientras atraviesan por difusión su pared en dirección al alveolo, esta difusión será más rápida si al otro lado la ppN_2 es casi inexistente porque el paciente está respirando O_2 a FiO_2:1 (ONB), no obstante, si el número de burbujas es enorme pueden llegar a colapsar el paso de la sangre por el pulmón de manera significativa y eso se traducirá en:

- Caída brusca del gasto cardiaco —GC—, desaturación y desfallecimiento del buceador.
- Dolor torácico por la irritación producida por las burbujas y síncope por la caída del GC.
- Hipertensión pulmonar y de modo retrógrado, aumento notorio de la PVC.

El buceador presenta un súbito desfallecimiento, se sienta, incluso se tumba, se echa la mano al pecho, si en ese momento dispusiéramos de un saturímetro, observaríamos la importante caída de la saturación, las venas se ingurgitan en el cuello y en los MMSS, en ese momento, el buceador puede llegar a perder la consciencia mientras la sangre venosa busca «desesperadamente» un paso.

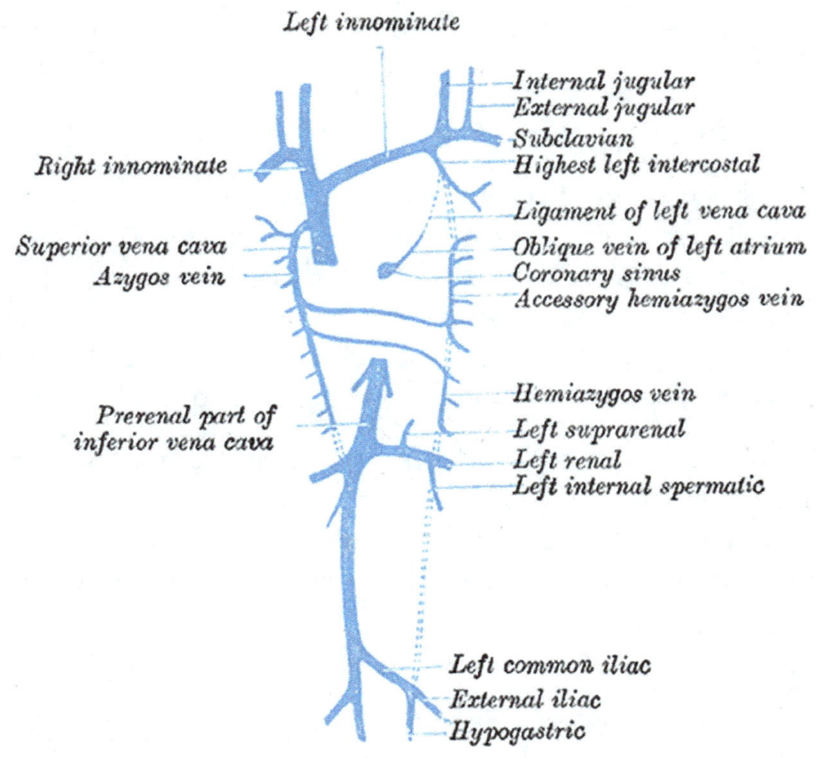

El paciente está sufriendo un «choke» pulmonar, choke en inglés significa «ahogo», «estrangulación», el paso de sangre a través de los pulmones está dificultado porque gran parte del tejido pulmonar está obstruido por las burbujas. La sangre cargada de burbujas se dirige entonces a través de la vena ácigos hacia las zonas de menos presión y llega a las venas epidurales del plexo de Batson, cuya publicación de 1940[2] ha sido recientemente revisada por Tobinik en 2010[3].

Las venas del plexo venoso espinocerebral no tienen válvulas, por lo que la circulación en ellas puede ser perfectamente retrógrada según el sentido de la presión, lo que explicaría las lesiones medulares y quizá algunas lesiones cerebrales producidas por los émbolos de nitrógeno. Este es el mecanismo que explica las lesiones medulares embolígenas en territorio venoso.

ED embolígena con shunt D-I. Cuando la situación anterior se produce en un buceador que es portador de un shunt, la situación es un poco diferente, todos los seres humanos tuvimos un shunt D-I durante nuestra vida intraútero, cuando nuestra sangre se oxigenaba a través de la placenta y nuestros pulmones se estaban formando y madurando.

En esa fase incluso había unas estructuras en la aurícula derecha llamadas crista terminalis y valva de Tebesio, cuya misión era la de reorientar el flujo sanguíneo procedente de las venas cavas para que desde la aurícula derecha atravesase el foramen ovale que se encontraba en el tabique interauricular pasando a la aurícula izquierda y, de allí, al ventrículo izquierdo. Al nacer y comenzar la respiración pulmonar, el gradiente de presiones se invierte y el Foramen oval que tiene una lengüeta que actúa como una válvula unidireccional debería «sellarse» para siempre.

Figura 11

Foramen oval permeable: verde, septum secundum; amarillo, septum primum

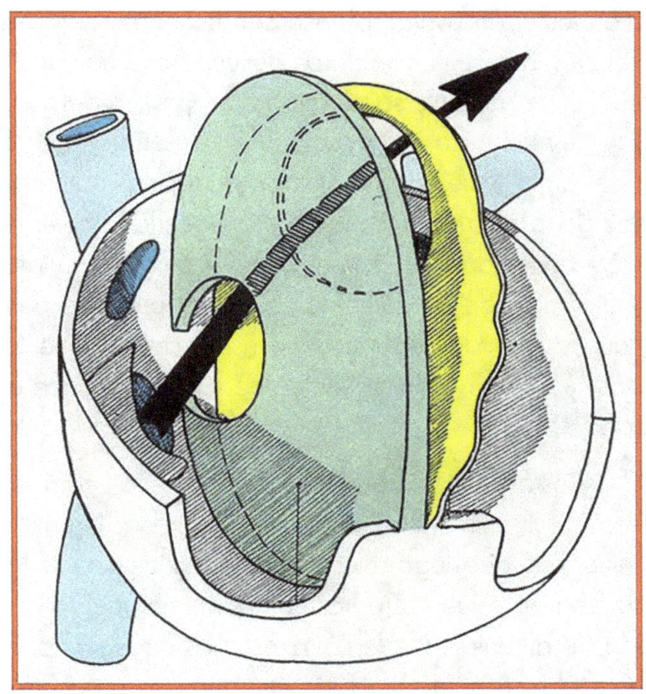

Fuente: Pezard, CC BY-SA 3.0 <https://creativecommons.org/licenses/by-sa/3.0>, vía Wikimedia Commons

El foramen oval (FO) solo se sella eficazmente entre 65-78 % de la población humana, en el resto permanece «anatómicamente» permeable, como Hagen pudo demostrar en 985 necropsias consecutivas de individuos de todas las edades[4], pero eso no quiere decir que sea funcional, es decir que un gran porcentaje de FO anatómicamente permeables van a estar silentes y sin dar problemas, pero cuando empiezan a dar problemas, los accidentes serán recurrentes.

Hay muchas variantes de FOP o, mejor dicho, de comunicaciones interauriculares.

Pero a nosotros solo nos interesan dos cosas:

- Si son «funcionantes» o no, es decir, si dan clínica en buceadores.
- Si permiten el paso de sangre espontáneamente o solo tras Valsalva.

Además, la experiencia nos enseñó que un FO puede empezar a dar síntomas cuando una persona lleva ya más de 20 años buceando. Tuvimos varios casos de disbarismos embolígenos en escafandristas y en apneístas de más de 40 o 50 años, que llevaban buceando desde la adolescencia, y en los que pudimos demostrar la existencia de un shunt D-I causante del problema.

Consultamos con los cardiólogos sobre si con los años un FO se podía reper-meabilizar[5] y no dijeron que sí, nos hablaron del cuadro conocido como Platipnea ortodesoxia[6], en el que el paciente se desatura por apertura del shunt cuando está en bipedestación, y se normaliza en decúbito. Nos enseñaron que el corazón con los años cambia de forma, y se horizontaliza, que algunas cámaras cardiacas se dilatan, que la raíz de la arteria pulmonar puede hacerlo también, que aparecen «descoordinaciones» conocidas como «disfunciones atrioventriculares», y que con todo ello la hemodinámica de las cámaras cardiacas puede experimentar impor-tantes cambios, que puede aparecer un aneurisma del tabique interauricular, y muchas otras cosas, y que no es infrecuente que un FO empiece a dar clínica a partir de cierta edad.

La clínica del FOP está clara, las burbujas de nitrógeno pasan a la circulación arterial saltándose el filtro pulmonar. Con el filtro pulmonar íntegro, sabemos que si el volumen de nitrógeno que llega a los pulmones es importante (1,5-3 ml/kg) y que, si el buceador realiza esfuerzos para subir a la embarcación y desequiparse, un número limitado de burbujas pueden atravesar los capilares pulmonares y ma-nifestar clínica, pero el número de burbujas que atravesarán un FOP funcional es muchísimo mayor y los signos y síntomas mucho más graves.

Cuando las burbujas salen del ventrículo izquierdo y entran en la aorta, su des-tino puede ser cualquiera de sus ramas.

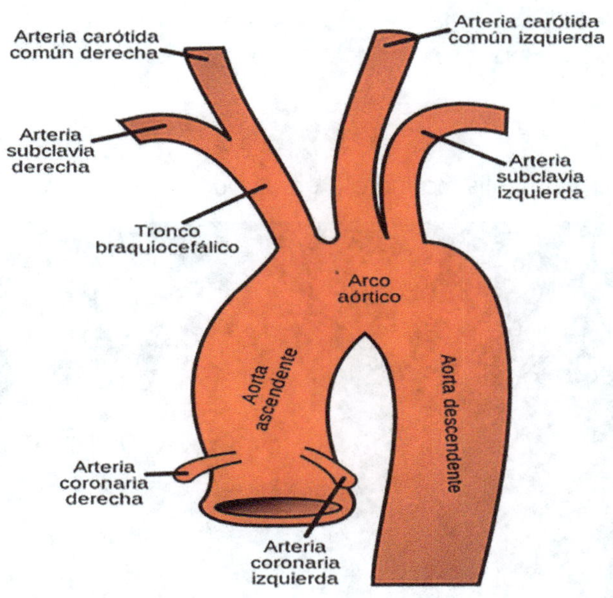

Fuente: Henry Vandyke Carter, Public domain, vía Wikimedia Commons

Las primeras ramas son las coronarias: se calcula que < 5 % de casos las burbujas se introducirán en las coronarias y ocasionarán una muerte súbita del buceador, después vienen las carótidas y, estadísticamente, parece haber una cierta predilección por la carótida derecha —hemiparesia izquierda—.

Las burbujas que se introducen por las carótidas pueden dar lugar a cualquiera de los diversos síndromes de la arteria cerebral anterior, media o posterior. A través de la arteria oftálmica pueden llegar a la retina pequeñas burbujas y manifestarse en forma de fosfenos o «chiribitas», como las llaman algunos buceadores, o pueden ocluir la arteria oftálmica y provocar una amaurosis (ceguera).

Si se introducen por la arteria vestibular anterior, la coclear o la vestibulococlear darán un cuadro de acúfenos, vértigo, sordera brusca, que hay que distinguir por la cronología de aparición de la ED del oído interno, donde se forman burbujas de nitrógeno en la endolinfa y/o en la perilinfa con un cuadro clínico similar, pero que habitualmente se presenta tras un pequeño intervalo libre de síntomas.

De la aorta, un poco más distal, entre las vértebras T5 a L1 sale la arteria radicular magna o arteria de Adamkiewicz[7] que penetra en la médula espinal entre los segmentos medulares T8 a L4 y que puede dar lugar a paraplejias por embolización arterial, paraplejias menos frecuentes de las que ocurren por la vía venosa del plexo de Batson.

Figura 13

Cutis marmorata en un buceador con FOP

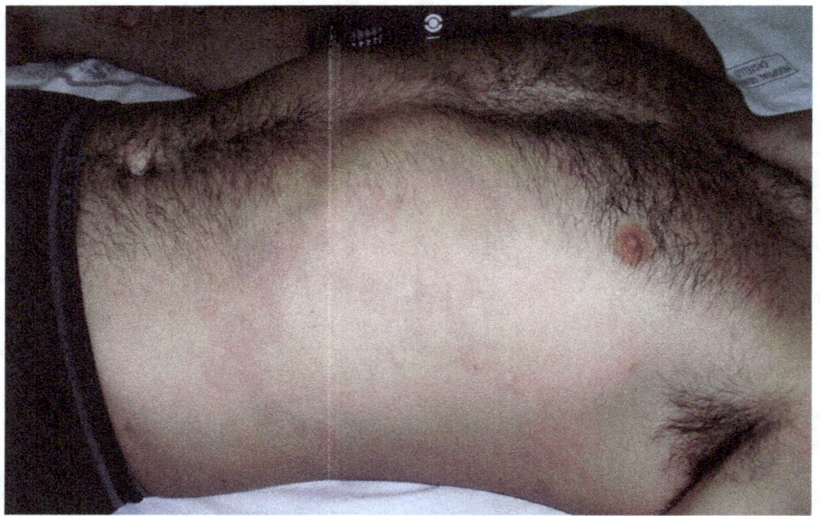

Fuente: foto Manuel Salvador

Es lógico pensar que si las burbujas se alojan en otros tejidos o en órganos distintos al corazón y al sistema cerebro espinal no van a dar síntomas tan importantes, pero recordemos que una de las manifestaciones más conocidas de la ED son las manchas en la piel que suelen estar precedidas por prurito.

12.4 Clínica de la enfermedad por descompresión

Vamos a ver ahora cómo esta fisiopatología se traduce en las manifestaciones clínicas, pero antes quisiera poner de manifiesto algunas peculiaridades de la ED:

• Ya hemos dicho que las manifestaciones de una ED embolígena suelen caracterizarse por la existencia de un intervalo libre desde que el buzo emerge hasta que se presentan, a diferencia de un embolismo arterial gaseoso provocado por un barotraumatismo pulmonar.

- Si el buceador realiza una descompresión en el agua, es posible que ese «intervalo» necesario para la generación de las burbujas se haya consumido durante la deco y los síntomas se manifiesten antes de emerger.

- Las inmersiones cortas y profundas suelen cursar con los síntomas propios de la ED embolígena, mientras que, por ejemplo, un buzo que haya estado trabajando 3 horas a -14 m en el dique de un puerto es más proclive a sufrir síntomas de una ED no embolígena, por ejemplo, síntomas musculoesqueléticos, que eran los más frecuentes en los trabajadores de los «cajones» aunque también puede presentar síntomas neurológicos, como por ejemplo una paraplejia.

Primeras manifestaciones de la enfermedad por descompresión

El síntoma más frecuente de una ED es la fatiga, una fatiga desmedida para el tipo de inmersión realizada, que se debe a la oclusión parcial del lecho capilar pulmonar por burbujas de nitrógeno, que se acompaña de una desaturación de la hemoglobina medible con un sencillo saturímetro digital. En ocasiones he observado ingurgitación de las venas del cuello y de los brazos. Si disponemos de oxígeno, ante un cuadro clínico así deberemos aplicarlo sin tardanza.

Manifestaciones cutáneas y linfáticas

El aumento retrógrado de la presión en la arteria pulmonar ante la oclusión del filtro pulmonar se va a trasmitir a la aurícula derecha y favorecerá la apertura de un shunt D-I preexistente, y el paso de pequeñas burbujas a la circulación arterial. Se manifestará en primer lugar por un intenso prurito que dará paso a las manchas vinosas características al mismo tiempo que el buceador manifiesta encontrarse mejor y la sensación de fatiga desaparece.

Ante la presencia de manchas vinosas después de una inmersión deberemos investigar un foramen oval permeable, ya que se trata de un signo casi patognomónico.

La presencia de burbujas en la circulación de modo persistente a lo largo de varios días, como ocurre durante un crucero de buceo en el que se realizan 3 y 4 inmersiones diarias, puede dar lugar a un cuadro subagudo —nunca ocurre tras solo 1 o 2 inmersiones— que se caracteriza por un linfedema doloroso que afecta a mamas, grasa abdominal, cintura y nalgas.

Este linfedema impide sentarse o tumbarse bocabajo por el dolor que despierta, se acompaña de un aumento de volumen que no permite volver a «entrar» en el traje de neopreno, tarda como mínimo de 3 a 4 días en aparecer desde el inicio de las inmersiones, y también tarda en resolverse varios días después de dejar —obligatoriamente— de bucear.

Trevett[8] en 2006 publicó 2 casos, y nosotros hemos tratado otros 2, curiosamente los 4 de género femenino y en los que se pudo poner de manifiesto la existencia de un FOP, una de nuestras pacientes decidió ocluirse el FOP con un Amplatzer para seguir buceando y desde ese momento no volvió a presentar sintomatología. La sintomatología linfática al igual que el prurito y las manchas vinosas parece estar ligada a la existencia de un FOP.

Manifestaciones cardiopulmonares: el «choke»

La manifestación más temprana de la ED: la fatiga, puede dar lugar al paso siguiente: el «choke», cuando el lecho capilar pulmonar se ve sobrepasado por la cantidad de burbujas de nitrógeno que lo obstruye y que no tiene tiempo de disipar a la atmósfera.

Es entonces cuando se produce el «choke», el buceador desfallece, la sangre venosa que espuma y llena el lecho capilar pulmonar le genera un dolor retroesternal opresivo, apenas llega sangre al ventrículo izquierdo que se contrae prácticamente en vacío y el buceador se sincopa con las manos en el pecho: todo el mundo lo ve claro ¡ha sufrido un infarto!

Ya dijimos que la vena ácigos es el último afluente de la vena cava superior justo antes de desembocar en la aurícula izquierda, pertenece al sistema ácigos-hemiácigos que recoge la sangre de la parte posterior del tórax y del abdomen. A partir de aquí tengo que decir que el sistema ácigos-hemiácigos tiene muchas variantes anatómicas, de ahí la impredecibilidad.

Si la sangre venosa se ve detenida en el lecho pulmonar ocluido de burbujas, el aumento de la presión venosa va a aumentar retrógradamente y la sangre y las burbujas escaparán por la vena ácigos en contradirección pudiendo alcanzar el sistema venoso espinocerebral y provocando allí lesiones.

Manifestaciones neurológicas de la enfermedad por descompresión

De causa venosa. El 80 % de las lesiones neurológicas ocasionadas por la ED parecen tener esta causa y se manifiestan como paraparesias o paraplejias acompañadas de la afectación de los esfínteres con retención urinaria e incontinencia fecal. Suelen ir precedidas de un dolor punzante a la altura de la parte posterior de la cintura, y aunque el origen parece la derivación por la ácigos, no es necesario que la oclusión del lecho pulmonar sea tan importante llegando al «choke» para que se produzca la embolización venosa retrógrada por la ácigos.

De causa arterial. Las manifestaciones de la ED en el SNC pueden ser muy diversas, son el resultado de la oclusión embolígena parcial o completa de arterias cerebrales, y la clínica, como la de los accidentes cerebrovasculares de otras etiologías depende del vaso afecto y de la existencia o no de circulación colateral.

Las manifestaciones neurológicas incluyen fuertes cefaleas, hemiparesia, trastornos de la visión, afasia, pérdida de consciencia y convulsiones. Si se ve afectado el cerebelo presentarán disartria, temblor y ataxia, lo que se conoce como staggers o «tambaleantes».

Síntomas en el sistema nervioso periférico. Suele manifestarse como disestesias o hipoestesia parcheada casi siempre en MMII, hay que explorar al paciente cuidadosamente para confirmar que no se trate de una lesión espinal incompleta, nosotros tenemos en nuestra casuística un buceador con un síndrome de hemisección medular o Brown-Sequard. Las disestesias periféricas suelen atribuirse a la formación de burbujas de nitrógeno en las vainas de mielina, que es una sustancia grasa y con gran capacidad de disolver nitrógeno.

12.5 Enfermedad por descompresión del oído interno y laberinto

La afectación audiovestibular es una manifestación de la ED de etiopatogenia diferente a los barotraumatismos del oído interno con los que hay que debemos intentar establecer el diagnóstico diferencial. Se manifiesta como acúfenos, tinnitus, nistagmo, pérdida parcial o completa de la audición, vértigo, náuseas, vómitos y ataxia.

El diagnóstico diferencial entre si el cuadro que presenta el buzo está causado por un barotrauma o por una enfermedad por descompresión, ha sido motivo de numerosas publicaciones que proponen la recogida de una serie de signos y síntomas para establecer un diagnóstico[9,10].

Nosotros no creemos que sea tan importante llegar a un diagnóstico como no perder tiempo, y aunque intentamos discriminar entre ambas posibilidades, pensamos que en caso de duda y si el buzo puede compensar debe ser recomprimido y oxigenado con una tabla 6USN al objeto de corregir el edema y la hipoxia que haya podido producir cualquiera de las dos posibles etiologías

El cuadro clínico de una ED audiovestibular se debe a la formación de burbujas de gas inerte en la perilinfa o endolinfa[11], como pudimos observar en una TAC de uno de nuestros pacientes, o también a la embolización de burbujas en los pequeños vasos terminales que irrigan la cóclea y el laberinto, esto último, se asocia con mucha frecuencia a la existencia de un Foramen Oval Permeable[12,13]. Ambos tipos deben ser tratados con una pronta recompresión y tablas de oxígeno, preferiblemente una 6USN.

12.6 Contradifusión isobárica y afectación audiovestibular

Recordemos que un tejido está sobresaturado cuando la suma de las presiones parciales de todos los gases inertes disueltos en él, es superior a la presión ambiental.

El concepto de contradifusión isobárica se refiere a los fenómenos que ocurren cuando un buceador que se encuentra a una presión «estable» -eso quiere decir isobárica, sin cambiar de presión- pasa de respirar una mezcla a otra que tiene un contenido diferente en gases inertes con un coeficiente de difusión diferente.

No voy a hablaros de la «contradifusión epidérmica», que se manifiesta por un prurito intenso y posteriores síntomas osteoarticulares, y que ocurre cuando estando en seco —buzos de saturación— o dentro de un traje seco inflado con helio o argón, comienzan a respirar una mezcla que contiene diferentes gases inertes.

Voy a hablaros de lo que ocurre cuando un buceador en una parada de descompresión o en un momento de reposo cambia de mezcla respiratoria a otra con diferentes gases inertes en su composición. Los gases inertes tienen distintas velocidades de difusión según su peso molecular y otras características, así, el helio respirado difunde hacia adentro y hacia afuera 2,65 veces más rápido que el nitrógeno, si pasamos de una mezcla rica en nitrógeno con la que hemos saturado nuestros tejidos, a una mezcla rica en Helio, como el helio va a entrar más rápido en los tejidos de lo que el nitrógeno tarda en salir, los tejidos van a quedar momentáneamente sobresaturados, se pueden formar burbujas y desencadenar una ED por contradifusión isobárica.

Para que esto ocurra no hace falta ser un buceador «técnico» de los que cambian varias veces la mezcla durante la inmersión y descienden a importantes profundidades, hay publicadas experiencias[14] que muestran exponiendo cabras a una presión ambiental de 5 ata (-40 m) respirando una mezcla con 4,7 ata de N_2 y pasando a respirar otra con 4,7 ata de He_2 aumentaba notablemente el número de burbujas circulantes detectables con ecodoppler.

La contradifusión isobárica con afectación audiovestibular es algo que puede parecer a primera vista paradójico, porque pasamos de una mezcla con un gas de difusión rápida como el helio a otro lento como el nitrógeno, entonces si el helio sale más rápido de lo que entra el nitrógeno, el tejido en teoría no se sobresatura sino todo lo contrario, se desatura.

¿Entonces, qué es lo que ocurre?

Lo que ocurre es que la cóclea y el sistema vestibular están encerrados en la gruesa concha ósea del hueso petroso, no hay tejidos vecinos a los que transferir el exceso de gas y su única salida son los pequeños vasos terminales que los irrigan. Esto quiere decir que la alta velocidad de difusión del helio no le sirve de nada, no hace falta ni que el espeleobuceador cambie a nitrox para que se desencadene el cuadro de ED audiovestibular, simplemente si pasa a una zona de la cueva a otra a menor profundidad durante una larga inmersión se puede desencadenar la ED con su cortejo de vértigo y náuseas que puede poner fácilmente su vida en riesgo, porque los pequeños vasos terminales son incapaces de desgasificar la endolinfa y la perilinfa con la rapidez requerida[11].

12.7 Alteraciones del comportamiento y enfermedad por descompresión

Una de las manifestaciones menos conocidas de la ED de los buceadores son las alteraciones del comportamiento[15], si son difíciles de asimilar acompañadas de otros signos de ED, imaginaos cuando son la única manifestación de una ED, un buceador que tras emerger sube a la embarcación, comienza a provocar y a insultar a todo el mundo, arroja sus equipos al agua, llegando incluso a los puños y que solo horas después comienza la parálisis y es llevado al hospital, este caso fue tratado por nosotros.

Sabemos de otro caso en el que la crisis psicótica se desencadenó tras el ascenso a una población más elevada después de varios días de inmersiones, fue atendida la buceadora por nuestros compañeros del HUC de La Laguna, y presentó alteraciones del comportamiento como único síntoma durante más de 24 horas, así que cuando tengáis que lidiar con un buceador «encabronado» tened en cuenta esta posibilidad.

Este cuadro clínico se conoce como «frontalización» o «moria», en los traumatismos craneoencefálicos se debe a una contusión y edema de la corteza prefrontal (esa delgada capa que nos diferencia de un primate salvaje), en los buceadores probablemente a la embolización de ramas de la arteria cerebral anterior. Os puedo asegurar que cuando has visto un paciente «frontalizado» no se te olvida jamás, y tendréis que sedarlo para poder aplicarle una tabla 6USN.

12.8 Manifestaciones musculoesqueléticas

Las manifestaciones musculoesqueléticas de la ED son las más conocidas por el gran público junto con la paraplejia de los buzos, lo cual no es de extrañar, puesto que las musculoesqueléticas conocidas como «Bends» están entre las más frecuentes manifestaciones de la ED. En Europa, las conocemos con su nombre inglés «Bends» hasta en la misma Francia, en la América de habla hispana se los conoce como «combadura», que es una descripción muy gráfica, «ir doblado».

Sabemos muy poco sobre la fisiopatología de los Bends, afecta a las articulaciones de las extremidades, con preferencia por las de mayor tamaño, no es simétrica, tiene que ver con la perfusión de esa extremidad, por ejemplo, afectaba más en miembros inferiores a aquellos que trabajaban agachados o en cuclillas, lo que empeoraba la perfusión en esos miembros, y se ha podido demostrar su asociación con la osteonecrosis disbárica[16].

Se observó que cuando un obrero de túneles o pozos hiperbáricos sufría un accidente grave por el que debía ser evacuado con un torniquete en la extremidad para cortar la hemorragia, en esa extremidad que había quedado aislada de la circulación sanguínea, al descomprimir al trabajador presentaba los síntomas de ED conocidos como Bends.

A veces el buceador presenta solo algunas molestias o niggles como las llaman en inglés, pero las molestias pueden ir a más, como las describió el Dr. Behnke de la US Navy en 1951[17] «un dolor sordo y profundo, transfixiante, progresivo y cambiante, que tan pronto se percibe alrededor de las articulaciones como en lo más profundo de los músculos y de los huesos».

Cuando comienzan las «molestias», el dolor se alivia con el movimiento, pero luego ya no, incluso lo agrava, y el paciente permanece quieto con la pierna o el brazo flexionado buscando una postura más confortable. Si no se recomprime al buzo, el dolor llega a ser insoportable durante las primeras horas, después se convierte en un dolor sordo e incapacitante que puede persistir durante semanas, recordad aquí aquello que dijimos de cómo las lipoproteínas pueden dotar de una envuelta a las burbujas y asegurar su estabilidad durante semanas, pues bien, los Bends pueden persistir durante semanas, pero si recomprimimos al buzo, la mejoría será rápida, espectacular y resolutiva.

En la UTH de Castellón hemos tratado sobre todo a buzos profesionales dedicados a trabajos portuarios, emisarios, piscifactorías y a buceadores recreativos, nunca hemos tratado a los que trabajan en las tuneladoras, hemos tratado a algunos buzos profesionales afectos de «Bends» pero solo hemos visto un par de casos dudosos de osteonecrosis disbárica.

12.9 Circunstancias favorecedoras de una enfermedad por descompresión

A los buceadores se les instruye en evitar determinadas prácticas que pueden favorecer el desencadenamiento de una ED y nosotros como médicos también debemos conocerlas:

1. En ocasiones, después de una inmersión, el ancla se enroca y el patrón de la embarcación solicita un voluntario para bajar a desengancharla, esto es algo muy peligroso y un factor desencadenante de una ED, por lo que debería ser desestimado y solo debería bajar el buceador que se hubiese saltado esa inmersión, pero en ningún caso los que acaban de salir.

2. Ducharse con agua caliente es una causa para provocar una ED después de una inmersión con escafandra autónoma, por lo que hay que ducharse con agua templada y algo fresquita.

3. Después de bucear con escafandra autónoma no deben realizarse inmersiones en apnea durante ese mismo día, pues podríamos favorecer la aparición de una ED.

4. Ascender a alturas superiores a 1000 m o volar (los aviones comerciales están presurizados alrededor de 2000 m), puede desencadenar una ED si han transcurrido menos de 24 horas desde la última inmersión. Nosotros tuvimos una paciente que al ascender a solo 1000 m de altitud a la mañana siguiente de haber realizado 2 inmersiones recreativas en Columbretes desarrolló una hemiplejia, y los compañeros del Hospital Universitario de Canarias en Tenerife podrían añadir muchos más casos a este de buceadores que después de una mañana de buceo se fueron de excursión al Teide o a practicar parapente por la tarde.

12.10 Generalidades del tratamiento de la enfermedad por descompresión

El tratamiento de la ED se basa en los siguientes principios:

- Reducción física del tamaño de las burbujas por recompresión (ley de Boyle).
- Redisolución de los gases inertes al recomprimir (ley de Henry).
- Desnitrogenización «isobárica» al eliminar los gases inertes de la mezcla respirada, es lo que conocemos como «ventana de oxígeno» (ley de Dalton).
- Oxigenación hiperbárica, que ayuda a corregir la hipoxia tisular producida por la impactación de émbolos gaseosos en los vasos sanguíneos e interrumpiendo su flujo.
- Hidratación, la ED altera la permeabilidad del endotelio vascular con salida de agua al espacio intercelular e intracelular, lo que aumenta el Hematocrito y la viscosidad y enlentece la circulación

El valor terapéutico de la recompresión en los trabajadores afectos de Bends ya fue sugerida por los Dres. Pol y Watelle en 1851, pero hubo que esperar más de 50 años a que el Dr. Smith la pusiera en práctica con los trabajadores del túnel bajo el río Hudson en la primera cámara hiperbárica instalada en un hospital de Nueva York.

Algo parecido ocurrió con el empleo del oxígeno durante las tablas de recompresión, fue propuesto por un investigador francés, el Dr. Bert en 1870 como medio para una rápida eliminación de los gases inertes de los tejidos y para corrección de la hipoxia, y hubo que esperar hasta los años 40 del siglo XX para que se introdujeran las tablas de oxígeno 5 y 6 de la US Navy.

12.11 Tratamiento prehospitalario de la enfermedad por descompresión

Se desestima con mucha frecuencia la gran importancia que tiene el tratamiento prehospitalario para el futuro del buceador y mientras todos claman por una cámara hiperbárica, pasan por alto que, si oxigenan e hidratan al accidentado, sus posibilidades de recuperación serán mucho mejores.

Hidratación: es lo primero que se debe hacer. Montar el equipo de oxigenación puede tardar unos minutos, mientras tanto habéis podido comenzar a rehidratarlo oralmente. Estudios experimentales han demostrado que una rehidratación precoz reduce el estancamiento y la estasis en las venas epidurales.

Se recomienda administrar un litro/hora de bebida isotónica o agua durante las 2 primeras horas, sea oral o por venoclisis, teniendo en cuenta que el estómago humano tiene la capacidad de absorber ¼ litro cada ¼ de hora, a ese ritmo debe ser administrada. Una diuresis adecuada para estos casos debe estar entre 1-2 ml/kg peso/hora, pero eso solo lo podremos valorar si el buceador ha precisado de sondaje vesical por retención urinaria.

En el caso de que no pueda ser hidratado oralmente, lo haremos a través de una venoclisis, usando ringer, salino fisiológico, o S. glucosalino, pero debemos evitar la glucosa o dextrosa al 5 % que puede contribuir a aumentar el edema tisular. En el caso de que el paciente entre en shock recurriremos a los Dextranos 40 o 70 y a los expansores plasmáticos.

Oxigenación: hace años se utilizaban equipos a demanda como los DAN; otros llevaban un circuito reciclador con cal sodada para alargar la vida del botellín de oxígeno como los Wenoll; hoy todo esto ha pasado a la historia, con la popularización del buceo, los centros y embarcaciones de vida a bordo cuentan con suministro de oxígeno, otra cosa es que sepan utilizarlo.

Para obtener una desnitrogenización y al mismo tiempo corregir la hipoxia tisular, necesitamos una FiO_2 lo más alta posible, y esto se consigue con una mascarilla con reservorio de no reinhalación y un flujo alto 12-15 l/min que garantiza una $FiO_2 > 0,9$.

Hay que tener en cuenta que no todas las mascarillas con reservorio son de no reinhalación, porque las hay «iguales» de reinhalación parcial, y esas no sirven para la ONB, solo las que tienen válvulas unidireccionales entre el reservorio y la mascarilla, y válvulas unidireccionales entre la mascarilla y el ambiente son de no reinhalación.

Hay que adaptar el flujo al paciente, el reservorio debe oscilar un poco en las inspiraciones, si está sobreinflado le generará una sensación de ahogo que le impelirá retirarse la máscara.

La oxigenación solo debe retirarse para la administración de líquidos y debe mantenerse durante todo el traslado.

Otras medidas: no se recomienda actualmente administrar aspirina o corticoides a un buceador accidentado, se le debe mantener en decúbito supino con la cabeza un poco elevada, aquellas antiguas recomendaciones de colocarlo en decúbito lateral derecho y con los pies más altos que la cabeza —posición de Trendelenburg— favorecían el edema cerebral y carecían de toda base científica.

12.12 Traslado al centro hospitalario

- El buceador accidentado afecto de signos/déficits neurológicos o con sospecha fundada de que puedan instaurarse más tarde por la gravedad del accidente sufrido, será trasladado al hospital dotado de cámara hiperbárica más cercano.

- En ausencia de signos neurológicos y sin antecedentes de un accidente de gravedad, el buceador será trasladado al hospital más cercano una vez se declare estabilizado por el médico del Servicio de Emergencias.

- El personal sanitario del Servicio Médico de Emergencias —112 SAMU— está ahora en contacto telefónico con el especialista en Medicina Subacuática en la cámara hiperbárica que le sugerirá como recabar los datos importantes y realizar una primera valoración dirigida del accidentado. Encontraréis el documento para solicitud de datos a los sanitarios del SAMU al final del manual.

- ¿Helicóptero o ambulancia? «Helicopteritis», en los más de 30 años que llevo valorando y atendiendo buceadores accidentados, he sido testigo de un buen número de situaciones «chuscas» y de traslados innecesarios, como la de pedir un helicóptero para un traslado de 15 km donde hay además una autopista.

- El traslado primario a la cámara hiperbárica más cercana puede efectuarse perfectamente en la ambulancia medicalizada que el 112 ha remitido a pie de puerto, solo en el caso de una distancia al centro que lo justifique pediría yo un helicóptero, que tiene los problemas de las vibraciones, que van a fomentar el desprendimiento de burbujas, y de una altura de vuelo que no siempre puede respetar por seguridad la recomendación de volar por debajo de 300 m de altitud, estos dos factores, vibraciones y altitud·de vuelo, son negativos para un buceador accidentado.

12.13 Tratamiento hospitalario de la enfermedad por descompresión

No olvidemos que el accidentado viene al hospital porque precisa ser recomprimido y a la mayor brevedad. Debe entrar por puerta de Urgencias, pero no permitiremos que entre en el circuito de Urgencias, donde podría perderse un tiempo precioso.

Se le practica una exploración neurológica somera, ya que el médico entra con él en la cámara y va a seguir valorándolo. Se extrae analítica, (hemograma, coagulación con dímero D y bioquímica con BNP, dudosa la necesidad de una gasometría arterial), se monitoriza, se revisan los fluidos, se valora su disposición a colaborar para realizar maniobras de ecualización y, en caso negativo se realiza una miringotomía bilateral, por parte del ORL de guardia o por nosotros si no lo hay con unas gotas de colirio anestésico doble y una aguja 18G a través del espéculo del otoscopio.

Figura 14
La tabla 6 USN es la más utilizada

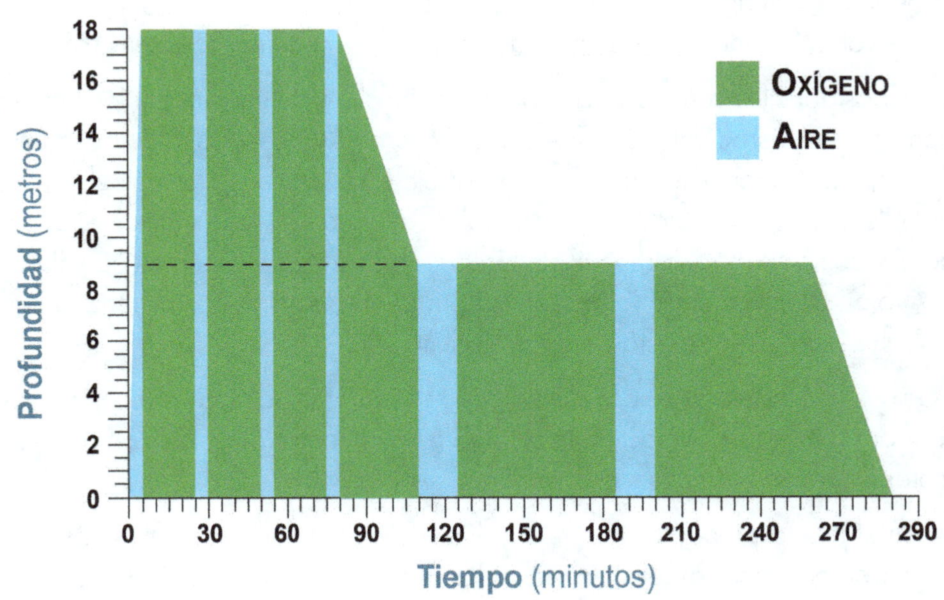

Fuente: Format G 10

Y se inicia la tabla de recompresión, con buceador y médico dentro de la cámara, usualmente una tabla 6 USN (Figura 14). En los casos sencillos inicialmente entra el médico solo con el buceador durante la primera parte a 2,8 ata, y es sustituido por el enfermero a través de la esclusa al regresar a 1,9 ata, para la segunda parte de la tabla.

No ponemos al buceador a respirar oxígeno hasta llegar a cota o poco antes, por dos motivos: poder hablar con él y ver si manifiesta cambios en los síntomas al recomprimirlo y para evitar fenómenos de contradifusión, ya que comenzar a respirar oxígeno desde el inicio antes de proceder a la reducción mecánica de las burbujas de nitrógeno, podría hacer que las burbujas creciesen ante una entrada tan rápida de oxígeno y agravar los síntomas, hecho que hemos presenciado alguna vez.

Durante el desarrollo de la tabla respetamos las velocidades recomendadas, excepto al comprimir, lo que hacemos a velocidad de confort para el buceador permitiendo que tanto él como el sanitario que le acompaña puedan ir ecualizando presiones. Usualmente, comprimimos a los buceadores a 2 m/min llegando a 2,8 ata en 8-10 minutos.

No hacemos prolongaciones, no creemos que sean necesarias en el tratamiento inicial, nuestros accidentados quedan siempre ingresados, los afectos de lesiones neurológicas van a necesitar de nuevas sesiones de tratamiento en los días siguientes, y a aquellos afectos de síntomas cutáneos o musculoesqueléticos les administramos una sesión LHM 14 m/90 min al día siguiente, antes de ser dados de alta, aunque volverán ambulatoriamente para revisiones y estudios complementarios.

A todos aquellos con manifestaciones cutáneas o que refieren que los primeros síntomas aparecieron antes de emerger les solicitamos un ecodoppler transcraneal con ecopotenciador para investigar un posible shunt D-I, después completaremos el estudio si es necesario con un ecodoppler cardiaco transtorácico con ecopotenciador, y como en el transcraneal, sin y con maniobra de provocación de Valsalva, pero, ¡ojo!, un Valsalva de verdad con la prensa abdominal, no un Frenzel o similares, que sería ineficaz para detectar el shunt.

Esta es la London Hyperbaric Medicine 14 m, pero nosotros la acortamos un poco, presurizamos a «velocidad de confort», no necesariamente a 2,8 m/min y despresurizamos a 1 m/min.

Con el mismo propósito, el de tratar las secuelas de un accidente disbárico y también proporcionar excelentes resultados puede utilizarse también la Tabla Comex 12 (Figura 16).

Tabla LHM 14 que utilizamos habitualmente para el tratamiento de las secuelas de un accidente disbárico

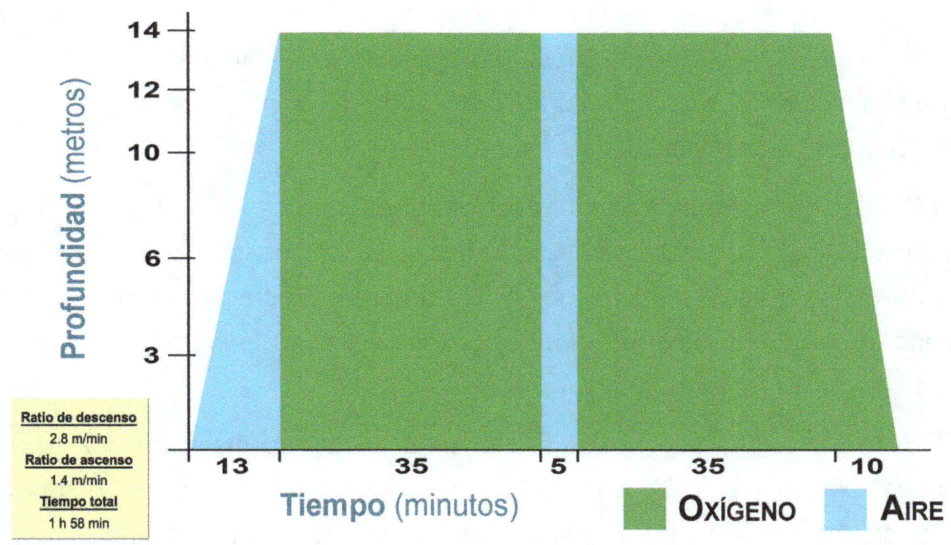

Fuente: Format G 10

Tabla Comex 12 para el tratamiento de las secuelas

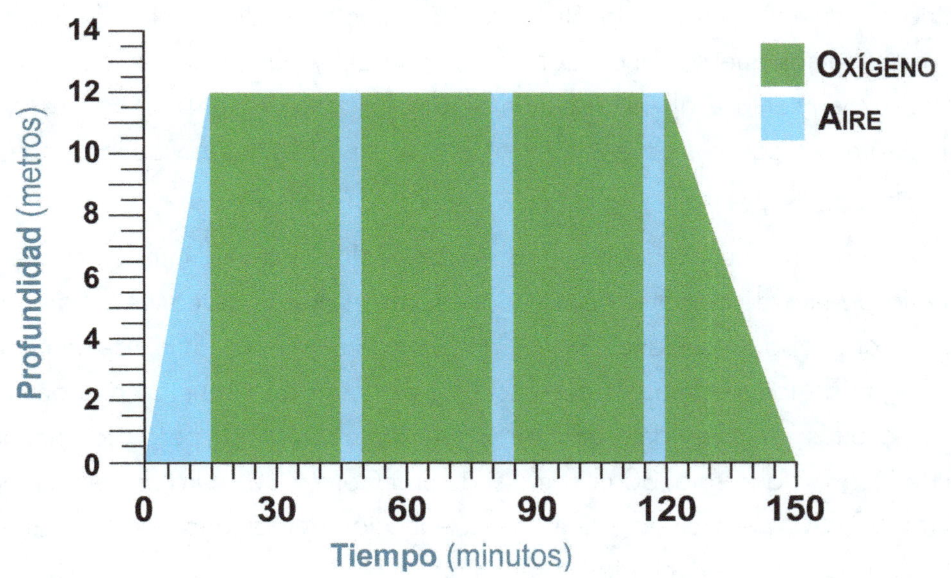

Fuente: Format G 10

A aquellos pacientes con signos neurológicos, incluidos también aquellos que presentan únicamente síntomas audiovestibulares, los volvemos a explorar al salir de la cámara, y pasan a planta con control de constantes, fluidos IV, control de diuresis, una solicitud de hemograma y bioquímica para la mañana siguiente y un sedante para dormir, al día siguiente se les practica habitualmente una RNM cerebral y medular con secuencia de difusión, que es muy sensible para detectar lesiones hipóxicas.

El 2° día solemos repetir la tabla 6 USN y ya los días siguientes utilizamos la tabla LHM 14. Solicitamos la colaboración de los Servicios de Neurología y de Medicina Física y Rehabilitación. Un paciente afecto de paraplejia, hemiplejia o tetraplejia suele estar ingresado durante varias semanas recibiendo sesiones diarias con la tabla LHM 14.

Estas tablas LHM 14 y Comex 12 aplicadas diariamente durante 2, 3, 4 semanas son las que van a conseguir una recuperación muchas veces espectacular de una paraplejia, hemiplejia o incluso una tetraplejia ocasionada por un aeroembolismo o por una ED. Insistid, insistid, insistid y conseguiréis un pequeño milagro y una extraordinaria mejora en la calidad de vida del buzo.

Usamos poco la tabla 5 USN pero, por ejemplo, puede ser útil en el caso de un buceador afecto solo de síntomas musculoesqueléticos, si al recomprimirlo experimenta un rápido alivio de los síntomas, incluso antes de llegar a cota, sabemos que nos encontramos con una ED y pasaremos a una 6 USN, si no experimentase alivio, seguiremos con la tabla 5 USN (Figura 17) y la abreviaremos con el convencimiento de que sus síntomas no obedecen a un accidente disbárico.

En ocasiones, un buceador que estaba realizando una inmersión que requería de una descompresión a varios niveles, sufre un percance y hace una salida en globo presentando signos de ED; como va a ser difícil determinar si el origen de los síntomas es por una embolización barotraumática o por una ED, nosotros, en este caso, aplicamos una tabla 6A USN, pero presurizando en la fase inicial a solo -30 m como si de una Comex 30 se tratase empleando nitrox 50/50, porque ir a -50 m, ni la reducción del tamaño de la burbuja ni la edad de nuestros sanitarios lo recomienda.

Figura 17
Tabla 5 USN

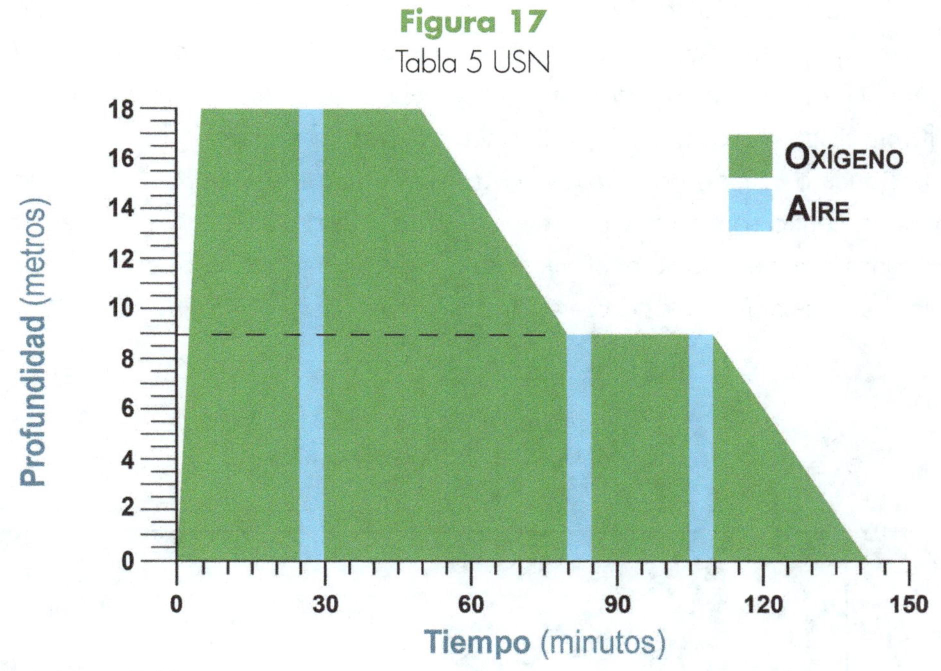

Fuente: Format G 10

Figura 18

4 ata consiguen una reducción muy importante del diámetro y
volumen de las burbujas

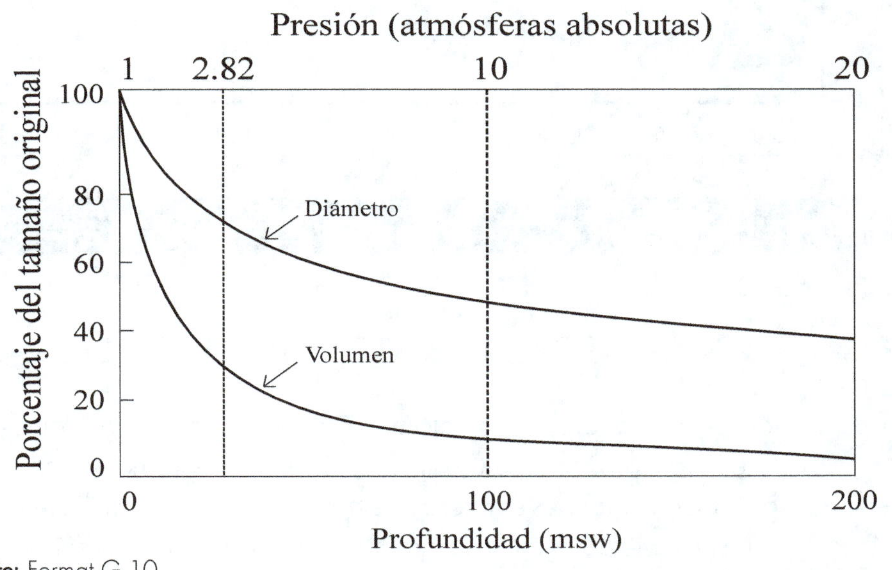

Fuente: Format G 10

Entiendo que en un ambiente de buceo profesional o militar se utilice la tabla 6A USN, pero los médicos y enfermeros que trabajan en la Unidad de Medicina Hiperbárica de un hospital ni tienen el entrenamiento ni la experiencia ni la forma física de los buzos, ni tampoco la edad más adecuada para realizar inmersiones a -50 m, por ello y por la experiencia de haber visto al personal de algún centro salir «atacado», como se dice en el argot de los buzos, decidimos hace años limitar esta tabla a -30 m, tanto para el tratamiento de los aeroembolismos de los buzos como para los aeroembolismos yatrógenos.

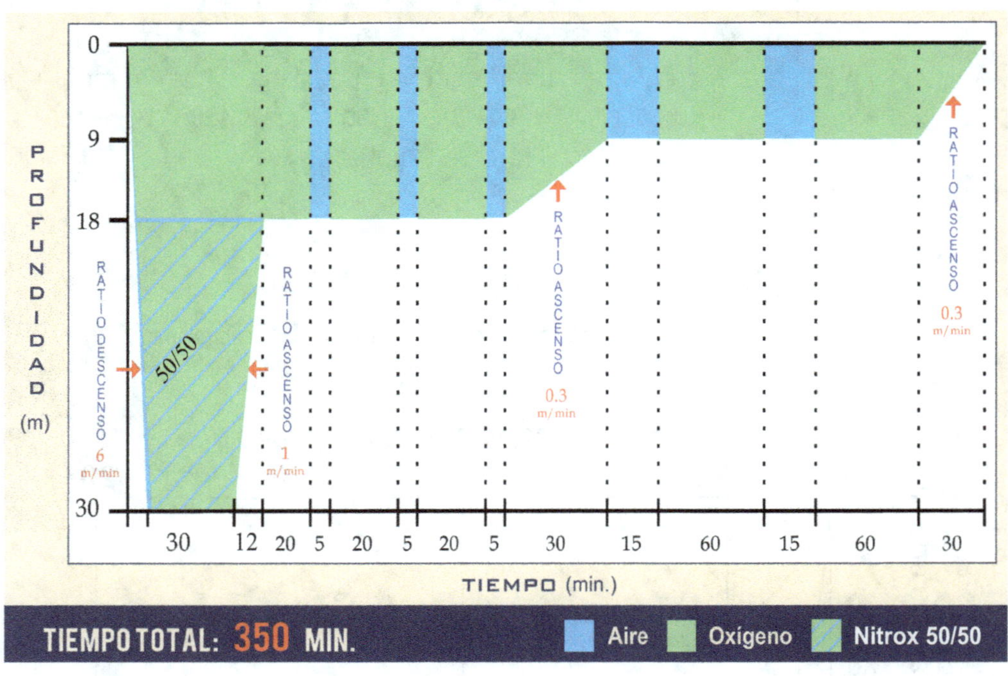

Figura 19

Tabla 6 USN restringida a 30 msw

Fuente: Format G 10

La utilización de tablas de tratamiento más complejas como la Comex 30 (Figura 20) no está al alcance de cualquier Unidad de Medicina Hiperbárica, está en un rango superior, grandes empresas de buceo profesional o militares, pero en el medio civil, si estuviera indicada, sería algo absolutamente excepcional.

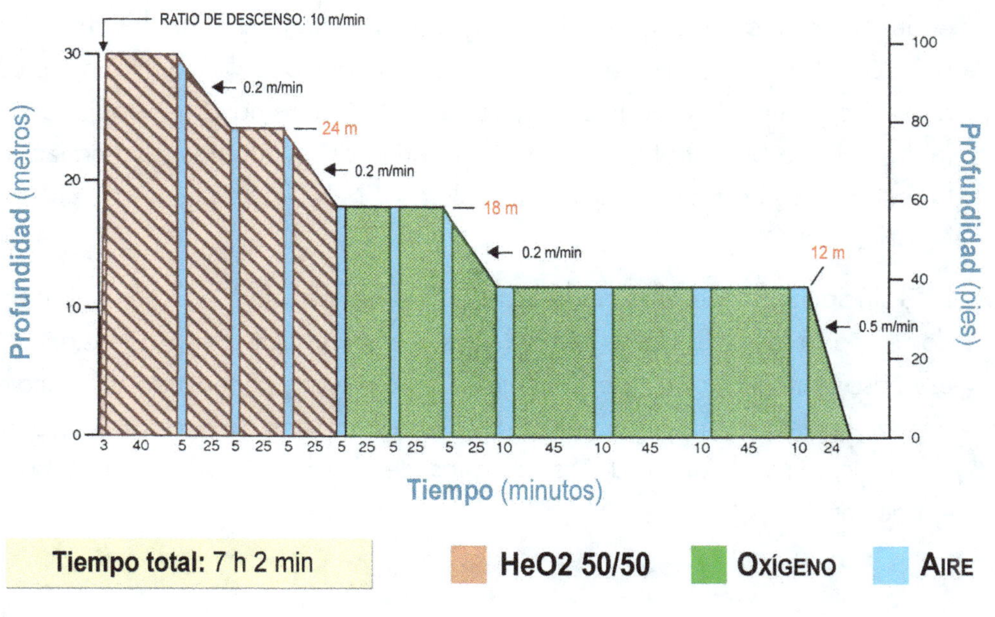

Figura 20
Tabla Comex 30

Fuente: Format G 10

12.14 Incidencias durante la tabla de tratamiento

Cuando introducimos a un buzo en la cámara hiperbárica para una tabla de tratamiento después de un accidente con ED, debemos tener previstas las posibles incidencias que pueden presentarse a lo largo de la misma:

- **La 1ª incidencia** y la más frecuente, suele presentarse durante el primer tratamiento después de un accidente disbárico. Frecuentemente el buzo se altera, bien por el nerviosismo después de sufrir un accidente o bien por sufrir un cierto grado de «frontalización» a consecuencia de la ED, así que si queremos llevar a término la necesaria tabla de tratamiento, que usualmente dura más de 4 horas, con un buceador que en cualquier momento nos puede decir que quiere «salir» aunque esto vaya en contra de sus intereses y no lo entienda, lo mejor es disponer siempre de un acceso intravenoso con un Viaflex de S. fisiológico y administrarle midazolam en pequeños bolos para tenerlo controlado y llevar a cabo la tabla según lo previsto.

- **La 2ª incidencia** en orden de frecuencia es que el buceador presente una crisis hiperóxica durante la tabla de tratamiento, esto lo he sufrido en dos ocasiones. En una de ellas, curiosamente, cuando el buzo se encontraba en la 2ª parte de una tabla 6 USN a 1,9 ata y además ¡en el intervalo en el que se respira aire! Lo que tiene difícil explicación. Al 1° de los dos, que ocurrió a 2,8 ata, le apliqué un bolo de 5 mg de midazolam, y como repitió a los pocos minutos le pusimos 1 g de Keppra iv, pero hay que seguir con la tabla, esto no es un tratamiento de OHB en el que daríamos por finalizada la sesión, si es un buzo durante una tabla 6 USN hay que seguir y completar la tabla.

- **La 3ª incidencia,** que afortunadamente nunca hemos sufrido, es que el buceador al pasar de 2,8 ata a 1,9 ata presentase un neumotórax a tensión, en ese caso, hay que volver rápidamente a 2,8 ata y colocar un tubo de drenaje pleural. Hoy en día hay un dispositivo en KIT que se llama Pleurecath® que facilita muchísimo el trabajo de los sanitarios y es mucho menos traumático para el paciente.

Realización de ecodoppler transcraneal para la detección de un «*shunt D-I*»

https://rcm.amazingbooks.es/manual-de-medicina-subacuatica/subacuatica-capitulo-12/#doppler

Bibliografía

1. Boycott AE, Damant GCC, Haldane JS. The Prevention of Compressed-air Illness. J Hyg (Lond) [Internet]. 1908 Jun 15;8(3):342–443. Available from: https://www.cambridge.org/core/product/identifier/S0022172400003399/type/journal_article

2. Batson O V. The function of the vertebral veins and their role in the spread of metastases. 1940. Clin Orthop Relat Res. 1995;(312):4–9.

3. Tobinick E. El sistema venoso cerebroespinal: Anatomía, fisiología e implicaciones clínicas. Arch Med. 2010;6(1).

4. Hagen PT, Scholz DG, Edwards WD. Incidence and Size of Patent Foramen Ovale During the First 10 Decades of Life: An Autopsy Study of 965 Normal Hearts. Vol. 59, Mayo Clinic Proceedings. 1984. p. 17–20.

5. Tada T, Fujita M, Goto T, Tamura T, Ono K, Kita T, et al. A case with sudden onset of position-dependent hypoxemia caused by reopening of foramen ovale. J Cardiol Cases [Internet]. 2010;1(2):e88–91. Available from: http://dx.doi.org/10.1016/j.jccase.2009.08.007

6. Ortega Trujillo JR, de Lezo Herreros de Tejada JS, García Quintoana A, Melián Nuez F, Rodríguez Delgado R, Medina Fernández-Aceytuno A. Cierre percutáneo de foramen oval permeable en el síndrome platipnea-ortodesoxia. Rev Esp Cardiol. 2006;59(1):78–81.

7. Uotani K, Yamada N, Kono AK, Taniguchi T, Sugimoto K, Fujii M, et al. Preoperative visualization of the artery of Adamkiewicz by intra-arterial CT angiography. Am J Neuroradiol. 2008;29(2):314–8.

8. Trevett AJ, Sheehan C, Forbes R. Decompression illness presenting as breast pain. Undersea Hyperb Med. 2006;33(2):77–9.

9. Rozycki SW, Brown MJ, Camacho M. Inner ear barotrauma in divers: an evidence-based tool for evaluation and treatment. Diving Hyperb Med J [Internet]. 2018 Sep 30;48(3):186–93. Available from: http://www.dhmjournal.com/index.php/journals

10. Lindfors OH, Räisänen-Sokolowski AK, Hirvonen TP, Sinkkonen ST. Inner ear barotrauma and inner ear decompression sickness: a systematic review on differential diagnostics. Diving Hyperb Med J [Internet]. 2021 Dec 20;(4):328–

37.   Available from: https://www.dhmjournal.com/index.php/journals?id=289

11.   Doolette DJ, Mitchell SJ. Biophysical basis for inner ear decompression sickness. J Appl Physiol. 2003;94(6):2145–50.

12.   Klingmann C, Benton PJ, Ringleb PA, Knauth M. Embolic inner ear decompression illness: Correlation with a right-to-left shunt. Laryngoscope. 2003;113(8):1356–61.

13.   Cantais E, Louge P, Suppini A, Foster PP, Palmier B. Right-to-left shunt and risk of decompression illness with cochleovestibular and cerebral symptoms in divers: Case control study in 101 consecutive dive accidents. Crit Care Med. 2003;31(1):84–8.

14.   D'Aoust BG, Smith KH, Swanson HT, White R, Harvey CA, Hunter WL, et al. Venous gas bubbles: Production by transient, deep isobaric counterdiffusion of helium against nitrogen. Science (80-). 1977;197(4306):889–91.

15.   Hopkins RO, Weaver LK. Acute psychosis associated with diving. Undersea Hyperb Med [Internet]. 2001;28(3):145–8. Available from: http://www.ncbi.nlm.nih.gov/pubmed/12067150

16.   Gempp E, Louge P, de Maistre S. Predictive factors of dysbaric osteonecrosis following musculoskeletal decompression sickness in recreational SCUBA divers. Jt Bone Spine [Internet]. 2016;83(3):357–8. Available from: http://dx.doi.org/10.1016/j.jbspin.2015.03.010

17.   Behnke AR. Physiologic Studies Pertaining to Deep Sea Diving and Aviation, Especially in Relation to the Fat Content and Composition of the Body: The Harvey Lecture, March 19, 1942. Bull N Y Acad Med [Internet]. 1942;18(9):561–85. Available from: http://www.ncbi.nlm.nih.gov/pubmed/19312284%0Ahttp://www.pubmedcentral.nih.gov/articlerender.fcgi?artid=PMC1933871

CAPÍTULO 13

EL BUCEADOR CRÍTICO EN LA CÁMARA HIPERBÁRICA

Dres. Javier Madero, Manuel Salvador

EL BUCEADOR CRÍTICO EN LA CÁMARA HIPERBÁRICA

Dres. Javier Madero, Manuel Salvador

«To provide intensive care inside a hyperbaric chamber is not an easy task and many hyperbaric centers do not have the chamber, equipment and trained staff to provide such care. Finally, the hyperbaric facility is rarely in the immediate vicinity of the intensive care unit (ICU)».

Hyperbaric oxygen therapy for intensive care patients: position statement by the European Committee for Hyperbaric Medicine

Daniel Mathieu, Beatrice Ratzenhofer-Komenda and Jacek Kot.

Diving and Hyperbaric Medicine Volume 45. N.º 1 March 2015[1]

13.1 Una cámara hiperbárica no es una UCI

El lugar para un buceador en estado crítico es, en principio, un box de la Unidad de Medicina Intensiva, recordemos que ante un buceador en estado crítico debemos presuponer que puede estar afecto en mayor o menor grado de:

- Ahogamiento.

- Hipotermia.

- Barotrauma pulmonar con posible embolia arterial gaseosa.

- Enfermedad por descompresión.

Por ello, la decisión de tratar a buceadores críticos en una cámara hiperbárica debe ser cuidadosamente analizada sopesando riesgo-beneficio del tratamiento[2].

Box de críticos vs. cámara hiperbárica de críticos

- Las cámaras son pequeñas en relación con las recomendaciones para un box de críticos —26 m²—.

- La cámara hiperbárica favorece la infección nosocomial y la infección cruzada.

- Espacio reducido, incómodo, difícil acceso, limitada accesibilidad.

- Ambiente confinado, hostil, ruido, calor y narcosis nitrogenada del personal sanitario.

- Aumento del estrés y de los posibles errores.

Personal sanitario

- Cuando tenemos que tratar a un buceador crítico, solicitamos siempre la supervisión y el apoyo del personal (médico y de enfermería) de UCI.

- Durante el tratamiento, el buceador crítico va a estar supervisado por médico y enfermería.

- El buceador siempre estará acompañado por enfermería y por el médico, casi siempre. En la práctica, médico + enfermería.

- Todo el personal debe ser apto para trabajar en medio hiperbárico.

- Todo el personal debe estar preparado para trabajar con buceadores críticos.

13.2 Cambios fisiológicos en el interior de la cámara hiperbárica

Ventilatorios

- Aumento de la densidad de los gases.

- Aumento de la resistencia por vía aérea.

- Cambios en los ventiladores.

- Riesgo de hipoventilar si no medimos volumen/minuto con respirómetro.

- Igualmente, hay riesgo de volu/barotrauma y de neumotórax.

- Descenso del aclaramiento mucociliar, microatelectasias, shunt.

- Son recomendables niveles bajos de peep 5-10, humidificación y maniobras de reclutamiento en episodios de hipoxia.

Hemodinámicos

- Aumento de la densidad del gas, aumento de la presión intratorácica. Aumento postcarga ventrículo derecho (VD) y descenso precarga por reducción del retorno venoso.

  - Corregir hipotensión con aporte de volumen 0,5–1 l durante la sesión.

  - Puede requerir drogas vasoactivas (DVA).

- Hiperoxia induce vasoconstricción con aumento de las resistencias vasculares periféricas y consiguiente aumento postcarga ventrículo izquierdo (VI).

  - Preferiblemente estabilizar al paciente fuera de la cámara.

  - En ocasiones, el tratamiento de oxigenoterapia en cámara hiperbárica (OHB) estabiliza la hemodinámica cuando sus efectos fisiopatológicos entran en juego.

13.3 Preparación del paciente para el tratamiento en cámara hiperbárica

Para tener en cuenta

- Preparación antes del tratamiento:

  - Consentimiento informado de la familia o responsable si es posible.

  - Intentar conocer la historia clínica anterior.

  - Indicación del tratamiento.

  - Valorar riesgo–beneficio y posibles contraindicaciones.

  - Características y equipamiento de la cámara.

- Ni se puede ni se debe intentar tratar a un buceador crítico en cámaras mono-plazas.

- El buceador crítico debe ser monitorizado y tratado en una cámara multiplaza con antecámara y acompañado siempre por un médico y una enfermera entrenados en maniobras de resucitación.

- Problemas cotidianos de fácil resolución pueden suponer riesgos vitales para el paciente.

- Comprobar los parámetros ventilatorios y gases sanguíneos previos al tratamiento, conociendo el grado y tipo de insuficiencia respiratoria (IR), si ha aspirado agua.

- Eliminar o permeabilizar todas las cavidades aéreas.

- En el caso de que presente neumotórax colocar en los tubos de drenaje torácico de válvulas unidireccionales tipo Heimlich.

- Sistemas de drenaje o aspiración:

  - Un drenaje a bolsa, como una sonda nasogástrica o un sondaje vesical, se deja tal cual está.

  - Un drenaje aspirativo tipo redón se pinza durante su estancia en cámara.

  - Un sistema de aspiración tipo Bulau de un neumotórax se sustituye por una válvula de Heimlich mientras el paciente esté en la cámara.

- Simplificar al máximo el manejo del paciente eliminando elementos y tratamientos superfluos (nutriciones parenterales, antibioterapia).

- Cuidar de no introducir en la cámara hiperbárica aparatos electrónicos o mecánicos sin haber comprobado previamente su funcionamiento bajo presión o sustituirlos por los apropiados (certificados para su utilización en medio OHB).

Asegurar la aireación transtimpánica y prevenir un barotrauma timpánico

Nunca se debe introducir en la cámara hiperbárica a un paciente crítico o con un bajo nivel de consciencia sin haber tomado la precaución de asegurar el equilibrio de presiones a ambos lados del tímpano; tratándose de una persona incapaz de realizar maniobras de ecualización, sería un acto cruel que podría dejar, además, importantes secuelas en la audición y en el equilibrio.

En condiciones normales, acudimos al otorrinolaringólogo (ORL) de guardia para que efectúe unas miringotomías de urgencia con lanceta, esas miringotomías tienden a cicatrizar rápidamente, pero se mantienen abiertas si las sesiones siguientes son al menos cada 24 horas. Si se presenta la ocasión, les pedimos que coloquen desde el inicio unos minitubos de aireación transtimpánica, como el que figura en la parte inferior de la imagen.

Figura 1

Comparación del tubo de aireación transtimpánica con una aguja de insulina y un «diábolo» de los usados para aireación y drenaje de otitis serosas

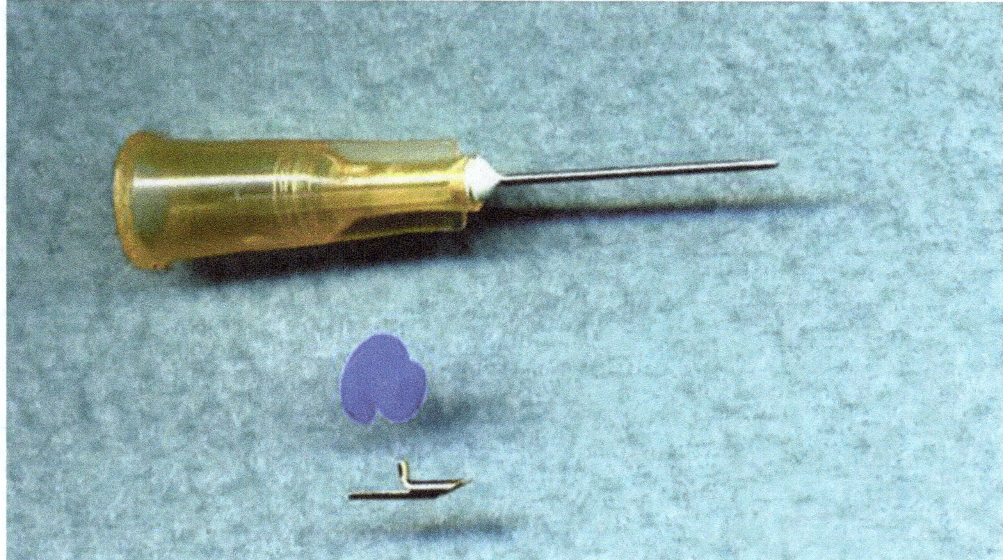

Fuente: Manuel Salvador

En el caso de no poder disponer de los servicios de un ORL deberemos hacernos cargo de efectuar la miringotomía.

Utilizaremos para ello un otoscopio con un espéculo algo ancho que nos permita introducir por el margen una aguja de punción lumbar 18 G que habremos acodado ligeramente y puncionaremos con cuidado en el cuadrante posteroinferior, efectuando al pinchar una pequeña incisión recta, «R», preferible a la incisión curva, «C», que se realiza para drenar exudados.

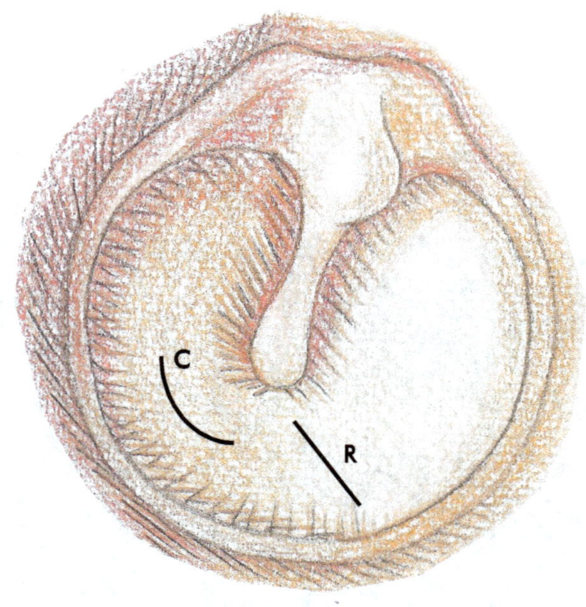

Acceso vascular

- Eliminar todas aquellas vías innecesarias o asegurarnos de su cierre.

- Comprobar la presentación de los fluidos. El vinilo (Viaflex) es ideal por su elasticidad y adaptación al medio hiperbárico, no deben utilizarse goteros de cristal
ni deben entrar en la cámara hiperbárica aunque estén cerrados, por el riesgo
de producir un aeroembolismo accidental, bien dentro o al salir.

- Los sistemas de infusión tienen que estar bien purgados. Pequeñas burbujas a
3 ata de presión se pueden convertir en auténticas embolias gaseosas al volver
a la presión basal.

Fármacos

- Debemos emplear los imprescindibles, retrasando-adelantando todos los demás.

- Es recomendable el uso de medicaciones de vida media intermedia a aquellos de vida media más corta, utilizando dosis completas y reduciendo al mínimo el número de infusiones.

Con los fármacos necesarios en infusión continua, como las drogas vasoactivas, evitaremos altas concentraciones y posibles complicaciones.

13.4 Monitorización del paciente en el interior de la cámara hiperbárica

Toda la monitorización que utilizamos en el interior de la cámara hiperbárica debe estar adaptada y certificada para su uso en medio hiperbárico. En los tiempos, llamemos «heroicos», en los que no disponíamos de ningún monitor multiparamétrico de transporte que estuviera autorizado por su fabricante para utilizarlo en el interior de una cámara hiperbárica, tuvimos que servirnos de equipos que, aunque no estaban diseñados para el ambiente hiperbárico, sabíamos por experiencia de otros que funcionaban correctamente.

Hoy hay en el mercado monitores multiparamétricos de transporte que funcionan perfectamente en el interior, aunque certificar esos monitores para uso en ambiente hiperbárico es muy caro y solo unos pocos fabricantes lo hacen, dado que la demanda es pequeña, pero el modelo Neptune HBOT de la firma Siare supera todas las expectativas y es un completo monitor para pacientes críticos.

El Neptune HBOT permite reflejar los valores de su pantalla en otra situada en el módulo de control de la cámara hiperbárica multiplaza para que así puedan ser observados simultáneamente por los sanitarios en el interior y en el exterior de la cámara hiperbárica.

Figura 3

Monitor multiparamétrico Neptune HBOT de Siare para utilización
en cámaras hiperbáricas

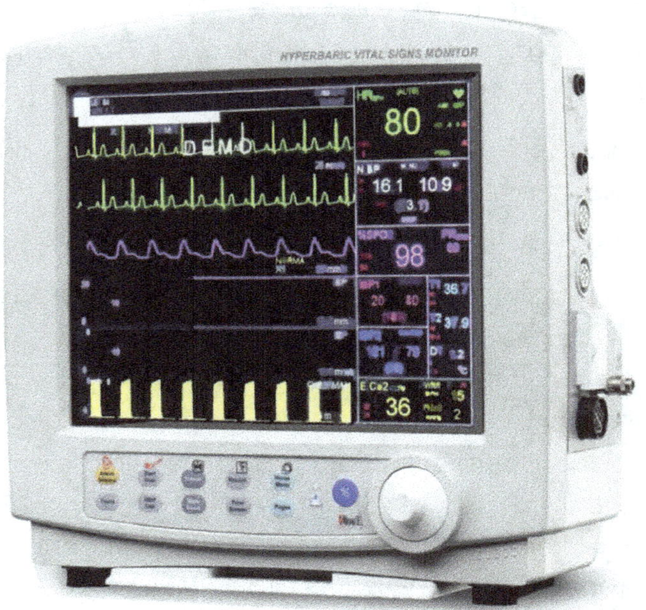

Fuente: cortesía Siare

Generalidades en la monitorización

- Adaptamos los instrumentos para conexiones de seguridad de 12-24 voltios de corriente continua porque las baterías no son suficientes para una tabla muy larga.

- Hay que conservar las baterías en buenas condiciones, porque muchos aparatos, si se les retiran las baterías, se bloquean aunque estén conectados a la red de bajo voltaje.

- Los pasacables permiten dejar los monitores en el exterior y llevar los sensores al interior, pudiendo así utilizar algunos instrumentos no aptos para ambiente presurizado como el oxímetro y cooxímetro subcutáneo $-TcpO_2$ y $TcpCO_2-$.

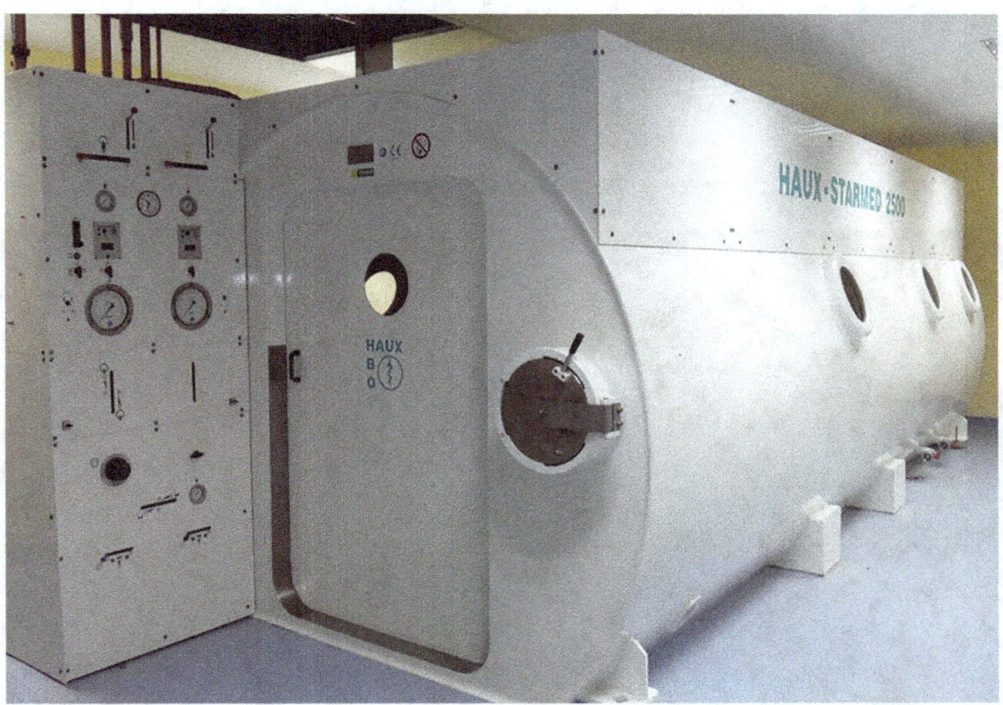

Fuente: Manuel Salvador

Monitorización básica para el manejo del paciente crítico en cámara hiperbárica

- **ECG** continuo.

- **La SpO$_2$** ha sido, en nuestra opinión, inexplicablemente despreciada pensando que respirando oxígeno al 100 % a una presión superior a la atmosférica, siempre estaría al 100 %, sin embargo, hemos podido comprobar que es extraordinariamente sensible para detectar una caída del gasto cardiaco en un paciente crítico. Imaginaos ver caer la SpO$_2$ a 84 % estando a 2,4 ata, respirando oxígeno al 100 % (FiO$_2$: 1).

- **La PANI (presión arterial no invasiva)** tomada de forma convencional es muy útil en la cámara. Nunca hemos tenido que usar la presión arterial invasiva.

- El ruido interno de la cámara y los cambios acústicos del aire comprimido hacen muy dificultosa su toma de forma manual, aunque utilizando los esfingo-manómetros neumáticos de los monitores las medidas son fiables.

- Los transductores de presión, no se ven afectados por el aumento de presión ambiental y las mediciones de PAI y PVC son fiables.

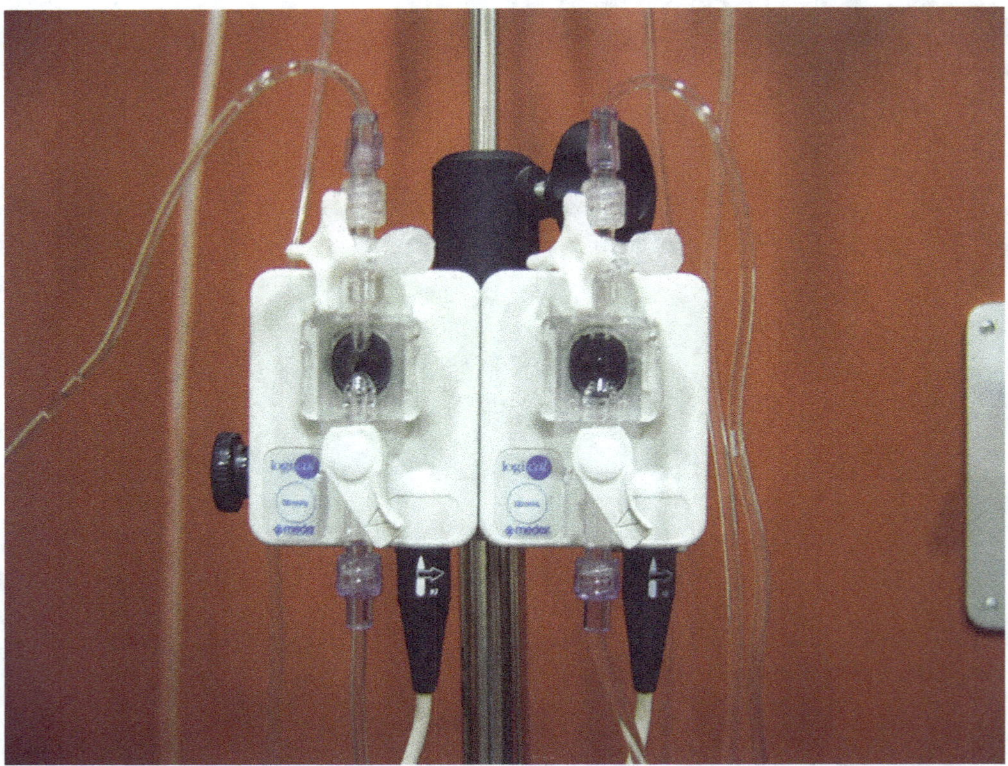

Figura 5

Transductores de presión usados en el interior de la cámara hiperbárica

Fuente: Manuel Salvador

- La $TcpO_2$ y $TcpCO_2$ —presión transcutánea de O_2/CO_2— usada frecuentemente en OHB pero, poco en casos agudos, nos informa acerca del transporte de oxígeno disuelto en el plasma y la oxigenación tisular. Pueden producirse errores de lectura por artefactos dependientes del individuo, localización del electrodo y estado hemodinámico del paciente y precisan de la instalación de pasacables por no ser esos aparatos presurizables.

- **Gases arteriales:** el pH y la pCO_2 no se modifican, mientras que los valores de pO_2 deben ser corregidos en el analizador de gases en relación con la presión ambiental a la que fueron obtenidos y pueden ser medidos inmediatamente después de su descompresión (tras extracción a través de la esclusa de medicamentos o SAS), para ello debe avisarse a los técnicos de laboratorio de los valores anormalmente elevados que van a encontrar.

- **Parámetros respiratorios** (ver apartado ventilación):

  - FR, VT, VM, Ppico, Pmeseta.

  - FiO_2: FiO_2: 1 hasta 3 ata, si comprimimos a 4 ata FiO2: 0,7.

  - El ventilador de soporte Maquet HBO de Getinge alcanza una presión máxima de 4 ata (30 msw), mientras que el ventilador Siare 1000 iper de 4ª generación permite alcanzar los 7 ata (60 msw).

  - PEEP: 5-10 cmH_2O

  - $EtCO_2$: la capnografía nunca conseguimos que funcionase bien en nuestro antiguo monitor adaptado, puede sustituirse por el $TcpCO_2$ si se dispone o también, como hace la monitorización de Haux, muestrear y medir en el exterior a presión ambiente, dada la duración de pocas horas de las tablas de tratamiento usuales, puede prescindirse de ella.

Figura 6

$TcpO_2/TcpCO_2$ de Radiometer

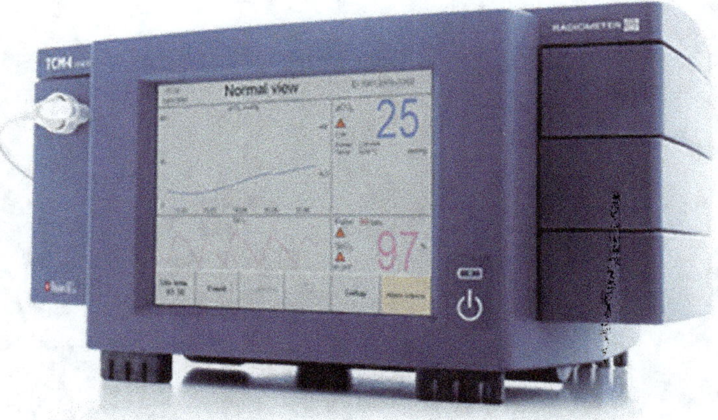

Fuente: cortesía Radiometer

Elementos de tratamiento

- Se pueden usar los mismos elementos que en una UCI.

- La infusión endovenosa de sueros y fármacos debe ser cuidadosamente controlada.

  - La infusión a caída libre presenta riesgo de embolismos aéreos, si no tenemos en cuenta la posibilidad de entrada de aire por la campana de goteo al usar viales de plástico poco deformable.

  - Los recipientes de polivinilo (Viaflex) son los ideales, en ningún caso deberán admitirse los de cristal, porque al ser rígidos, el volumen de suero que se perfunde es sustituido por aire comprimido, que le provocará un aeroembolismo venoso al buceador cuando baje la presión ambiental.

Figura 7

Frascos de goteo de cristal, vinilo y plástico rígido

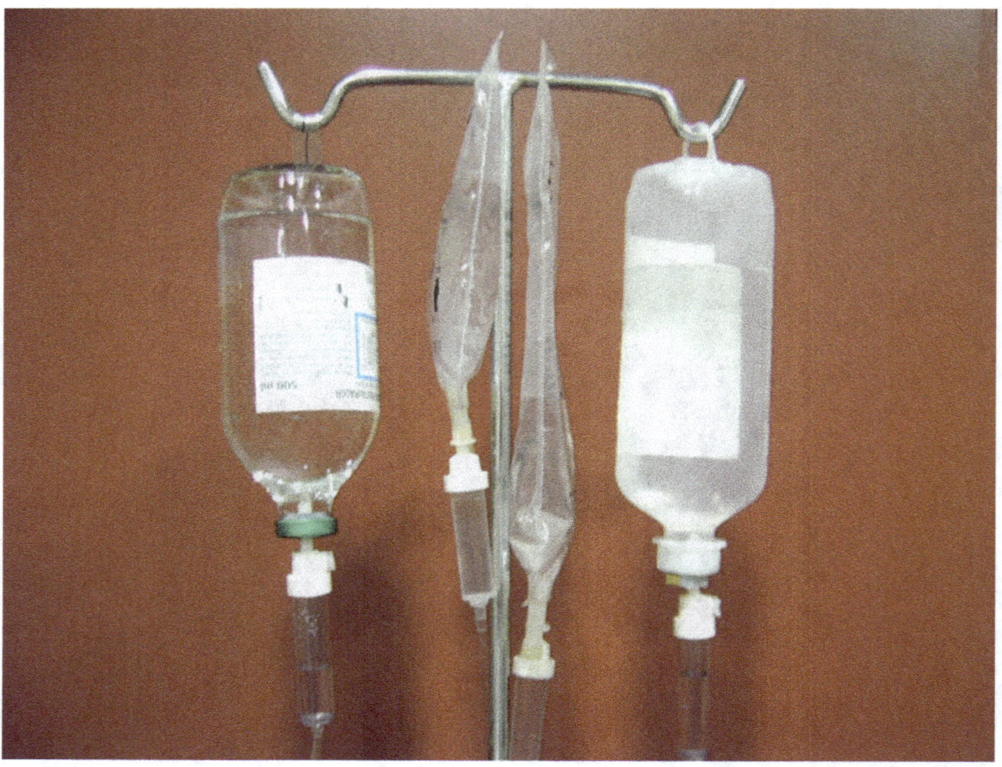

Fuente: Manuel Salvador

- Hay que prestar atención a los frascos de suero de polietileno porque son más rígidos. Si se ve que ascienden burbujitas en su interior, hay que pincharlos con una aguja hipodérmica en la parte más alta.

- Las campanas de goteo deben tener siempre la ventanita de aireación cerrada.

Figura 8

Cuando un frasco rígido tiene abierta la ventana de aireación de la campana de goteo, como el de la izquierda, se llenará de aire «comprimido», si la ventana está cerrada, como en el de la derecha, se producirá un efecto de succión y la sangre subirá por el tubo para reponer el espacio perdido al comprimir el gas

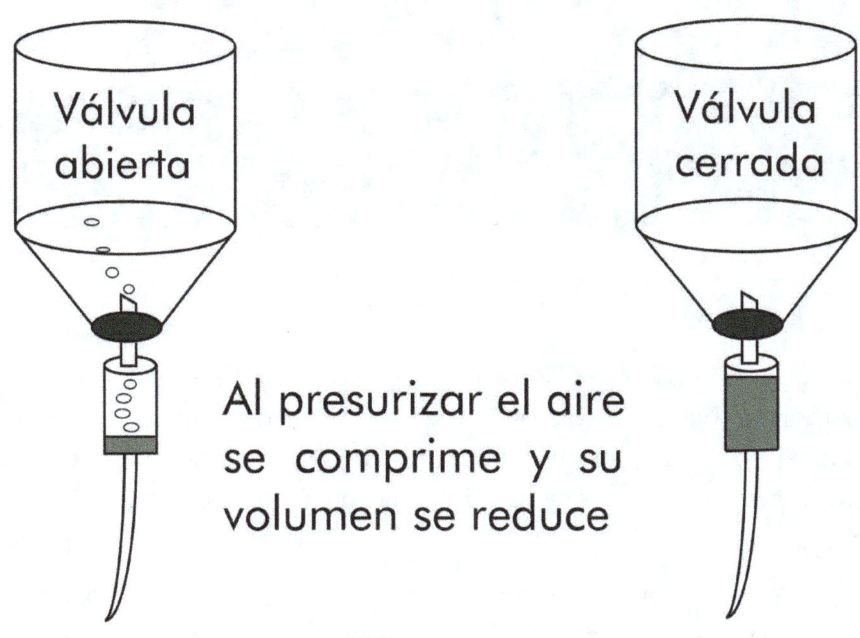

- Los Dial-a-flow son seguros y se pueden utilizar, pero lo ideal es una bomba de infusión.

- El uso de bombas de infusión limita este problema, pero deben ser minuciosamente purgadas y, aquellas que presentan cámaras de infusión, mantenerlas siempre llenas.

- Nosotros utilizamos una bomba de jeringa certificada Pilote Hyperbaric, de Fresenius, sobre todo, para el midazolam.

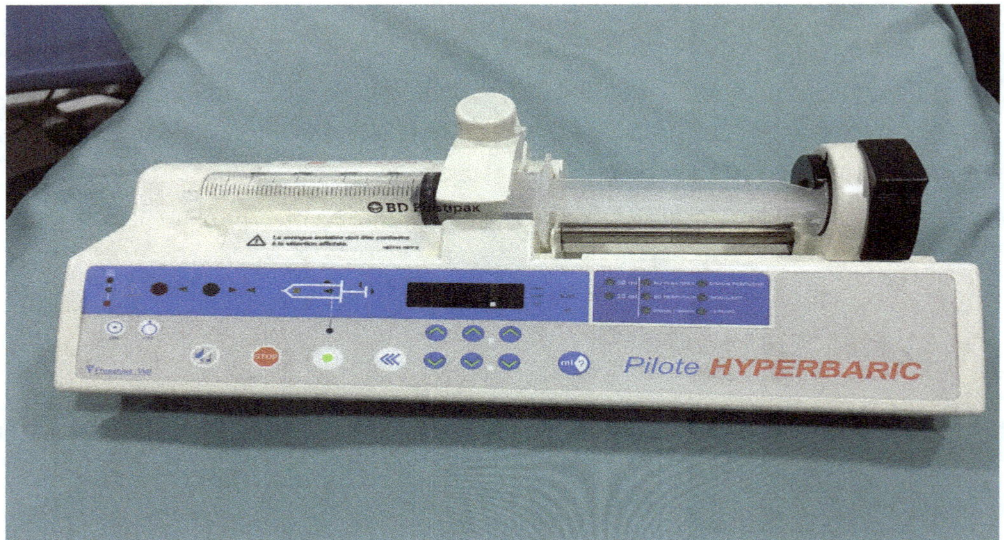

Fuente: Manuel Salvador

- Hay unas bombas peristálticas que funcionan muy bien dentro de la cámara hiperbárica. Nosotros valoramos los volúmenes de infusión a distintas velocidades y distintas presiones ambientales, y las desviaciones eran mínimas, pero el problema es que el fabricante no autoriza su uso en ambiente hiperbárico.

- Durante el tratamiento, la velocidad de infusión es estable y solo durante la fase de compresión o descompresión se producen pequeñas variaciones en la velocidad de infusión.

13.5 Sedación y soporte ventilatorio en la cámara hiperbárica

Sedación

- El buceador debe estar adecuadamente sedado, Ramsay 5-6, nunca agitado.

- No se usan gases anestésicos, por contaminación de la cámara y en el caso del N_2O (óxido nitroso) por aumento del riesgo de enfermedad por descompresión en el buceador.

- Fármacos con alta estabilidad hemodinámica. Preferible el midazolam al propofol por su efecto cardiodepresor y el aumento de lípidos en su concentración.

- La relajación muscular es imprescindible en la ventilación mecánica, para la prevención de síndromes de barotrauma pulmonar. Se administra en bolos.

Ventilación mecánica

- Los ventiladores (mal llamados respiradores) no están diseñados para trabajar en ambiente presurizado, salvo algunos modelos específicos.

- En el interior de una cámara hiperbárica:

  - Las condiciones ambientales se modifican.

  - Las características del gas se modifican.

  - En apariencia como si estuviésemos a 1 ata.

  - Y los ventiladores mantienen sus parámetros llevándonos a errores de medición.

  - Finalmente, hipoventilamos.

Pequeñas nociones de física

- El flujo se puede medir como flujo volumétrico o tasa de flujo real y tasa de flujo másico, que es el espacio que ocuparían esas moléculas medidas en condiciones de temperatura y presión estándar.

- La resistencia a la vía aérea es la oposición del flujo a las fuerzas de resistencia.

$$R = Pa - Pb/flujo$$

- Tenemos un flujo constante durante un determinado tiempo (frecuencia) y unas resistencias conocidas. El respirador trabaja acorde a estos parámetros:

$$Flujo \times Tiempo = Volumen\ Tidal$$

- El flujo en la vía aérea superior y en las tubuladuras es turbulento.
- La resistencia al flujo depende:
  - Tipo de flujo (la presión de empuje del flujo turbulento es proporcional al cuadrado de la velocidad del flujo. Para doblar la velocidad, tiene que cuadruplicarse el empuje).
  - Radio de la vía aérea.
  - Viscosidad del gas.

Figura 10
Flujo laminar y flujo turbulento

Flujo laminar

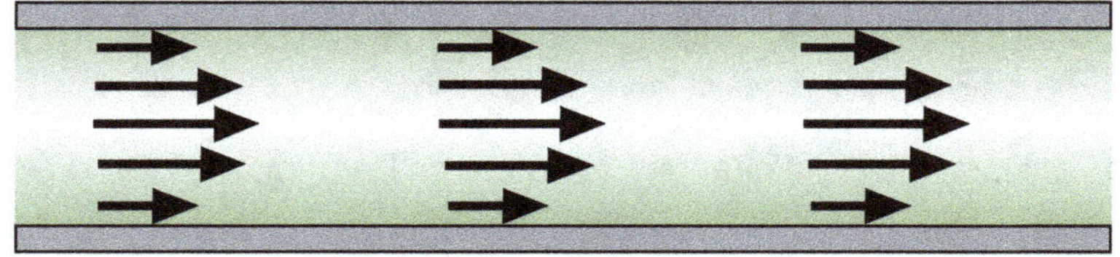

Flujo turbulento

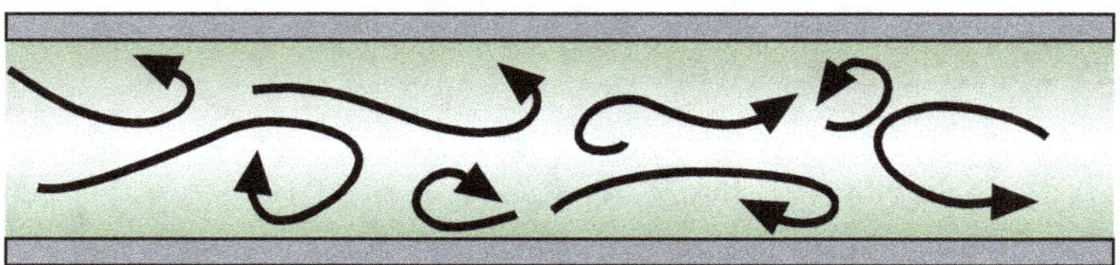

- A medida que el gas se comprime, aumenta su densidad y viscosidad.

- La densidad se puede calcular conociendo la presión (P, en ata), la masa molecular del gas (M, g/mol), la constante de los gases ideales y la temperatura (en ° Kelvin).

- Conociendo la densidad y viscosidad del aire, podemos calcular la cifra de Reynolds, responsable del flujo laminar o turbulento.

N.° de Reynolds (Re) = fuerzas iniciales (2 veloc gas x Radio tubo x densidad) /fuerzas viscosas

- Cifras altas, flujos turbulentos.

- Cifras bajas, flujos laminares.

- Densidades/viscosidades

  - Aire: 1,29 kg/m3 – 188,5 poises

  - O_2: 1,43 kg/m3- 211,4 poises

  - He: 0,18 kg/m3- 201,8 poises

Figura 11

Partes del aparato respiratorio

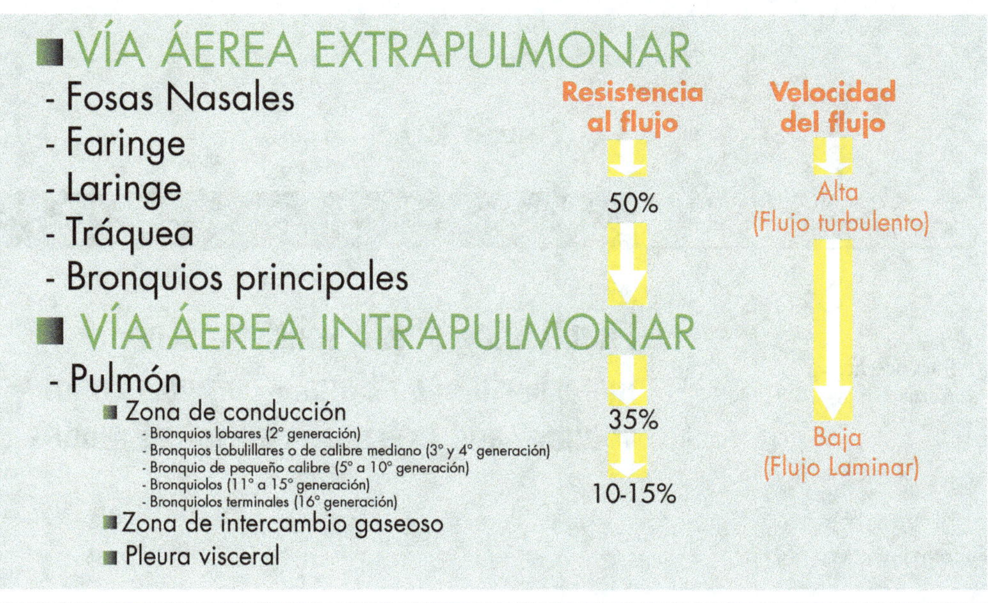

- Flujo turbulento: $P = KV^2$. La viscosidad del gas pierde importancia, en cambio, la caída de presión para un flujo dado es mayor a medida que aumenta la densidad del gas, reduciéndose la velocidad.

- El coeficiente de viscosidad (η) depende de temperatura, presión y tipo de sustancia.

- La densidad se puede calcular conociendo la presión (P, en ata), la masa molecular del gas (M, g/mol), la constante de los gases ideales (R, ata · Vol en L/ temp en K · n.º de moles) y la temperatura (en °K).

- Resumiendo: al aumentar la presión ambiental, aumenta la densidad del flujo y la K constante de los gases, y al mantenerse una misma presión de empuje por parte del ventilador, se reduce la velocidad del flujo y, por lo tanto, el volumen total emitido:

Fuerzas iniciales ($\downarrow$veloc gas x $\varnothing$Radio tubo x $\uparrow$densidad)

- Proceso estudiado por Stahl y Radermacher en el año 2000, cuyo artículo es de lectura muy recomendable[3].

Figura 12

Intensive Care Med (2000) 26: 442–448
© Springer-Verlag 2000

EXPERIMENTAL

W. Stahl
P. Radermacher
E. Calzia

Functioning of ICU ventilators under hyperbaric conditions – comparison of volume- and pressure-controlled modes

Fuente: J Madero

Ventiladores de soporte

En el pasado, utilizábamos dos ventiladores: un Oxylog 1000 de Dräger con un respirómetro y el otro, un Siemens (Maquet) Servo 900C, que se podía partir y mantener la parte eléctrica en el exterior y la mecánica dentro de la cámara hiperbárica, ninguno de los dos estaba diseñado para uso en ambiente hiperbárico, pero el Siemens, en modo «Presión Control» y con un respirómetro de Wright intercalado en la rama inspiratoria para realizar las oportunas correcciones en el Tidal, funcionaba satisfactoriamente y se usaba en toda Europa.

Figura 13

El ventilador Siemens «partido», con la parte eléctrica en el exterior y la mecánica en el interior de la cámara hiperbárica[4]

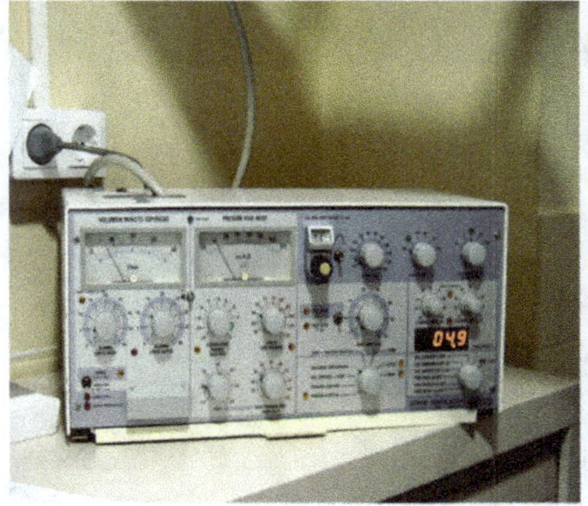
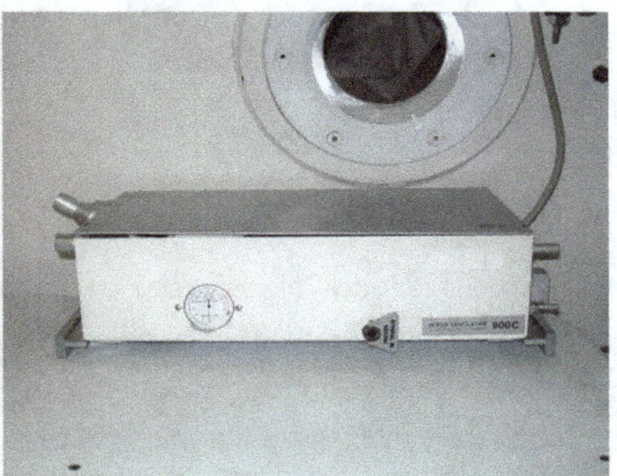

Fuente: Manuel Salvador

Disponer de un respirómetro, bien sea mecánico y basado en los diseños del respirómetro de turbina de Wright, o bien sea electrónico, dotado también de turbina, como el de Wright, aunque al ser electrónico corrige automáticamente el «error de inercia» propio de los respirómetros basados en el diseño de Wright. Nosotros usamos los dos indistintamente, la diferencia es muy pequeña por debajo de 20 ciclos/min. El Ferraris Magtrak II es más delicado por sus conexiones electrónicas, además, hay que hacer un par de perforaciones con una aguja hipodérmica en cada una de sus teclas de membrana para evitar que la presión las colapse y bloquee su funcionamiento.

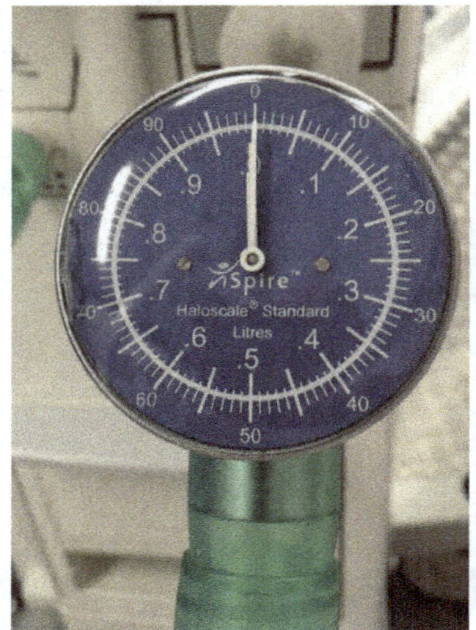

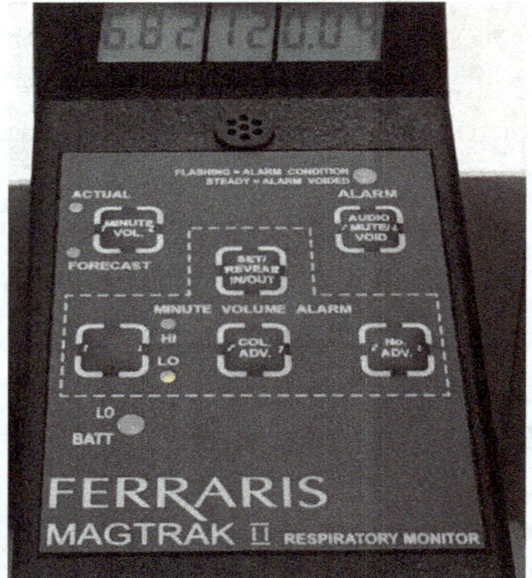

Fuente: Manuel Salvador

- En la actualidad, disponemos de un ventilador Siaretron 1000 iper 2006, de la generación anterior al actual, en la cámara hiperbárica Haux Starmed 2500 y de un ventilador Maquet i-servo HBO de Getinge en la CH Iberco, todos los ventiladores introducidos en una cámara hiperbárica deben conectarse como sistemas cerrados con salida de gases (exhaustación) al exterior para evitar aumentar la ppO_2 ambiental.

- La exhaustación de gases al exterior desde el ventilador de soporte debe hacerse utilizando un sistema Venturi pasivo que se conecta en «T» a la exhaustación del aire del ambiente, porque los ventiladores no soportan la succión directa.

- Una cosa es la aspiración que se utiliza para limpieza de secreciones de las vías respiratorias, que puede ser directa y potente. En la mayor parte de las cámaras se basa en la diferencia de presión respecto a la ambiental del exterior, por ello, hay que utilizar llaves de aguja que controlan la presión negativa de aspiración y evitan una succión excesiva.

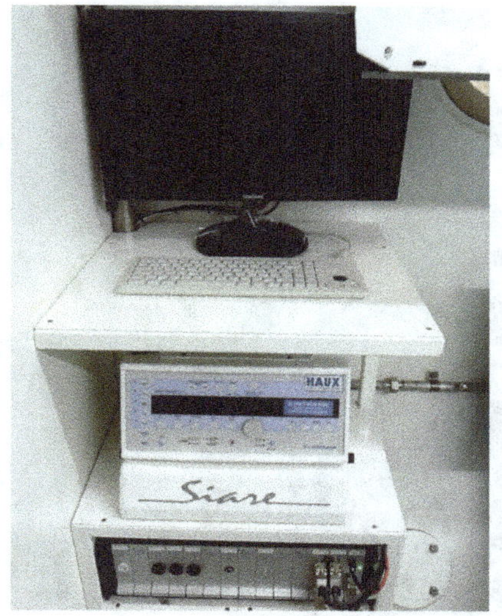 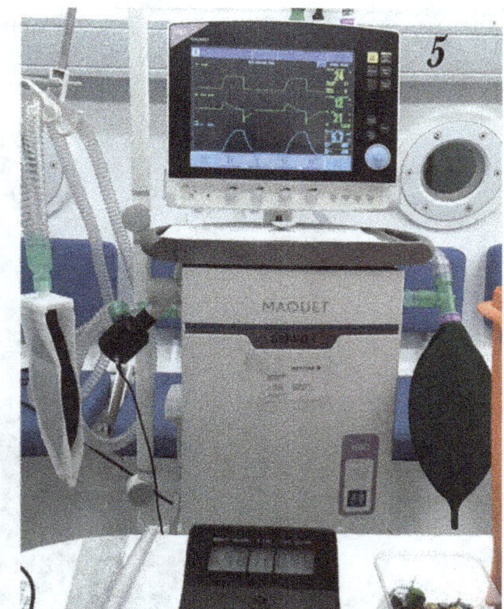

Fuente: Fotos Manuel Salvador

Figura 16
Exhaustación por efecto Venturi

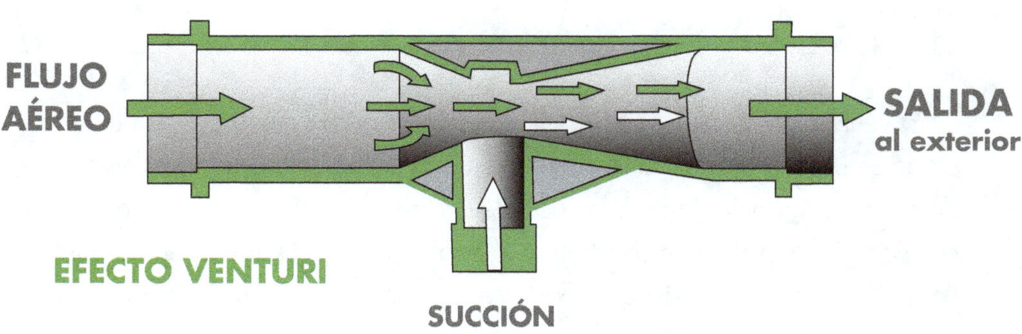

- Y otra, la «sutil» aspiración (Venturi) que precisan los ventiladores para exhaustar el oxígeno al exterior, los ventiladores no soportan la presión negativa en la exhaustación, es uno de los requisitos que exige el fabricante de estos aparatos.

En la actualidad, el mejor ventilador de soporte es el Siaretron 1000 iper actual. Un equipo cuyo primer prototipo se fabricó en 1992 y dio lugar posteriormente a toda una familia de ventiladores de soporte diseñados expresamente para trabajar en medio hiperbárico, y no únicamente adaptados a partir de otros modelos, como ocurre con otras marcas[5].

Figura 17

Ventilador hiperbárico de soporte Siaretron 1000 iper

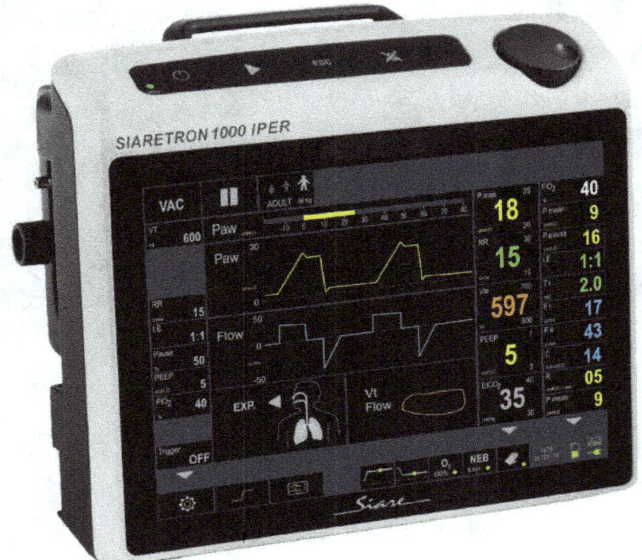

Fuente: cortesía Siare

- En la ventilación de un paciente sedado en el interior de una cámara hiperbárica no se utilizan las mascarillas laríngeas, se utilizan tubos endotraqueales que, excepto en los niños, van provistos de un manguito neumático, denominado neumotaponamiento, que se infla con aire a una presión entre 20 y 30 cmH$_2$O. Por debajo de esa presión de sellado se favorecen las aspiraciones bronquiales que pueden dar lugar a neumonías; por encima, se lesionará la mucosa traqueal en exposiciones mayores a 2 horas, al superar su presión de perfusión.

- Al presurizar la cámara hiperbárica, el volumen de aire del neumotaponamiento se reducirá rápidamente y se perderá el sellado. En algunos textos recomiendan llenar los neumotaponamientos con agua bidestilada o peor, con suero salino; esto es totalmente inviable, si se consigue hacer entrar el líquido a presión después no habrá modo de extraerlo.

- Los neumotaponamientos de los tubos endotraqueales deben ser controlados con un manómetro de aire. En el interior de la cámara hiperbárica utilizamos exclusivamente el modelo manual, aunque hay modelos electrónicos que mantienen automáticamente la presión del manguito en los valores elegidos, pero cuanto menos electrónica, mejor.

Figura 18

Manómetro para el neumotaponamiento

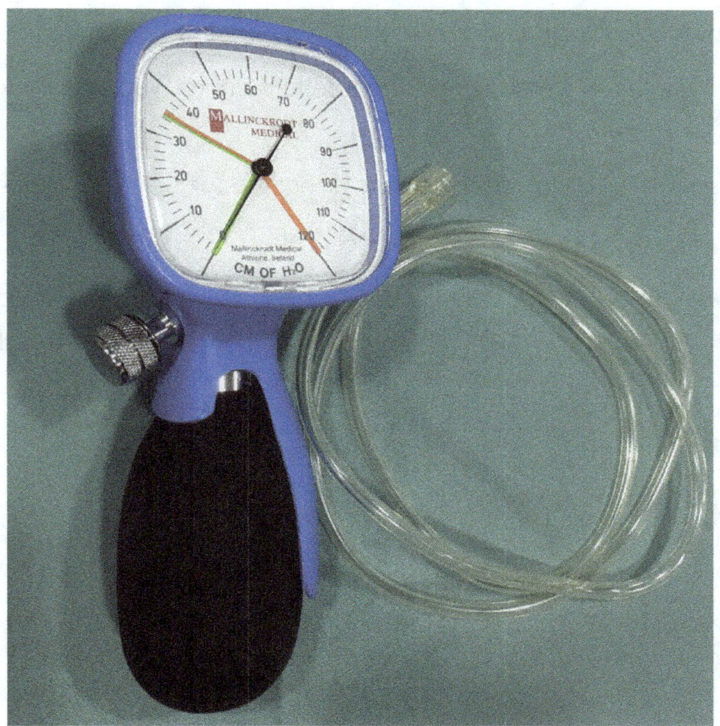

Fuente: Manuel Salvador

- Así como en los pacientes ambulatorios que precisan humidificar el oxígeno, se le hace burbujear a través de un Aquapack®, cuando un paciente está con ventilación asistida, siempre intercalamos una «nariz» para asegurar la humidificación.

13.6 Desfibrilación en la cámara hiperbárica

La desfibrilación en el interior de la cámara hiperbárica es un tema que ha motivado mucha controversia[6]. A pesar de que muchos expertos están de acuerdo en que puede realizarse con seguridad si se usan parches y se extreman las precauciones, la desfibrilación conlleva un riesgo elevado de:

- Deflagración en ambientes enriquecidos de oxígeno.

- Transmisión de la descarga eléctrica en medio rodeado de metal, corto de espacio y con una atmósfera con más del 70 % de humedad relativa.

  Dos posibilidades:

  1. Reanimar, descomprimir y desfibrilar.

  2. Utilizar parches y desfibrilador fuera de la cámara. Ventajas clínicas no establecidas actualmente.

- MP transcutáneo/Endovascular seguro (si generador fuera) pendiente de validar.

- MP/DF implantables son seguros hasta 4 ata.

En la actualidad, la casa Haux ha desarrollado un desfibrilador tipo DEA con parches que puede ser utilizado en el interior de una cámara hiperbárica presurizada incluso por personal no entrenado.

Figura 19
Hyperbaric Defibrillator de Haux

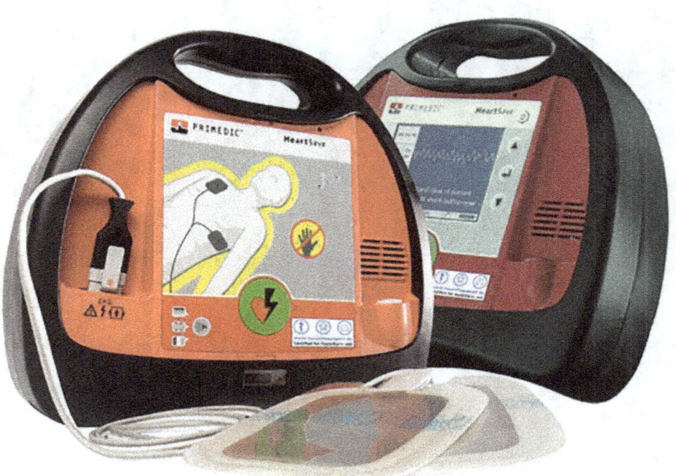

Fuente: Cortesia HAUX

13.7 ¿Hace falta desfibrilar en el interior de la cámara hiperbárica?

El profesor Boerema, considerado como el «padre» de la OHB, era cirujano cardiaco y utilizó a mediados de los años 60 un quirófano instalado en el interior de una cámara hiperbárica para prolongar el tiempo de parada cardiaca durante la cirugía cardiaca pediátrica abierta. Esto le permitió la realización de una cirugía cardiaca de una cierta complejidad antes del desarrollo de la circulación extracorpórea, con tiempos de parada cercanos a los treinta minutos y sin secuelas neurológicas por anoxia cerebral. Estas evidencias, nos dan un margen de tiempo de actuación muy superior al que tendríamos en condiciones normales para descomprimir al paciente y desfibrilarlo en el exterior de la cámara. Diversos trabajos experimentales han mostrado cómo la resucitación tras el paro cardiaco inducido en modelos animales en medio hiperbárico y respirando oxígeno proporciona mejores resultados que los obtenidos respirando oxígeno a presión atmosférica.

Nuestro protocolo contempla que, en caso de parada o fibrilación ventricular, se extrae rápidamente al buceador de la cámara hiperbárica, algo que lleva menos de 5 minutos, mientras se le realizan maniobras de RCP avanzada y se desfibrila en el exterior, tras la apertura de las puertas a 1 ata.

Bibliografía

1. Libre acceso en: http://www.eubs.org/documents/DHMJOURNAL%20Vol45%20No1_secure.pdf

2. Weaver LK. Hyperbaric oxygen in the critically ill. Crit Care Med. 2011;39(7):1784–91.

3. Stahl W, Radermacher P, Calzia E. Functioning of ICU ventilators under hyperbaric conditions - Comparisons of volume- and pressure-controlled modes. Intensive Care Med. 2000;26(4):442–8.

4. Bingham G, Koch B, Lee G, Millar I. Ventilator performance under hyperbaric conditions: A study of the Servo 900C ventilator. Diving Hyperb Med. 2007;37(4):199–203.

5. Hermosilla I. Estudio descriptivo de dos ventiladores en un medio hiperbárico: Maquet i-servo HBO y Siaretron 1000 Iper. 2019.

6. Martindale LG, M M, Fries P. Test of an R-2 Defibrillator Adapter in a Hyperbaric Chamber. J Hyperb Med. 1987;2(1):15–25.

CAPÍTULO 14

INSTALACIONES HIPERBÁRICAS DE USO MÉDICO

D. Óscar Gómez

CAPÍTULO 14

INSTALACIONES HIPERBÁRICAS DE USO MÉDICO

D. Óscar Gómez

14.1 Nota del director

Creo que el personal sanitario debe saber valorar el material con el que trabaja, así que le pedí a nuestro técnico camarista, el D. Óscar Gómez, que nos enseñase a valorar las máquinas con las que trabajamos a diario, con sus virtudes y sus defectos. Al final, se ha resumido mucho porque habría tanto que decir…, pero este es solo un pequeño manual.

Una cámara hiperbárica (CH) es un recipiente rígido para ocupación humana capaz de mantener en su interior un medio o mezcla gaseosa comprimida a una presión varias veces superior a la atmosférica.

Las cámaras hiperbáricas utilizadas en la industria del buceo profesional o en medicina deben estar provistas de los mecanismos necesarios para hacerlas habitables durante muchas horas y deben posibilitar el intercambio de personas y objetos con el exterior, disponer de circuitos auxiliares de control y detección de gases, así como de sistemas de suministro de oxígeno u otros gases medicinales a la presión de trabajo.

14.2 Cámaras monoplazas y multiplazas

Podemos clasificar las cámaras hiperbáricas en tres tipos:

- **Cartuchos monoplazas o biplazas de recompresión inmediata:** militares o profesionales, se utilizaban para el transporte de buzos accidentados hasta la CH multiplaza más próxima, algunos disponían de acople NATO para realizar el transvase del buzo a la CH sin tener que despresurizarlo. En la Figura 1 se muestran dos cámaras hiperbáricas para transporte de buzos accidentados, estas fueron fabricadas por la casa Dräger en los años 80 del siglo pasado que se encuentran en el Centro de Buceo de la Armada en Cartagena, ambas disponen de cierre NATO, lo que las permitiría acoplarse a una cámara multiplaza dotada del mismo cierre y transvasar al buzo accidentado sin tener que despresurizarlo, como se observa en las imágenes.

Estos «cartuchos» se presurizan con oxígeno 100 %, lo que obliga a tomar extraordinarias precauciones para prevenir la posibilidad de que se declarase un fuego en su interior, así pues, solo se introducirá al buzo, sus ropas —no deben ser acrílicas— preferiblemente de algodón, y nada más, incluso deberemos humedecer su cabello.

Estas cámaras de transporte se encuentran en desuso, imagínense como sanitarios, en el interior de la «cámara biplaza», sentados con la cabeza del buzo entre sus rodillas, en un habitáculo tan claustrofóbico y sufriendo de cinetosis.

Figura 1

Cámaras monoplaza y biplaza de transporte con cierre NATO

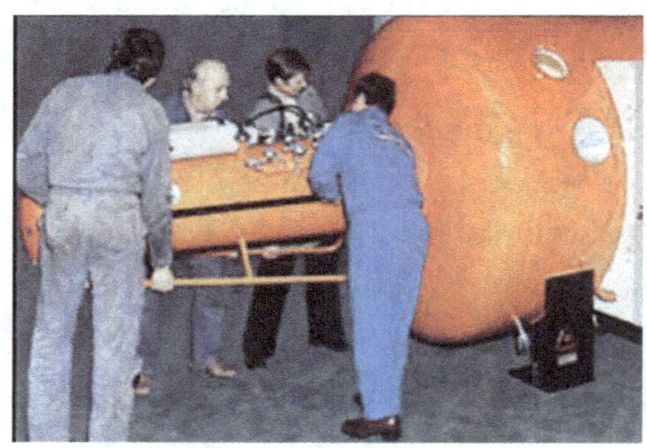
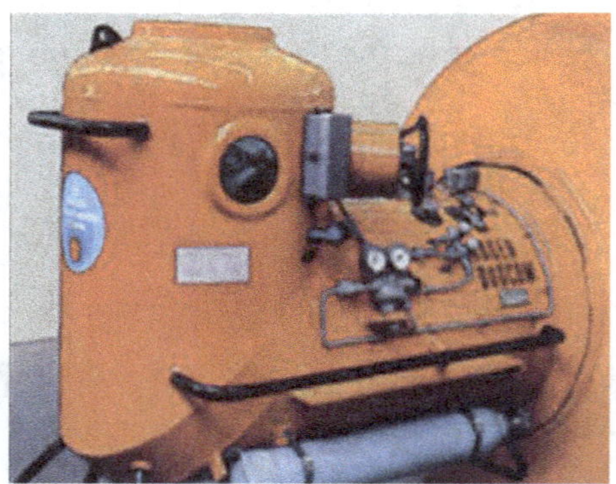
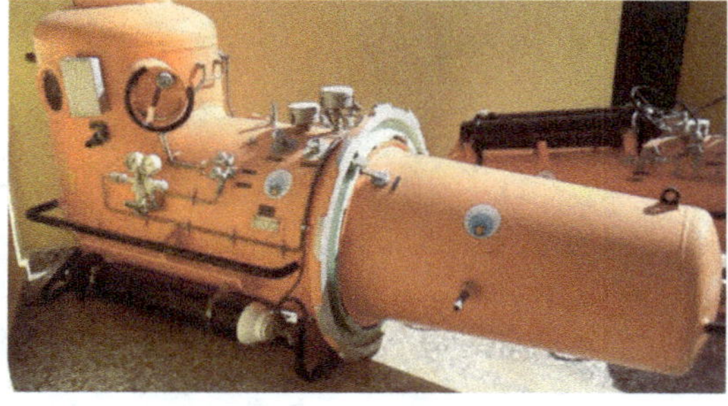
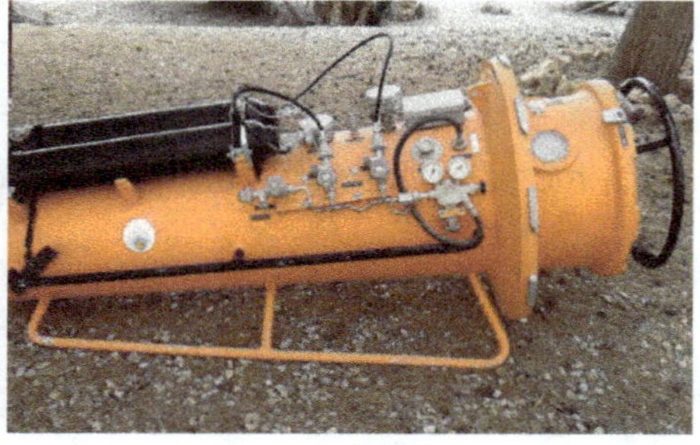

Fuente: A. Viqueira

MANUAL DE MEDICINA SUBACUÁTICA

- **Cámaras hiperbáricas monoplaza:** este tipo de CH goza de gran popularidad en algunos países y se utiliza para tratamientos de pacientes ambulatorios afectos de patologías subsidiarias de la OHB, con tratamientos que rara vez exceden los 90 minutos, pero no son apropiadas para tratar accidentes disbáricos agudos, ni por las presiones máximas que pueden alcanzar ni por el hecho de que el buzo permanezca solo, ni tampoco están preparadas para tratamientos de varias horas —6ª USN o Comex 30—, sin embargo, son muy útiles para el tratamiento de secuelas de accidentes disbáricos, que pueden prolongarse a lo largo de varias semanas, y pueden tratarse perfectamente y con un menor coste económico en estas unidades.

Al igual que los «cartuchos», y excepto algún raro modelo que se presuriza con aire comprimido, estas cámaras se presurizan también con oxígeno al 100 %, por lo que deberemos tomar las mismas precauciones. Los pacientes deberán introducirse en la cámara con ropa no acrílica —para evitar las chispas por electricidad estática— y prescindir de todo objeto personal, el cabello deberá estar limpio, sin espumas ni geles y, en caso de duda, se humedecerá si tuviese aspecto grasiento.

Figura 2

Monoplaza Haux Oxystar 1000 para tratamientos fundamentalmente de afecciones crónicas

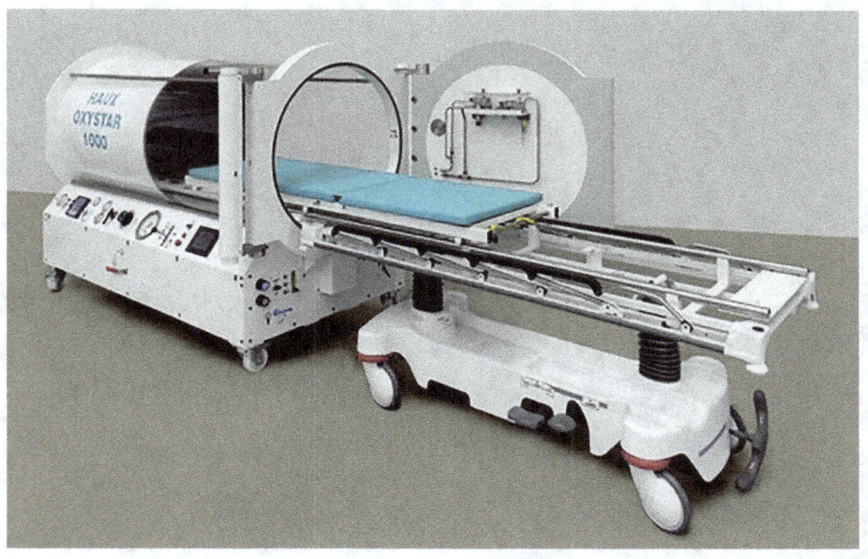

Fuente: cortesía HAUX

- **Cámaras hiperbáricas multiplaza:** estas son las indicadas para el tratamiento de los accidentes disbáricos de los buceadores, porque permite que se encuentren acompañados por personal sanitario, administrarle medicación, líquidos y alimentos, atender a sus necesidades fisiológicas durante las largas horas de una tabla de tratamiento, están dotadas de antecámara que hace las funciones de esclusa y permite relevarse al personal sanitario, y son estas, las cámaras hiperbáricas de las que hablaremos a continuación.

Estas cámaras se presurizan siempre con aire comprimido, por lo que, aunque vale lo dicho para las cámaras monoplaza, se permite a los pacientes algunas pequeñas «comodidades», como un libro o un cuaderno, crucigramas, pasatiempos, un lápiz…, que hagan el tiempo que pasan en su interior más llevadero.

Figura 3

Cámara hiperbárica fabricada en Inglaterra en 1920, prestó excelentes servicios durante 50 años en el buque de salvamento Alhucemas y, posteriormente, en Soller y Porto Pí (Mallorca)

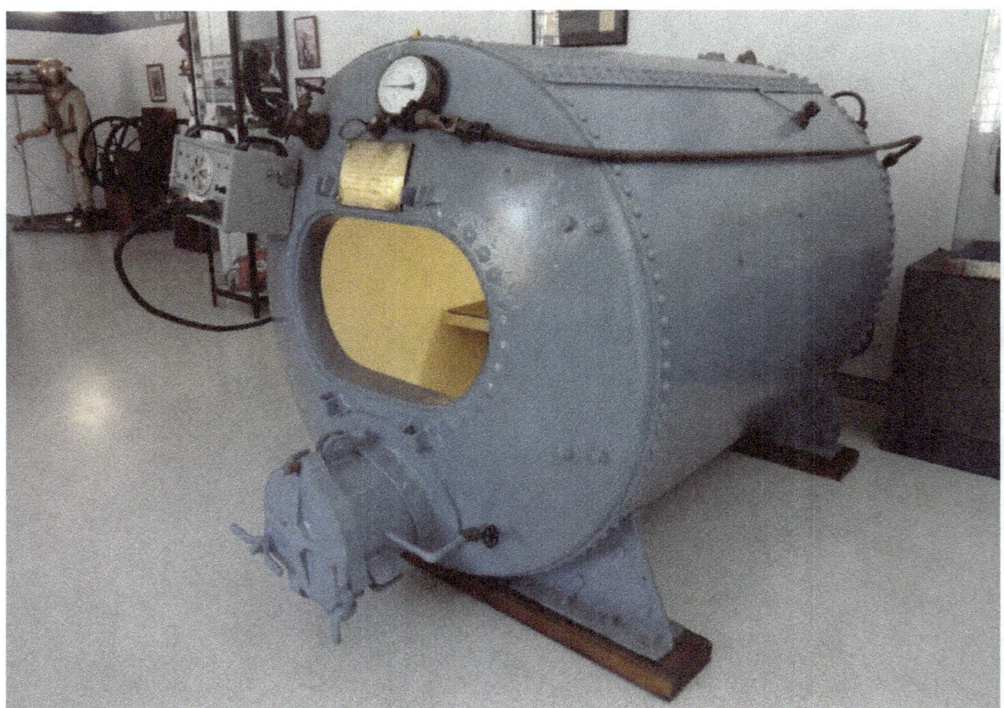

Fuente: A. Viqueira

 MANUAL DE MEDICINA SUBACUÁTICA

Alzado y planta con distintas configuraciones: 8 asientos, 2 camillas o una cama de hospital y 4 asientos, de la cámara hiperbárica sita en el Consorcio Hospital Provincial de Castellón

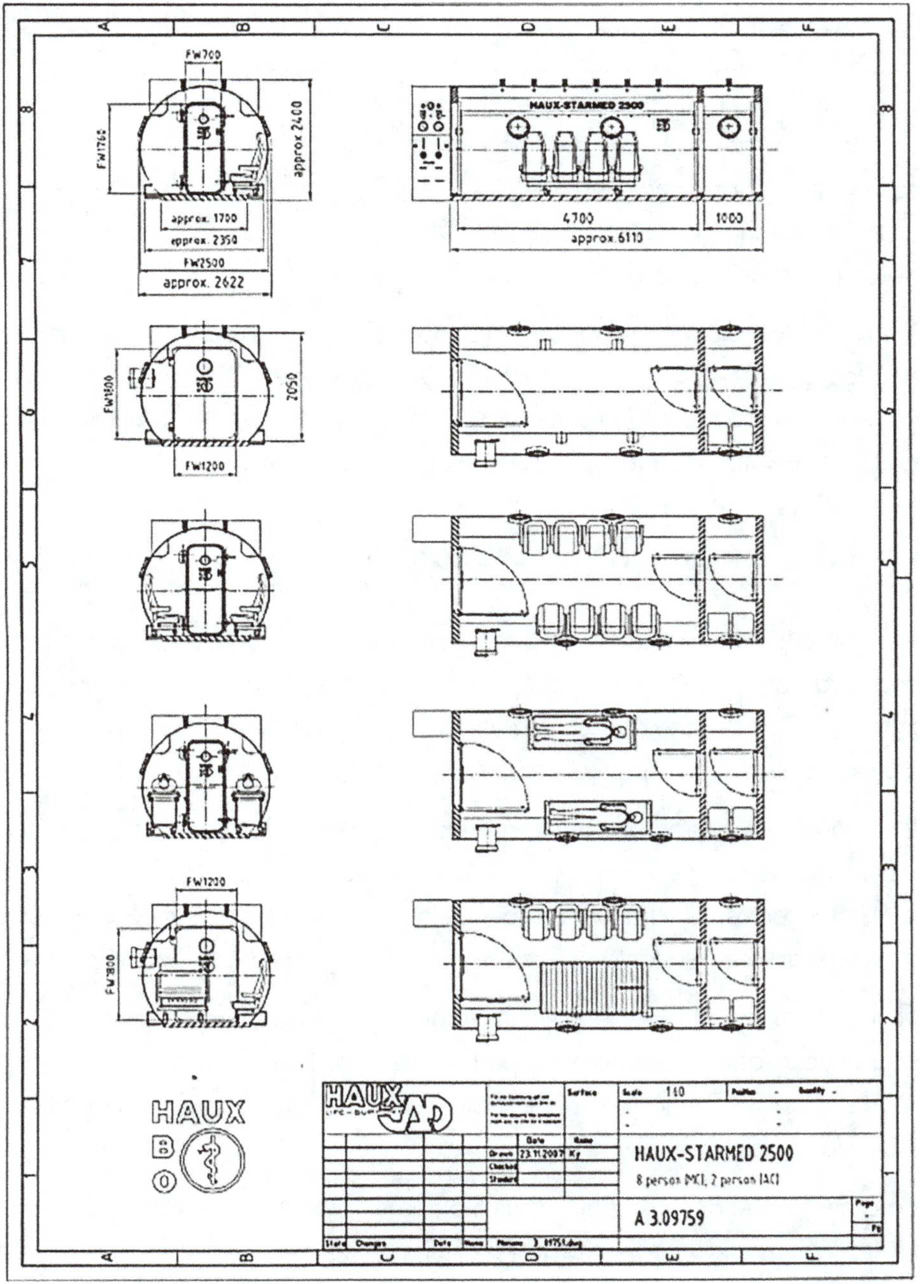

14.3 Evaluación de una cámara hiperbárica multiplaza

En cuanto a la evaluación de una CH multiplaza y por mi experiencia profesional, destacaría algunos aspectos que son primordiales y con un mercado tan nutrido de cambios y características que pasarían por alto muchas personas o profesionales profanos de esta materia.

14.4 Normativa

Las normas para cumplir son la UNE-EN 14931 (Cámaras hiperbáricas para ocupación humana) y la UNE-EN 16081-2012 y A1 (Sistemas contraincendios en cámaras hiperbáricas para ocupación humana).

Hemos dividido este capítulo en varios apartados con el objeto de sistematizar y valorar las diferentes características de una cámara hiperbárica multiplaza para el tratamiento de todo tipo de pacientes, críticos y ambulatorios, procedentes del buceo recreativo o profesional o remitidos desde un hospital o un consultorio médico.

14.5 Cámara, antecámara y SAS

Las cámaras hiperbáricas multiplaza deben estar dotadas obligatoriamente de antecámara para permitir la entrada y salida de personas sin tener que despresurizar la cámara principal y de esclusas de alimentos y medicamentos —en francés esclusa se dice también «SAS»— preferentemente en cámara y también en antecámara.

El tamaño y diámetro de la cámara principal, la antecámara o esclusa, así como la esclusa de medicamentos o SAS son partes vitales para la comodidad y estancia en los tratamientos. Un habitáculo demasiado pequeño hace muy incómoda la estancia y el tratamiento tanto del paciente como del sanitario o acompañante.

El acceso al cilindro debe ser a nivel de suelo, sin rampas ni escalones para facilitar el acceso; la puerta, amplia para poder introducir camillas, sillas de ruedas e incluso camas UCI si lo requiriese la situación. El suelo, estable, antideslizante y fácil de higienizar.

Bajo nivel de ruido: las cámaras multiplaza se presurizan siempre y únicamente con aire comprimido, en el argot profesional se dice «atacar» y «exhaustar» a las acciones de inyectar aire o de dejarlo escapar del interior del cilindro,

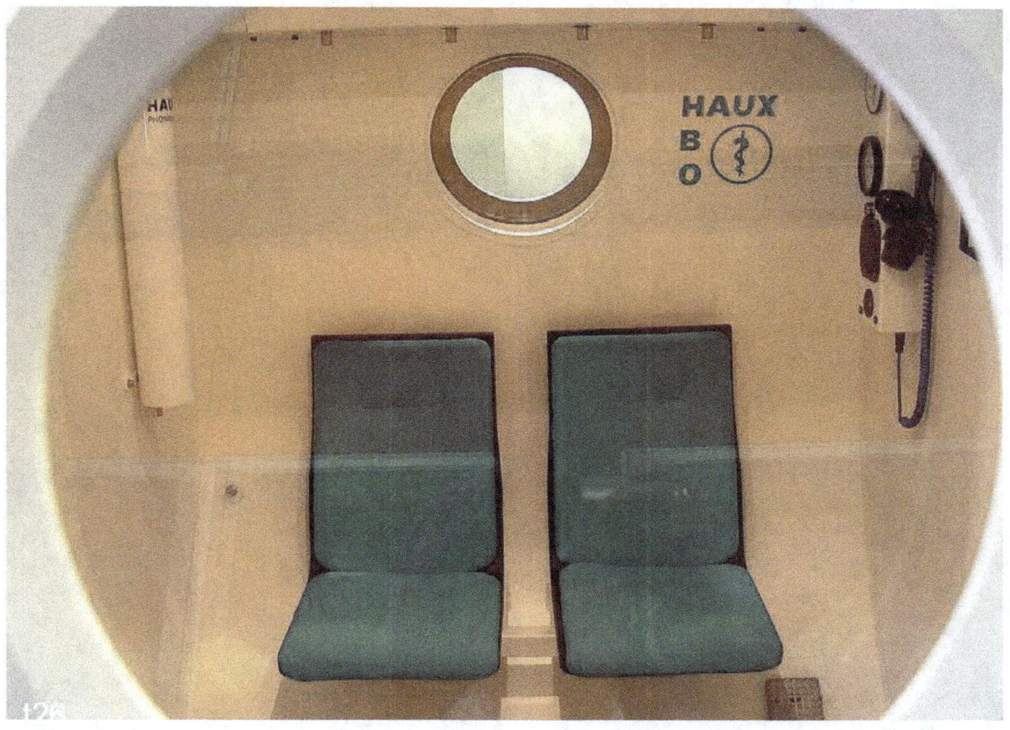

Fuente: cortesía HAUX

los conductos para el ataque y exhaustación de aire deben estar dotados de grandes y eficaces silenciadores para minimizar el ruido, que es uno más de los «contaminantes ambientales» que el técnico debe vigilar.

Los asientos amplios y cómodos con respaldo protector, apoyabrazos individuales y espacio entre ellos, de manera que los pacientes mantengan una distancia de seguridad que facilite la función del sistema antiincendios en el hipotético caso de que ocurriera. Encima de cada paciente, un interruptor de llamada al operador y auriculares para poder recibir sus instrucciones.

Disponer de sistema de climatización para corregir los cambios bruscos de temperatura que aparecen en las fases de compresión —calor— y descompresión —frío—, así como para mantener una temperatura confortable durante las horas que pueda durar el tratamiento.

Haux Starmed 2500 con puerta de 120 cm a ras de suelo para facilitar la entrada, sita en el Consorcio Hospital Provincial de Castellón

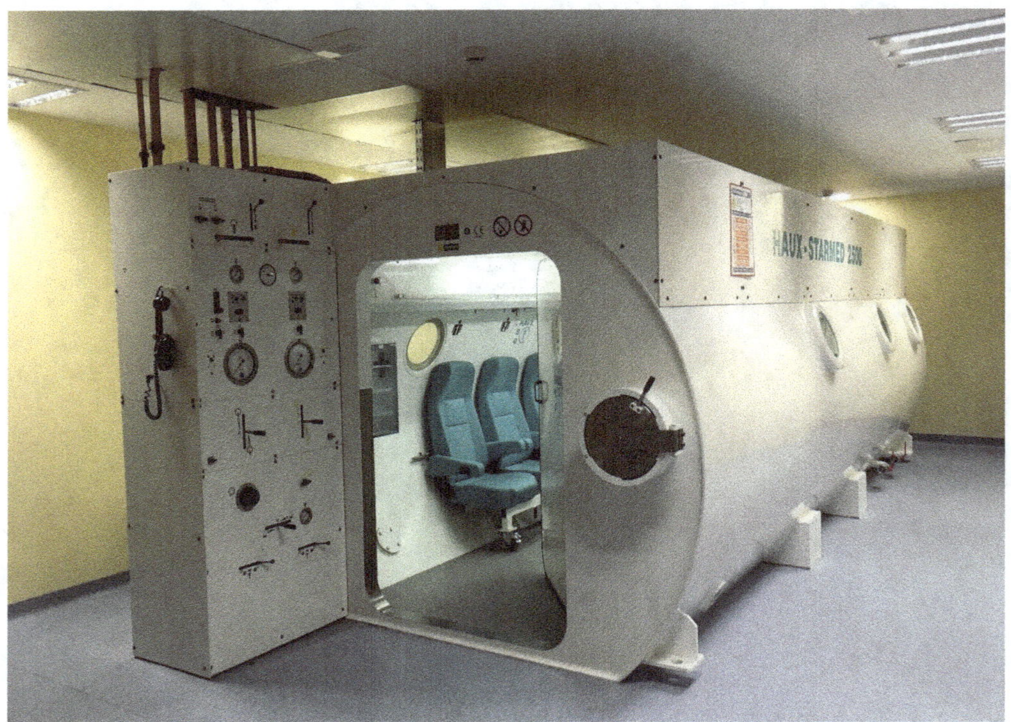

Fuente: Óscar Gómez

La luz debería ser regulable en intensidad y por zonas, las mirillas u ojos de buey, amplias, de manera que el paciente y el personal se sientan cómodos y con una visión agradable, aunque limitada al exterior, que ayude a combatir la sensación de claustrofobia.

Consola interior de lectura de profundidad, hora, temperatura y tiempo de tratamiento. El poder disponer de una CH amplia (2,5 m diámetro) hace además que el paciente se sienta menos encapsulado e incómodo y evita la claustrofobia.

Así mismo, la antecámara debe estar equipada con las mismas características de control auxiliar y comodidad que el cilindro principal, luces, consola de elementos auxiliares, asientos cómodos y la posibilidad de un retrete portátil, porque hay urgencias ineludibles.

La CH es un espacio confinado tipo I y es misión del técnico camarista velar por la seguridad de los pacientes, pero esto no está reñido con el confort y hay varios factores que quiero exponer.

Atmósfera

El aire comprimido del ambiente interior de la cámara es respirado por los sanitarios durante casi toda la sesión de tratamiento, y por los pacientes en determinados momentos, deber tener una temperatura y grado de humedad adecuado y estar exento de contaminantes y de olores, para ello se utilizan deshumidificadores de punto de rocío, filtros de partículas y carbón activado y sensores de monóxido de carbono en la sala de compresores.

La concentración de oxígeno y de anhídrido carbónico en la atmósfera interior se monitoriza continuamente tanto en la cámara principal como en la antecámara mediante sensores electrónicos muestreando el aire del interior y efectuando las mediciones a presión ambiental.

La concentración de oxígeno en el aire ambiente debe mantenerse por debajo del 23 %, no por riesgo de explosión como muchos creen, sino que un pequeño aumento en el porcentaje de oxígeno en el ambiente facilita el incendio por una autoignición de los aceites y grasas o por una chispa electrostática; acelera la velocidad de las combustiones, lo que conlleva alta emisión de gases con elevadas temperaturas y hace que el fuego sea muy difícil de apagar.

La concentración de CO_2 en el ambiente de la cámara debe ser inferior a 3000 ppm (0,3 %), ya que la hipercapnia facilita la aparición de crisis hiperóxicas.

Cuando no se disponía de sensores electrónicos, la renovación del aire ambiente se hacía de acuerdo con unas tablas que indicaban cuántos litros/minuto había que renovar por cada buceador que estuviera en el interior y distinguía entre el consumo de los buceadores —en reposo— y en consumo del sanitario o cuidador que era más elevado.

La renovación se llevaba a cabo mediante un aparato denominado rotámetro, o también caudalímetro, que en su forma más sencilla es como los caudalímetros de oxígeno de los hospitales —un tubo vertical con una bola en su interior y una llave de paso regulable— pero de mucho mayor tamaño y graduados en cientos de litros de aire por minuto.

La utilización de sensores electrónicos permite ajustar la renovación del aire a las necesidades reales y ayuda a reducir un peligroso «contaminante»: el ruido.

Figura 7

Sensores ambientales de O_2 y CO_2 en cámara y antecámara Iberco IB-200

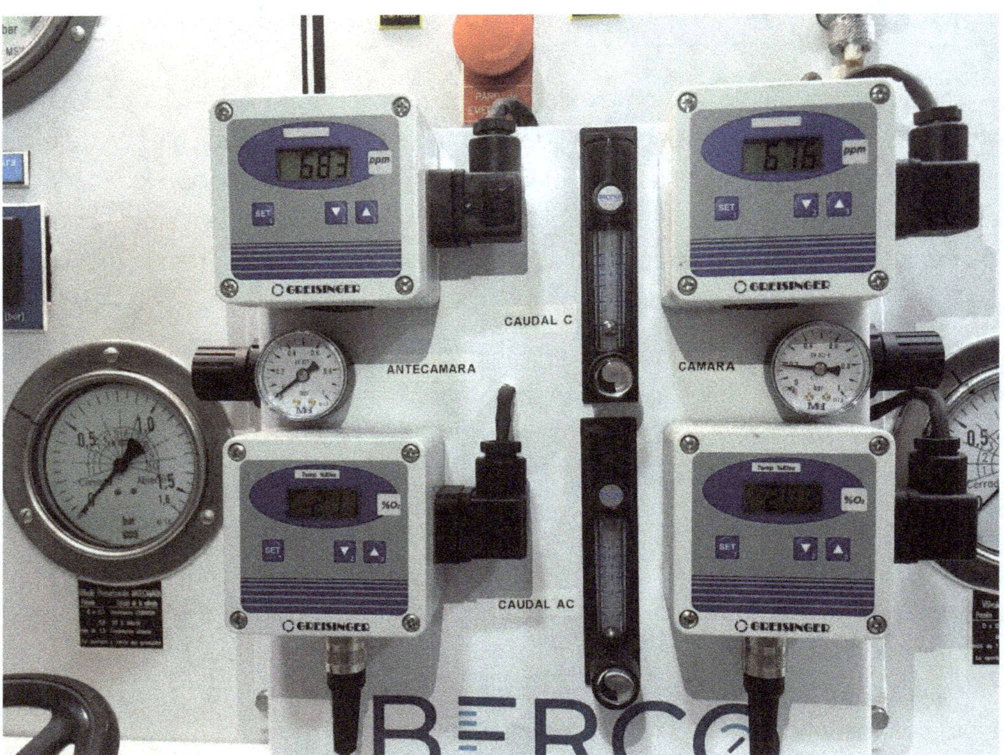

Fuente: Manuel Salvador

Ruido ambiental

Las toberas por las que se introduce el aire comprimido en el interior de la CH generarían un nivel de ruido insoportable y deben estar provistas de silenciadores muy eficaces; lo mismo ocurre con las toberas de salida. El ruido ambiental debe estar por debajo de 70 dB —calle con tráfico— o, mejor, sobre 60 dB o menos —ambiente de una oficina—.

Los dispositivos de administración de oxígeno también constituyen una fuente de ruido no despreciable.

Iluminación

Una iluminación demasiado intensa es una forma de «contaminación», pero si es demasiado tenue entorpecerá la atención a un paciente crítico, lo mejor es que sea una iluminación indirecta, para que no incida directamente en los ojos de los pacientes en decúbito supino y que sea regulable por zonas.

14.7 Instalación de oxígeno, otros gases y exhaustación al exterior

La misión de las CH es la de administrar gases respiratorios en un ambiente presurizado, además del aire comprimido del ambiente que naturalmente también es respirable y que es generado por medio de unos compresores, luego, deshumidificado, enfriado y filtrado antes de «atacar» la CH como se dice en el vocabulario hiperbárico, a través de unas válvulas sobredimensionadas, tanto para la presurización como para la despresurización de la CH.

Todas las CH multiplaza se presurizan con aire comprimido y tienen una instalación de oxígeno medicinal, si van a tener la posibilidad de tratar a pacientes críticos, necesitarán además una línea de aire comprimido para el ventilador de soporte —mal llamado respirador—, que no funcionará sin ella, y es deseable que dispongan también de una línea para mezclas hiperóxicas para poder usarlas en tablas como la Comex 30 o la 6A USN.

El oxígeno se puede suministrar a través de distintos sistemas que se dividen en:

* **Sistemas a demanda:** funcionan como un regulador de buceo, una pequeña presión negativa activa la demanda de flujo de oxígeno y, al espirar, una pequeña presión positiva activa un dispositivo llamado «deversor», que funciona como el regulador de entrada, pero al revés, extrayendo el aire espirado al exterior. Los más antiguos fueron las máscaras BIBS —Built-In Breathing System— modelo Scott que llevaban regulador y deversor anclados a la máscara que pesaba ¡2 kilogramos!; hoy en día, regulador y deversor están anclados a la pared de la cámara y conectados con la máscara por medio de tubos corrugados.

  - Ventajas: al ser «a demanda», menor consumo y posibilidad de fugas de oxígeno al ambiente si están bien reguladas, salvo que se sitúen en flujo libre.

- Inconvenientes: hay que ajustarlos individualmente para que respondan con suavidad a las inspiraciones y espiraciones de los pacientes y «no vayan duros». En estos tiempos de pandemia, el vapor de agua de la respiración que se condensa en los deversores crea una fuente de posibles contagios de difícil solución.

- **Sistema de flujo libre con caudalímetro y balón reservorio,** con válvulas unidireccionales en la entrada y salida de la mascarilla y un filtro antibacteriano personal en la rama de exhaustación junto a la válvula de «no retorno». Este sistema, junto con una mascarilla de calidad y un arnés de 4 puntos, ha sido nuestro favorito durante los 20 años que llevamos en funcionamiento, pues es fácil ajustar el flujo a las necesidades de los pacientes y las oscilaciones del reservorio reflejan el ritmo y la amplitud respiratoria de los pacientes.

- **Cascos o «hoods» como los Amron®** precisan de flujo libre. Nosotros no colocamos válvulas, que no nos parecen necesarias, pero sí un filtro antibacteriano en la exhaustación donde regulamos el flujo mediante una llave de mariposa. El casco debe oscilar con las respiraciones del paciente y en ningún caso debe empañarse, lo que indicará ventilación insuficiente con posibilidad de retención de carbónico.

Todos los gases respirados por los pacientes son eliminados —exhaustados— al exterior para evitar la contaminación del aire ambiente por una tasa elevada de oxígeno. Las exhaustaciones suelen configurarse utilizando el efecto Venturi y nunca van a succión directa, como podría configurarse un aspirador de secreciones, utilizando la diferencia de presiones entre el interior de la cámara y el exterior convenientemente regulada mediante una llave de aguja.

Una CH pensada para poder tratar pacientes críticos debe disponer de una toma de aire comprimido de presión regulable para el ventilador de soporte, que aunque usualmente utiliza exclusivamente oxígeno, no funcionará si no detecta presión en la línea de aire comprimido. Del mismo modo es deseable disponer de una línea y de la posibilidad de mezclas hiperóxicas como nitrox o heliox 50/50 para poder utilizar tablas como la COMEX 30 o la 6A USN empleadas preferentemente en el caso de aeroembolismos.

¿Nitrox 50/50 o heliox 50/50?

Para nosotros la respuesta está clara, nitrox 50/50 como mezcla hiperóxica nos parece mucho más conveniente. A las presiones y tiempos a los que lo vamos a administrar, que son entre 4 y 6 ata, la mayor densidad de la mezcla de nitrox, que sería el argumento más importante en favor del heliox, es perfectamente soportable, además, el heliox tiene tres problemas:

- La diferencia entre el peso molecular del helio —4— y el oxígeno —32— hace que la mezcla se estratifique; en otras palabras, «que se pose», quedando el oxígeno en la parte inferior de los tanques de 50 litros, lo que obliga a utilizar un engorroso aparato que haga rodar al tanque en horizontal para homogeneizar la mezcla antes de poder utilizarla.

- Las conducciones para helio y sus mezclas deben tener unas características especiales de estanqueidad para evitar que el helio escape por juntas y llaves, aumentando la concentración de oxígeno en la mezcla que finalmente recibirá el paciente.

- El helio tiene una excelente conductividad térmica, por lo que roba calor de los pulmones de los individuos que lo respiran y obliga a atemperar la mezcla si queremos evitarlo.

14.8 Instalaciones eléctricas de bajo voltaje

Las instalaciones eléctricas a 220 V no están permitidas en las CH por motivos de seguridad, sin embargo, una CH multiplaza debe estar dotada de instalaciones de corriente continua de baja tensión (12 y 24 V) con conexiones roscadas estancas, sin las cuales no podríamos alimentar el ventilador de soporte, monitor de constantes, bombas de infusión y otros aparatos necesario para el manejo de un paciente crítico.

Debe disponer de pasacables preparados para poder trabajar con aquellos equipos que no pueden ser introducidos en la CH, el más conocido es el $TcpO_2$ y además no habría inconveniente en introducir un terminal de ordenador desde el que durante los tratamientos, el personal médico o de enfermería que se encuentra en el interior pueda visualizar el resultado de analíticas solicitadas y extraídas a través del SAS, la historia clínica y todo cuanto se necesite consultar.

14.9 Seguridad y prevención de incendios

Las normas de seguridad en vigor, a las que las CH ya construidas deben ser adaptadas, requieren que, además del registro de temperatura y de la concentración de oxígeno y anhídrido carbónico en el aire ambiente de la CH, se instale un circuito cerrado de vídeo en el que se graben las sesiones en un disco duro de alta capacidad.

La modernidad no está reñida con la base manual y es un gran apoyo para técnico monitorizar y grabar todos los procesos del tratamiento, poder visualizar al paciente y personal desde varios ángulos y poder hacer zoom para revisar y poder apoyar mejor al sanitario o acompañante, el tener opción de escuchar en micro abierto todo lo que se dice y acontece dentro es también un elemento primordial para solucionar o poder subsanar cosas o pequeñas incidencias que aparezcan.

Figura 8

Línea de rociadores antiincendio —*sprinklers*— y detalle de uno de ellos en una CH Iberco IB-2100

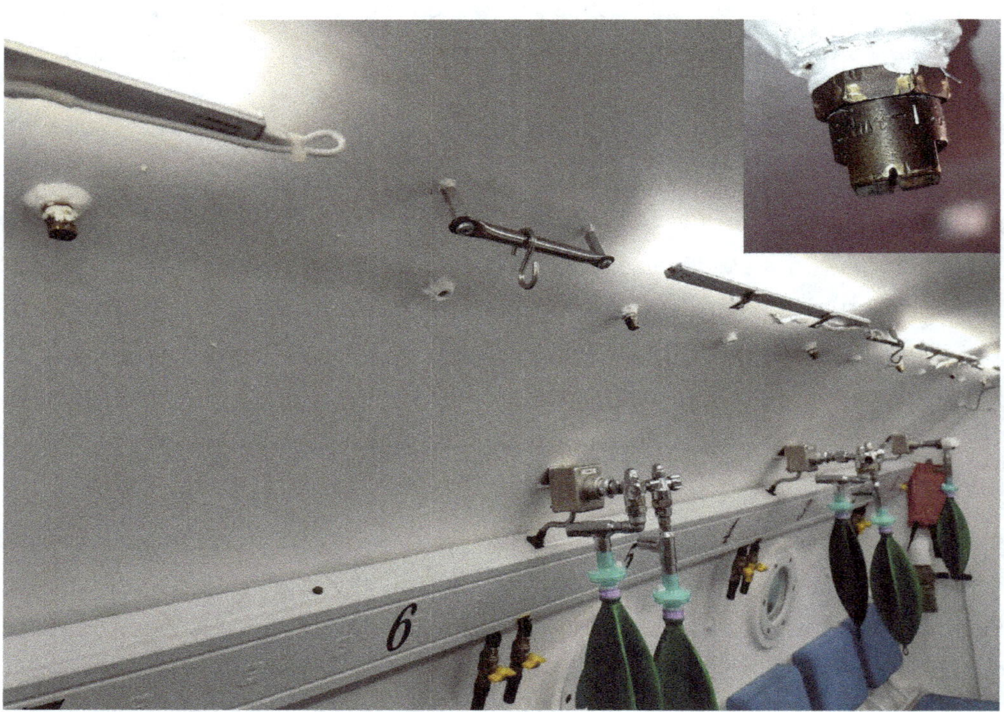

Fuente: Óscar Gómez

MANUAL DE MEDICINA SUBACUÁTICA

El sistema antiincendios, que protege del mayor riesgo a aquellos que se encuentran en el interior de la CH, se acciona desde una «seta» colocada delante del técnico operador y está compuesto por un depósito de unos 600 l de agua presurizada con nitrógeno conectada a un sistema mixto de rociadores y nebulizadores instalados a ambos lados y a lo largo de toda la CH, pero la parte más importante de la lucha contra incendios se realiza mediante una monitorización continuada del porcentaje de oxígeno en el ambiente.

El oxígeno en el ambiente se muestrea de forma continua y se analiza en el exterior a presión ambiente, es normal que aumente en algunas décimas durante el tratamiento, pero si alcanza el 22 %, el camarista pide al personal sanitario que revise mascarillas, cascos y tubuladuras en busca de una posible fuga; si la concentración llegase al 23 %, el técnico camarista conmuta la llave de oxígeno a aire medicinal y todos pasan a respirar aire medicinal hasta que el problema se solucione.

14.10 Limpieza y desinfección

Una de las tareas importante y necesaria en una CH es su limpieza e higienización. Con anterioridad al COVID-19 esta operación era bastante simple y con un protocolo ya definido, el suelo, paredes y resto de elementos que están expuestos a este medio hiperbárico necesitaban únicamente de aspiración de suelos y limpieza general con un jabón neutro y aplicación en los asientos de una solución antiséptica.

Desde el COVID-19 empezó una nueva lucha a nivel un poco más técnico y complicado, amén de costoso en tiempo y productos. La reducción del número de pacientes en cada sesión, el control bisemanal de los mismos con PCR, las medidas de distanciamiento dentro de un lugar tan reducido y el hecho de generar en pocos segundos un aerosol que complique la OHB, nos hizo tomar precauciones un poco más severas y acordes con la peligrosidad del COVID-19. Los productos y soluciones pasaron de amplio espectro contra patógenos a soluciones que incluya coronavirus, los más eficaces son el Clinell (spray y toallitas humedecidas) y Ox-virín para todas las superficies. La atmósfera de la cámara debe ser aseptizada cuidadosamente con sistemas cerrados de lámparas ultravioleta, evitando la exposición directa a las mirillas de metacrilato, como mayor defensa, nosotros atendiendo a la normativa del Comité Europeo de Medicina Hiperbárica utilizamos la lámpara de rayos ultravioleta UV-C de 254 nm, con una exposición de 10 min después de cada sesión de trabajo, aportando así una herramienta vital en estos tiempos del COVID-19, ya que no es posible una desinfección manual con productos específicos por la complejidad de todos los elementos que constituyen la CH. Y nos llevaría horas de desmontaje, limpieza y montaje de todo cuanto conforman el interior de la CH.

Figura 9

Al utilizar lámparas germicidas, es imprescindible tapar los metacrilatos, pues la exposición a los rayos UV-C los dañaría. Con unos discos de caucho opaco e imanes de neodimio para sujetarlos, se protegen

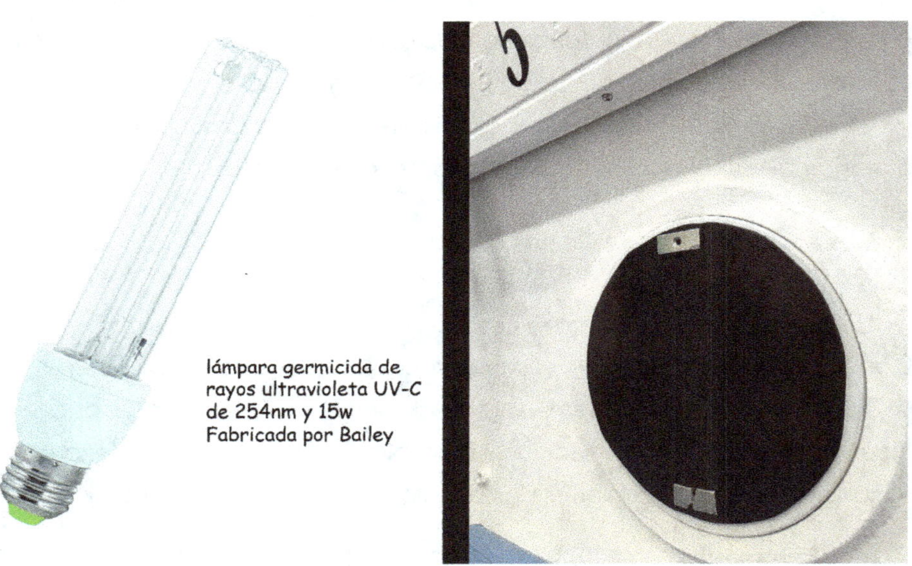

Hay cámaras hiperbáricas que por su diseño son de más fácil limpieza que otras y así hemos podido comprobar en las dos cámaras hiperbáricas multiplaza con las que hemos trabajado en nuestros hospitales, una IBERCO IB-2100 y una HAUX Starmed 2500. La primera, dotada de un sistema de administración de oxígeno a flujo continuo con caudalímetro, balón reservorio y exhaustación por Venturi, es más fácil de higienizar que la Haux Starmed 2500, que al estar dotada de reguladores y deversores «a demanda» tiene el inconveniente de la condensación del vapor de agua de la respiración de los pacientes en los deversores, a pesar de intercalar filtros antibacterianos electrostáticos desechables, y es laboriosa su limpieza después de cada utilización por los pacientes. Esto podría solventarse calefactando ligeramente el frío acero de los deversores y así evitar la condensación del vapor de agua del aire espirado en el interior de los mismos.

CAPÍTULO 15

INTOXICACIONES POR GASES RESPIRATORIOS Y OTROS

Dres. Javier Madero, Manuel Salvador

CONTENIDOS ADICIONALES:

INTOXICACIONES POR GASES RESPIRATORIOS Y OTROS

INTOXICACIONES POR GASES RESPIRATORIOS Y OTROS

Dres. Javier Madero, Manuel Salvador

Los gases que intervienen normalmente en los procesos respiratorios son el nitrógeno, el oxígeno y el anhídrido carbónico. En el buceo profundo se sustituye el nitrógeno por el helio, que tiene algunas ventajas, por eso también lo incluiremos en este apartado. No hablaré del hidrógeno como sustituto del nitrógeno en las mezclas de los buceadores porque excede el propósito de este capítulo.

Nuestra atmósfera se compone de nitrógeno en su inmensa mayoría, un 79 %, el oxígeno es solo una quinta parte, un 20,9 %, el resto son gases nobles, y si el aire es limpio, un 0,05 % de CO_2 o 500 ppm, que es lo mismo.

¿Qué es un gas inerte? Son aquellos que no intervienen en las funciones respiratorias.

Si aumenta la presión parcial a la que son respirados puede aparecer torpeza mental y muscular, cambios en el humor y en la conducta.

En una cámara hiperbárica, el único gas inerte relevante es el nitrógeno, en el buceo, además del nitrógeno, se usa con relativa frecuencia el helio y son relevantes ambos.

Tabla 1

Potencia narcótica de los diferentes gases

Gas	Peso molecular	Solubilidad en los lípidos	Potencia narcótica relativa al N_2
Helio (He)	4	0,015	0,2 (el menor)
Neón (Ne)	20	0,019	0,3
Nitrógeno (N)	28	0,067	1
Oxígeno (O)	32	0,11	1,7
Argón (Ar)	40	0,14	2,3
Kriptón (Kr)	83,7	0,43	2,5
Anhídrido Carb. (CO_2)	44	1,34	20
Xenón (Xe)	131,3	1,7	25,6 (el mayor)

Como se observa en la tabla anterior, la potencia narcótica del helio es 5 veces inferior a la del nitrógeno, es decir, que si el nitrógeno comienza a manifestar su efecto narcótico cuando lo respiramos a una presión parcial de 4 ata, el helio lo hará a una presión parcial de 20 ata.

Respirando aire comprimido, a partir de -30 m se nota una cierta euforia, la ppN_2 = 4 ata se alcanza a -40 m, ahí ya comienza a manifestarse la narcosis propiamente dicha; esto, además de para un buceador, puede constituir un problema para el enfermero o el médico que acompañaran a un accidentado en una tabla 6A USN.

Hay una marcada variación individual, inicialmente produce euforia y entorpece el razonamiento y la memoria, como el alcohol; después, se pierde la percepción del entorno, aparece confusión mental, lentitud para responder a las instrucciones, amnesia para los acontecimientos recientes, reacciones de risa, etcétera.

Sus efectos aumentan progresivamente con el aumento de la presión ambiental, pero no con permanecer más tiempo a la misma presión, y al disminuir la presión, su efecto disminuye rápidamente y desaparece.

Influyen sobre su efecto y pueden aumentarlo el cansancio, el frío, la deshidratación, el alcohol y los sedantes. Los buzos profesionales que han experimentado su efecto en múltiples ocasiones son capaces en cierta manera de controlar su efecto y poder efectuar el trabajo, aunque a veces al salir no recuerdan si han podido terminarlo.

No se conoce bien el mecanismo por el que los gases inertes ejercen su acción narcótica. Se sigue pensando que el mecanismo implicado en la narcosis es el mismo que explica la anestesia general con gases o líquidos volátiles. La acción sobre el sistema nervioso central (SNC) es evidente, pero se sigue buscando el nivel celular implicado.

Una de las hipótesis más conocidas es la de la liposolubilidad:

- Existe un paralelismo entre la solubilidad de un anestésico en las grasas y su potencia narcótica y la narcosis por nitrógeno.

- No existe un antagonista farmacológico para los fármacos que producen anestesia general, lo que concuerda con la regla de Meyer-Overton que postula la no especificidad de estos fármacos en una acción en la que no está implicado ningún receptor específico, aunque se pueden afectar varios.

15.2 Intoxicación por oxígeno

El oxígeno es esencial para la vida y su presión parcial en el aire ambiente es de 0,2093 ata.

Por debajo de 0,16 ata de ppO_2 en el ambiente, estaremos en condiciones de hipoxia y, por encima de 3 ata (1,8 ata en el agua), estaremos en condiciones de hiperoxia

Si aumenta su presión parcial, bien por un aumento de la presión o por un aumento de la concentración o por ambos, el oxígeno puede presentar efectos tóxicos que pueden manifestarse de forma aguda por toxicidad neurológica o de forma subaguda por toxicidad pulmonar:

- Sobre el SNC, «efecto Paul Bert».

- Sobre los pulmones, el «efecto Lorrain Smith».

15.3 Hiperoxia (efecto Paul Bert)

Paul Bert, discípulo de Claude Bernard, fue el primero en describir una crisis de hiperoxia allá por 1878 durante sus investigaciones sobre la presión atmosférica y el oxígeno, y le legó su nombre.

El riesgo de sufrir una crisis de hiperoxia es elevado si respiramos buceando una mezcla que se acerca o supera 1,8 ata ppO_2, esto puede ocurrir por un error cuando un buceador técnico cambia de mezcla y se equivoca o cuando falla un reciclador o rebreather de los que van regulando la ppO_2 para una mezcla óptima a la profundidad a la que nos encontramos.

Ningún buceador se pone en riesgo de sufrir una crisis de hiperoxia, puesto que existen grandes posibilidades de ahogarse. Las normativas de buceo comercial establecen ppO_2 máximas de 1,6 1,4 y 1,2 ata según el tiempo que vaya a durar la inmersión, los recicladores se pueden ajustar para diversas ppO_2, pero no sobrepasan 1,5 ata y las mezclas empleadas en buceo técnico también intentan ser muy conservadoras.

En las cámaras hiperbáricas se respira oxígeno entre 2 y 2,8 ata. Se reservan los 3 ata que es donde se considera que comienza el riesgo de hiperoxia para la gangrena gaseosa. A pesar de no alcanzar los 3 ata, se considera que lo normal es tener una crisis hiperóxica cada 10.000 tratamientos, y nosotros hemos tenido 7 entre los años 2001 y 2021, lo que concuerda con los más de 70.000 tratamientos administrados.

Los libros dicen al respecto de las crisis de hiperoxia:

- «Se caracteriza por un cuadro clínico de náuseas, vértigo, sudoración, reducción del campo visual, contracciones musculares en boca y manos, hormigueos y, finalmente, convulsiones».

- «Si se presentase, retirad la máscara y asistid al paciente hasta que las convulsiones cedan».

Ahora os diré lo que nosotros hemos presenciado, porque ninguno de nuestros pacientes presentó los síntomas descritos anteriormente: el primer síntoma es dificultad para expulsar el aire porque comienza a aparecer una contracción de la musculatura respiratoria y probablemente también del diafragma de la que el paciente es consciente; acto seguido, se instaura la fase tónica, el paciente sentado se envara en hiperextensión del tronco y cuello como si fuera un opistótonos, y así está en apnea durante 30-40 segundos, al término de los cuales comienza la fase clónica y empieza a convulsionar. El sanitario retira la mascarilla de oxígeno y lo tumba en el suelo en decúbito lateral. A pesar de haber retirado el oxígeno, el paciente puede seguir convulsionando hasta un minuto más.

Cuando se produce la crisis de hiperoxia, entra personal de refuerzo por la antecámara y se despresuriza la cámara a una velocidad moderada. Al paciente se le intenta administrar durante las convulsiones por vía oral una jeringa precargada de Buccolam® (5 mg de midazolam) o 3 mg de midazolam por vía intranasal (dilución 5 mg/ml) con una jeringa precargada LMA/MAD Nasal®, nunca nos convenció ni usamos el Stesolid® por vía rectal.

Después de convulsionar, el paciente queda en fase postictal, lo pasamos a una camilla y lo monitorizamos. Tardan de media a una hora en recuperar la orientación temporo-espacial, y preguntan: «¿Qué me ha pasado?». Ninguno de nuestros casos tuvo relajación de esfínteres, y excepto uno, llevaban ya un cierto número de tratamientos diarios recibidos, no estaban febriles, no hubo explicación, pero observamos que dos de los pacientes que habían convulsionado habían comenzado a tomar Inacid® (indometacina) un par de días antes, por

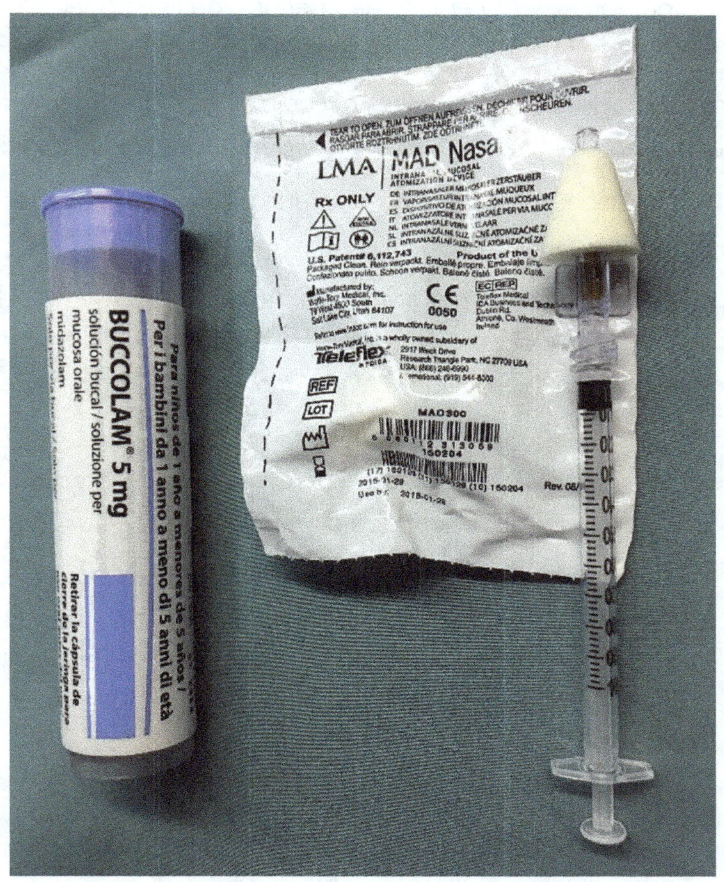

prescripción de su reumatólogo, y averiguamos que este fármaco baja mucho el umbral convulsional: esa es una de sus aplicaciones en laboratorio.

¿Por qué en una cámara hiperbárica, la ppO_2, a partir de la cual se presentan las crisis de hiperoxia, es mucho más elevada que en el agua? La explicación es que en el agua hay dos factores que promueven la irritación cortical y facilitan la aparición de convulsiones, una es la hipotermia, que siempre sufrimos cuando buceamos; la segunda es el hecho de que los buceadores se acostumbran a retener CO_2, no es algo aprendido, simplemente, que de modo espontáneo se acostumbran a retenerlo, parece que se sienten mejor así.

15.4 Toxicidad pulmonar (efecto Lorrain Smith)

Puede afectar a aquellos buceadores o pacientes que han recibido muchas sesiones a una presión elevada en un corto periodo de tiempo, habitualmente por estar afectos de cuadros clínicos de importancia.

Se caracteriza por la afectación pulmonar con presencia de tos, dolor torácico con sensación de no poder llenar el pecho de aire y disminución de la capacidad vital.

La toxicidad pulmonar por oxígeno comienza cuando respiramos oxígeno a una ppO_2 superior a 0,5 ata.

Es excepcional en pacientes programados. En junio de 2003 fui al Hospital de Murnau a hacer una estancia en su Unidad Hiperbárica que dirigía el Dr. Armin Kemmer. Esa estancia me causó una profunda impresión, el Hospital de Murnau es un Trauma Center con dos características impactantes:

- No tiene consultas externas, los enfermos permanecen ingresados hasta que son dados de alta para volver al trabajo y hacer vida normal. Para ello tienen tres pabellones: agudos, intermedios y rehabilitación.

- La actividad del hospital es la misma todos los días del año, tanto si el paciente tiene fisioterapia como tratamiento con oxigenoterapia hiperbárica, no hay sábados, domingos ni festivos.

Figura 2

Tabla original de Boerema para la insuficiencia cicatricial

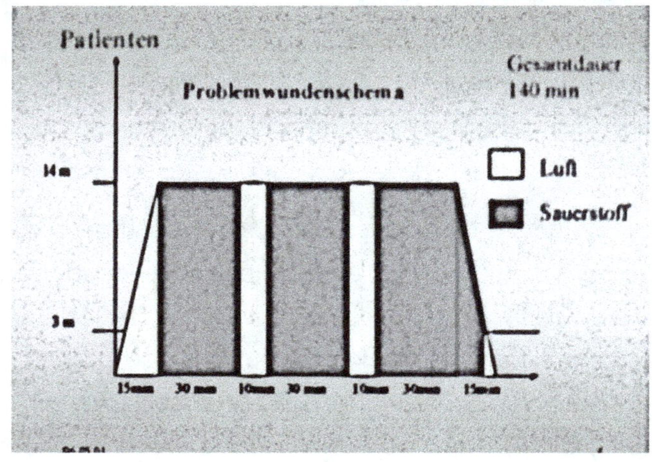

Fuente: Hospital de Murnau

Me llamó la atención que los pacientes recibían los tratamientos OHB a diario, sin descansar ningún día de la semana, con la tabla original de Boerema de 140 minutos de duración con 90 minutos de isopresión a 2,4 ata. Les pregunté si no habían detectado toxicidad pulmonar y me dijeron que nunca.

Practicaban a los pacientes las pruebas funcionales respiratorias en la misma unidad antes de iniciar el tratamiento y volvían a repetirlas después de 20 trata-mientos. Si proseguían los tratamientos, pasaban a repetirlas cada 10 tratamientos y nunca encontraron reducción de la capacidad vital, que es uno de los primeros signos de toxicidad pulmonar a pesar de aplicar 90 minutos diarios a 2,4 ata.

La administración de oxígeno a estas presiones de manera intermitente con pausas de aire retrasa notablemente la aparición de este efecto tóxico.

Esto es una muestra más de lo poco probable que es generar toxicidad pulmo-nar por oxígeno en pacientes programados, sin embargo, cuando sometemos a tratamiento con recompresión y oxigenoterapia hiperbárica a un buceador grave o a un paciente afecto de gangrena gaseosa, ambos van a recibir sesiones muy largas y repetidas con una ppO_2 elevada; además, entre sesiones van a estar el UCI con una FiO_2 elevada, pensad que en el caso de un buzo el traslado también se hizo a FiO_2:1, por todas estas razones debemos poner en marcha «el reloj de oxígeno» y calcular las *Oxygen Toxic Unit* también conocidas como *Unit Pulmonary Toxicity Dose* que ha recibido el paciente.

Cuando un buzo llega al hospital para ser tratado de un accidente de descompresión, el médico y el camarista deben saber cuánto oxígeno ha recibido el paciente previamente.

Si no somos cuidadosos en esto, el buzo podría perder la vida por toxicidad pulmonar por oxígeno.

Preguntas que deberíamos poder contestar:

- ¿Cuánto oxígeno ha recibido el buzo durante la inmersión?

- ¿Cuál fue la ppO_2 durante la descompresión?

- ¿Fue tratado en el lugar del accidente?

- ¿Fue la ppO_2 durante el transporte > 0,5 ata O_2?

- ¿Cuánto oxígeno puedo administrarle durante el tratamiento sin riesgo para su salud?

- ¿Cuánto tengo que esperar antes de administrarle sesiones adicionales de OHB?

- ¿Cuánto tengo que esperar para estar dentro de los límites aceptables de disminución de la capacidad vital?

La Unit Pulmonary Toxicity Dose, o «UPTD» o «OTU», es un método para medir la toxicidad pulmonar acumulada por respirar oxígeno a $ppO_2 > 0,5$ ata.

1 UPTD = 1 minuto a 1 ata en O_2 100 %.

Hay 24 horas en un día o 1440 minutos (60 x 24).

Un paciente que respire O_2 al 100 % acumulará 1440 UPTD en 24 horas.

En la tabla siguiente se relaciona las UPTD con la disminución de la capacidad vital pulmonar y las horas que hay que esperar para que la capacidad vital se normalice y desaparezca la toxicidad, que curiosamente coincide con el porcentaje en el que disminuye la capacidad vital.

Tabla 2

Relación de las unidades tóxicas recibidas con el porcentaje de reducción de la capacidad vital y el tiempo necesario para recuperarse.

N.º de UPTD	C. Vital %	Pausa (horas)
615	2 %	2
825	4 %	4
1035	6 %	6
1230	8 %	8
1425	10 %	10-12
1815	15 %	13
2190	20 %	20

¿Cómo se calculan la UPTD o OTU?

- Debemos saber la ppO_2 respirada a cada profundidad en ata ($ppO_2 = FO_2$ x Pt).

- Buscar la Kp correspondiente en la tabla.

- Multiplicar el tiempo de exposición x Kp para obtener el total de UPTD.

- Sumar la UPTD de las diferentes etapas para obtener el total de UPTD.

Tabla 3

Valor de la constante de toxicidad Kp según la PO_2 respirada

PO_2	Kp	PO_2	Kp	PO_2	Kp	PO_2	Kp
0,5	0,00	1,7	2,07	2,9	3,7	4,1	5,18
0,6	0,26	1,8	2,22	3	3,82	4,2	5,3
0,7	0,47	1,9	2,36	3,1	3,95	4,3	5,42
0,8	0,65	2	2,5	3,2	4,08	4,4	5,54
0,9	0,83	2,1	2,64	3,3	4,2	4,5	5,66
1	1	2,2	2,77	3,4	4,33	4,6	5,77
1,1	1,16	2,3	2,91	3,5	4,45	4,7	5,89
1,2	1,32	2,4	3,04	3,6	4,57	4,8	6,01
1,3	1,48	2,5	3,17	3,7	4,7	4,9	6,12
1,4	1,63	2,6	3,31	3,8	4,82	5	6,24
1,5	1,78	2,7	3,44	3,9	4,94		
1,6	1,93	2,8	3,57	4	5,06		

Vamos a calcular un ejemplo sencillo:

Calcular las UPTD generadas por una tabla en la que el paciente permanece 70 min a 2,4 ata respirando oxígeno a FiO_2: 1 y asciende con oxígeno a razón de 1 metro/min:

- PO_2 = 2,4 x 1 = 2,4 Kp = 3,04.

- 70 min x 3,04 = 212,8 UPTD.

- Y hay que añadir el ascenso calculando la media (2,4 + 1) / 2 = 1,7.

- PO_2 = 1,7 x 1 = 1,7 Kp = 2,07.

- 14 min x 2,07 = 28,98 UPTD en el ascenso.

- En total 212,8 + 28,98 = 241,78 UPTD

15.5 Hipercapnia o intoxicación por CO_2

Lo primero que debemos tener en cuenta en las intoxicaciones por CO_2 es que cuando la $ppCO_2$ o, mejor expresado, la tensión de CO_2 en el plasma sanguíneo aumenta, se produce una vasodilatación y un aumento del flujo en los vasos cerebrales que va a potenciar la acción neurotóxica de los otros gases respiratorios, es decir, facilita la aparición de narcosis y de crisis de hiperoxia.

La hipercapnia debuta con un cuadro de disnea, ansiedad y cefalea, progresa hacia un cuadro de pánico, desorientación mental, convulsiones y/o pérdida de conciencia, que en ocasiones son el primer síntoma.

El CO_2 es producido por el metabolismo de las proteínas, hidratos de carbono y grasas, aproximadamente en el mismo volumen que se consume de oxígeno (3,5 ml/kg/min).

En el aire ambiente se encuentra en una concentración de 0,03-0,04 % en volumen, lo que equivale a una presión parcial de 0,23-0,30 mmHg.

Su presión en la sangre arterial es de 40 mmHg; en la venosa, de 46 mmHg, y en el aire espirado, de 36 mmHg.

En reposo se producen 200-300 ml/min —cociente respiratorio = 0,8— cifra que se multiplica en condiciones de esfuerzo físico.

La producción de CO_2 no aumenta con la presión, así en el interior del alveolo pulmonar aumentarán las presiones parciales de N2 y O_2, pero no la de CO_2 que permanecerá constante, disminuyendo su concentración relativa.

Sin embargo, como la toxicidad del CO_2 depende de su presión parcial y esta aumenta con la presión. Cualquiera que sea la causa por la que retengamos CO_2 nuestro estado sería más grave cuanta mayor presión encontráramos.

Síntomas de la hipercapnia (de menos a más) en ambiente atmosférico:

- 0,5 %: límite legal en aire ambiente.
- 3 %: aumento del volumen respiratorio.
- 6 %: dificultad respiratoria y confusión mental.
- 10 %: hipotensión, bradicardia y gran confusión.
- 12-14 %: pérdida de conciencia.
- >20 %: convulsiones y muerte (0,2 ata).

¿Cuáles son las causas de hipercapnia en el buceador?

Hay 3 mecanismos principales

- Contaminación del aire comprimido por CO_2.
- Ventilación inadecuada (cascos y cámaras hiperbáricas).
- Ventilación pulmonar inadecuada:
  - Profundidad (gases densos, trabajo respiratorio).
  - Equipo defectuoso, resistencias aumentadas.
  - Pérdida del control de la respiración, jadeo, respiración ineficaz.

15.6 Crisis de hipercapnia

Las crisis de hipercapnia son poco conocidas. Clásicamente, han sido causa de accidentes graves con convulsiones, pérdida de consciencia y muerte en el buceo profundo y en el espeleobuceo, y aun es menos conocido que estas crisis pueden presentarse en el buceo recreativo y también en los «bautismos de buceo».

Es relativamente frecuente que el miedo o la ansiedad en un buceador novel se traduzca en un aumento de la frecuencia respiratoria, como en una crisis de ansiedad en tierra, que el sujeto comienza a hiperventilar y desarrolla una alcalosis respiratoria y, al final, tenemos que hacerlo respirar dentro de una bolsa de plástico para revertir los síntomas y recupere parte del CO_2 que está eliminando.

Pero en el agua es diferente, donde un aumento de la frecuencia respiratoria no se traduce en una hiperventilación, ni mucho menos, al respirar un gas más denso a través de un equipo con importantes espacios muertos —un rebreather o reciclador—, las respiraciones cortas y rápidas apenas van a mover poco más que el aire contenido en los espacios muertos y la ventilación a nivel alveolar será completamente ineficaz.

El buceador presentará hipercapnia e hipoxia como consecuencia del deficiente intercambio gaseoso, pero los síntomas de hipercapnia se instaurarán antes y predominaran sobre los de hipoxia, con el estímulo del CO_2 sobre el centro respiratorio, el jadeo se vuelve incontrolable, el buceador tiene cefalea, náuseas, hormigueos y confusión mental, el paso siguiente puede ser una salida en pánico o una pérdida de consciencia.

15.7 Síndrome nervioso de las altas presiones (HPNS en inglés)

Debido a la liposolubilidad del helio, en las experiencias de buceo que se llevaron a cabo en los años 60 del pasado siglo, se esperaba que los buzos comenzaran a experimentar signos de narcosis a partir de los -400 m o quizá un poco antes. La sorpresa fue que cuando comenzaron a comprimir a los buzos respirando heliox a una velocidad de -30 m/min hasta -180 m y -240 m observaron un deterioro de las funciones motoras e intelectuales, acompañadas de mareo, náuseas, vómitos y un marcado temblor en manos, extremidades superiores y el torso.

Pudieron comprobar que más que a la acción tóxica del helio, se debía a una compresión excesivamente rápida y que reduciendo la velocidad de compresión a -12 m/min, se podía alcanzar esas mismas profundidades sin los marcados signos de temblor y deterioro mental que aparecían con velocidades mayores.

15.8 Contaminantes

Monóxido de carbono: el monóxido de carbono, o CO, es un gas incoloro, inodoro, no irritante y sumamente tóxico, producto de la combustión incompleta de cualquier clase de compuesto hidrocarbonado. El aire comprimido en unas botellas de buceo puede resultar contaminado si la toma de aire del compresor se encuentra cerca de una fuente de CO, como puede ser el motor de explosión que mueve el compresor, pero también puede generarse CO a partir del aceite lubricante en un compresor eléctrico con una toma de aire limpia.

En ocasiones ha sido un buceador que cargó descuidadamente sus botellas cerca de una fuente de monóxido de carbono y falleció; otras, cuando un grupo de alumnos en una clase de buceo en piscina se sintieron indispuestos y terminaron en el hospital. Hay que tener en cuenta además que la ppCO del gas contenido en la botella deberá ser multiplicado por la presión ambiental en el fondo para saber a qué ppCO lo estamos respirando.

Efectos del CO a 1 ata según concentración en ppm:

- 200 ppm en volumen: ligero dolor de cabeza.
- 800 ppm: cefalea y mareo.
- 1600 ppm: confusión.
- 3200 ppm: pérdida de conciencia.
- 4000 ppm: coma profundo.
- 4500 ppm: muerte.

La ley española establece el límite legal para 8 horas en 8,7 ppm (10 mg/m³).

ENFERMEDADES PROFESIONALES DE LOS BUZOS Y LESIONES CRÓNICAS

Dr. Manuel Salvador

CAPÍTULO 16

ENFERMEDADES PROFESIONALES DE LOS BUZOS Y LESIONES CRÓNICAS

Dr. Manuel Salvador

Bassoe (1911)[1] examinó a 161 trabajadores de los «cajones de hinca» para la Comisión de riesgos laborales del estado de Illinois y encontró que 11 de ellos presentaban dolor y rigidez articular, con radiografías propias de necrosis y artritis deformante.

Bornstein y Plate (1911-12)[2] describieron 2 casos de necrosis de cadera y uno de hombro en 2 ingenieros jóvenes y un trabajador de los 500 trabajadores del túnel bajo el río Elba.

16.1 La incidencia de osteonecrosis disbárica varía mucho

Uno de los médicos fundamentales en la historia de la Medicina Hiperbárica, el Dr Eric Kindwall[3], tuvo un importante protagonismo en este tema, cuando en su hospital de Milwaukee tuvo ocasión de tratar a innumerables obreros que trabajaban en los túneles presurizados.

Aunque la causa de la enfermedad por descompresión de buzos y obreros era la misma, el nitrógeno, las condiciones y duración de las «inmersiones» de los obreros hicieron que nunca se planteasen utilizar las tablas de descompresión de los buzos, que no habían sido diseñadas para eso.

Los obreros tenían claro que la aparición de los «Bends» estaba relacionada con la presión y duración de la jornada laboral, también eran conscientes de que, si la despresurización al final de la jornada se efectuaba más despacio, sobre todo al final, el número de accidentes disminuía.

Desde los tiempos cuando se excavaron los túneles bajo el río Hudson y se instaló la primera cámara hiperbárica en un hospital de Nueva York, el número de fallecimientos entre los obreros a causa de accidentes de descompresión había disminuido notablemente, pero algunos autores como Bassoe (1911) y Borstein y Plate (1912) habían llamado la atención sobre la elevada frecuencia con la que estos trabajadores presentaban invalidantes secuelas en forma de necrosis de las cabezas femorales y humerales.

De forma empírica y para hacer frente a estos problemas, se implantó el «Split-shift» o jornada partida, sin caer en la cuenta de que el tiempo de descanso entre la jornada de mañana y tarde era insuficiente para procurar una desnitrogeniza-ción eficaz, y que además se sometía a los tejidos a un doble traumatismo por las dos descompresiones diarias.

A pesar de que Haldane había demostrado que la descompresión por etapas era mucho más segura que la descompresión lenta y uniforme, esto no llegó hasta los obreros de los túneles.

Se siguieron utilizando las Tablas de Nueva York de 1922 durante los años 70 en los túneles de San Francisco, Seattle y Milwaukee, con una incidencia muy elevada de accidentes de descompresión. La Ocupattional Safety and Health Ad-ministration —OSHA— introdujo en estos años unas nuevas tablas —Washington Tables— que no consiguieron disminuir el número de accidentes[4].

Figura 1

En la imagen de la izda. se observa el edema producido por el estasis venoso en fases iniciales, y a la derecha una necrosis bilateral plenamente instaurada

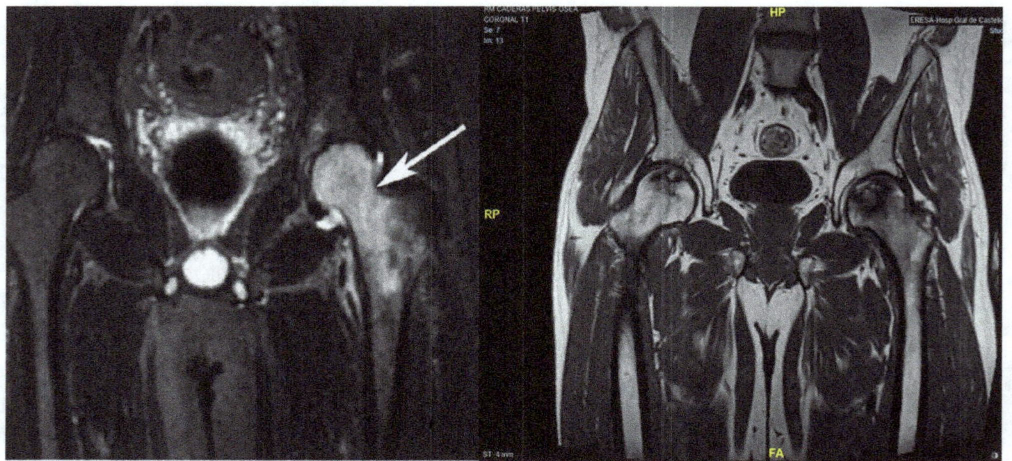

Fuente: Manuel Salvador

En ese momento, los 70, en Alemania, Francia y Brasil ya se hacía la descompresión con oxígeno, y habían conseguido llevar los accidentes de descompresión y las osteonecrosis a niveles anecdóticos, en EEUU y Japón aún tuvieron que recorrer un camino de más de 10 años hasta que las tablas con descompresión con oxígeno fueron aceptadas por las autoridades, aun siendo Japón una potencia en el diseño y construcción de máquinas tuneladoras.

Actualmente la descompresión de los obreros de las tuneladoras se realiza universalmente con oxígeno —no sin la velada oposición de algunas empresas y trabajadores— y en aquellos casos en los que la presión debe ser muy elevada se habilitan «hábitats» como los del buceo a saturación, donde los obreros pueden permanecer durante una o más semanas, salir a trabajar en jornadas de 8 horas, y realizar una única descompresión al final.

16.2 Localización de la osteonecrosis disbárica

La localización de la OD es peculiar:

Afecta típicamente a las cabezas femorales y humerales (epífisis).

Sin embargo, no afecta a las epífisis distales del fémur y proximales de la tibia, es decir, respeta la articulación de la rodilla,

Si produce necrosis (infartos óseos) en la zona diafisometafisaria distal de los fémures y proximal de las tibias,

No afecta al resto del esqueleto, cuerpos vertebrales, cráneos, manos y pies, etcétera.

16.3 Diagnóstico diferencial en la osteonecrosis disbárica

Osteonecrosis primitiva o idiopática

Osteonecrosis causada por:

- Inyecciones repetidas de corticosteroides (lumbalgia + Inzitan®).

- Dislipemias (muy frecuentes en el arco Mediterráneo).

- Consumo habitual de bebidas alcohólicas.

Otras causas de osteonecrosis:

- Hiperuricemia (gota).

- Drepanocitosis.

- Radioterapia.

- Enfermedad de Gaucher.

16.4 Fisiopatología de la osteonecrosis disbárica en el buceo

Embolización por microburbujas de nitrógeno de los vasos terminales de las epífisis femorales y humerales, llamados hair-pins por su semejanza con las horquillas para el cabello.

Obstrucción por las microburbujas del drenaje venoso de la médula ósea metafisaria y diafisaria, dando lugar a una hiperpresión intraósea, que condiciona una estasis venosa, un edema y una hipoxia.

- Embolia de partículas grasas.

- Hemoconcentración.

- Hipercoagulabilidad.

- Factores osmóticos.

16.5 Lesiones crónicas del área ORL en los buzos

Sordera por exposición

El mundo submarino no es el «mundo del silencio», quizá solo para Cousteau. La transmisión de los sonidos en el agua es mucho mejor que en el aire y, al mismo tiempo, la amortiguación es mucho menor. Los buzos profesionales trabajan en ambientes ruidosos donde además no pueden utilizar protecciones acústicas adecuadas, por ello, la sordera por exposición es algo habitual en el mundo del buceo profesional.

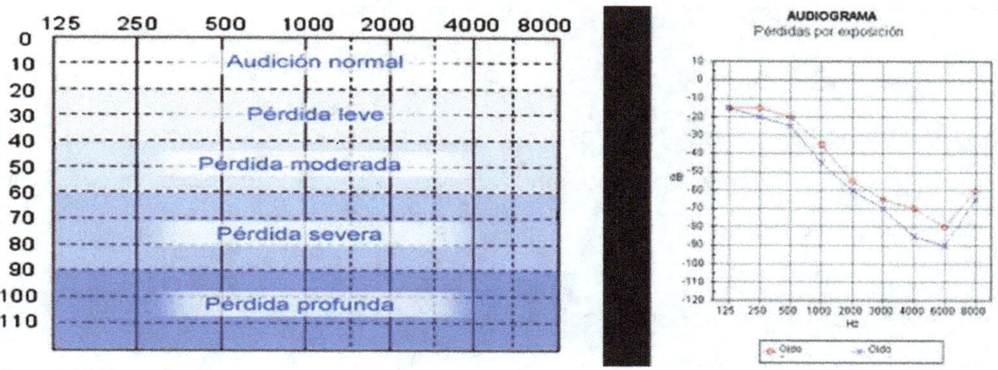

Figura 2
Audiogramas (dcha.) típicos de sordera por exposición

Fuente: Wikimedia Commons

Rinosinusitis vasomotora crónica

Consiste en una reacción exagerada y desproporcionada de la mucosa nasal ante estímulos inespecíficos y normales para las demás personas. Se parece mucho en cuanto a los síntomas a una rinitis alérgica, pero aquí las pruebas alérgicas a neumoalérgenos son negativas.

Los desencadenantes más habituales son: ambientes mal ventilados, diferencia de temperatura..., pero otras veces son motivadas por el estrés.

La sintomatología es muy parecida a la alergia, pero las pruebas que en la alergia son positivas, como el prick test o la IgE sérica, aquí son negativas.

Se trata de una patología leve, pero muy incapacitante para los buzos por su capacidad para provocar barotraumas de oído y senos y es causa de incapacidad temporal.

Disfunción tubárica

A veces se asocia a una rinitis vasomotora

Afecta a buzos experimentados en los que llega un momento en el que una o las dos trompas de Eustaquio dejan de responder a las variaciones de presión, no se abren y el buzo no puede «compensar» los oídos.

Las soluciones propuestas son:

- Fisioterapia de la musculatura aneja a la trompa.

- Escisión del rodete tubárico con fibroscopia y láser.

- Dilataciones con balón hidráulico de Bielefed (Tubavent ®).

La trompa de Eustaquio no es un tubo permanentemente abierto, porque si así fuera escucharíamos continuamente nuestra respiración como el peor de los acúfenos. La trompa de Eustaquio se abre en condiciones normales cuando se detecta una diferencia de presión en ambas caras del tímpano, e inmediatamente se vuelve a cerrar tras haberse equilibrado las presiones.

A mí me gusta compararla con los uréteres, en los que en las cirugías con acceso al retroperitoneo se pueden observar las ondas peristálticas cuando son estimulados para transportar la orina.

Figura 3

Dispositivo TubaVent® para tratar la disfunción tubárica obstructiva

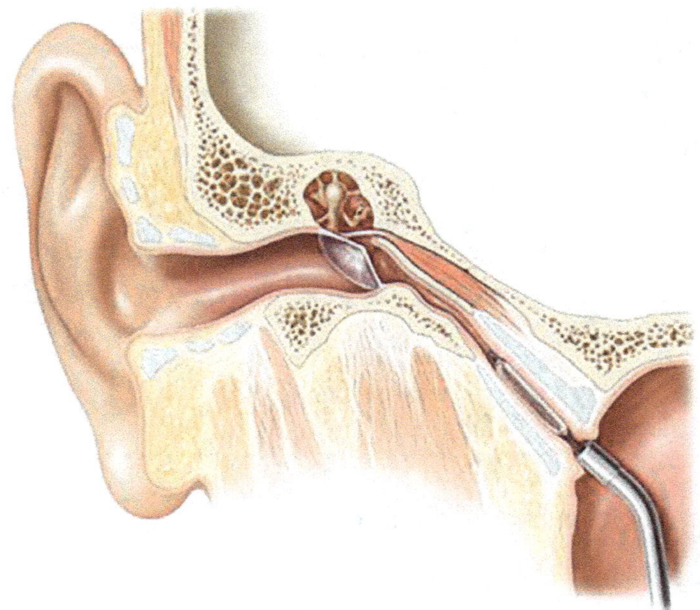

Fuente: cortesia de SPIGGLE & THEIS Medizintechnik Gmbh

En nuestra experiencia, este es un problema difícil de resolver satisfactoriamente, ya que puede conducir a la incapacidad absoluta a un buen buzo. En manos de un otorrino experto pueden obtenerse excelentes resultados mediante la realización de dilataciones con utilización de un dispositivo como el TubaVent®, pero hay que ser prudente con las propuestas de tratamientos agresivos porque si la trompa queda incompetente, es decir, permanentemente abierta y sin funcionalidad, el resultado no es nada satisfactorio.

Fear ear (oído temeroso o ansioso)

Hemos observado esta patología en buzos profesionales y en sanitarios que trabajan en cámaras hiperbáricas, también la encontramos descrita en la literatura médica como *fear ear*.

Este síndrome aparece como consecuencia del recuerdo de una situación en la que el individuo sufrió una dolorosa experiencia en forma de barotrauma del oído o de los senos paranasales y perdió la confianza. Cuando vuelve a ser presurizado presenta un estado permanente de ansiedad que le impide concentrarse en su trabajo, bien sea como buzo o como sanitario con pacientes a su cargo.

Es causa de incapacidad absoluta para el trabajo en ambientes hiperbáricos, quizá tras un tratamiento psicológico pudiera recuperarse, pero es difícil de saber cómo reaccionaría ante un nuevo barotrauma.

Osteomas del canal auditivo externo

La incidencia de osteomas del canal auditivo externo (CAE) es mucho mayor en los buzos profesionales que en el resto de la población, su aparición se relaciona con la exposición a la presión y al agua fría, y en ocasiones deben ser extirpados quirúrgicamente cuando amenazan con ocluir el CAE.

Figura 4

Imágenes típicas de osteomas en el canal auditivo externo

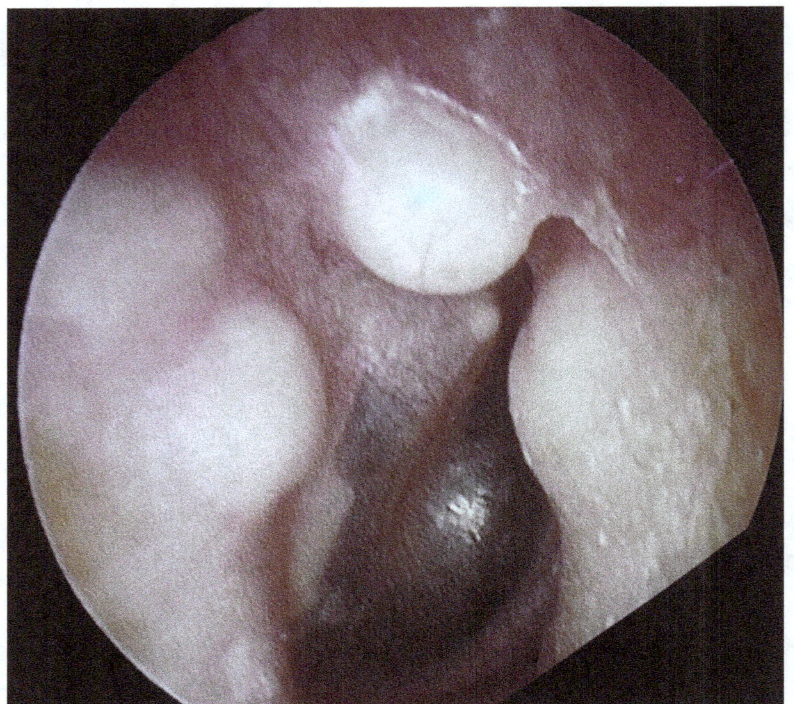

Fuente: Didier Descouens Wikimedia CC

16.6 Efectos a largo plazo del buceo sobre la función pulmonar

Los buzos profesionales retienen carbónico y esta respuesta inadecuada a valores *end-tidal* más elevados de lo normal persiste cuando dejan de trabajar como buzos.

Los buzos profesionales tienen una capacidad vital forzada superior a lo previsto por edad y características biométricas, que se interpreta como la consecuencia de respirar gases a presión.

El VEMS de los buzos profesionales es inferior al calculado, lo que se interpreta como enfermedad de pequeñas vías.

16.7 Efectos sobre el sistema nervioso

Desde el comienzo de los años 80 hubo mucha controversia acerca de si las inmersiones repetidas, aun sin sufrir accidentes de descompresión podían producir un daño subclínico acumulativo.

El deterioro neuropsicológico de los buzos después de sufrir accidentes de descompresión, siempre se consideró como una posibilidad, y cuando Gorman[5] publicó que el 40 % de los buzos que habían sufrido accidentes de descompresión con manifestaciones únicamente musculoarticulares tenían EEG anormales, y un 60 % de ellos tenían test neuropsicológicos anormales una semana después del accidente, que un mes después el 20 % de los EEG seguían siendo anormales y que un 20 % de ellos presentaban signos de atrofia cerebral en el TAC se encendieron todas las alarmas.

Estos hallazgos coincidían con los que había publicado Rozsahegyi[6] que encontró que un 42 % de los obreros húngaros en túneles presurizados presentaban EEG anormales.

Durante los años 90 y siguientes algunos autores investigaron el posible daño subclínico acumulativo que podía ocasionar el buceo, tanto en profesionales como a nivel recreativo, Murrison[7] investigó mediante potenciales evocados las posibles lesiones subclínicas en la médula espinal, Bast-Pettersen[8] y Kowalski[9] investigaron el posible deterioro neuropsicológico.

Afortunadamente, sus conclusiones en todos los casos fueron que si bien podían detectarse algunas anomalías, estas eran de escasa transcendencia.

Bibliografía

1. Bassoe P: The late manifestations of compressed-air disease. Am J Med Sci 145:526,1913

2. Bornstein, A. and Plate, E. 1911-12. Über chronische Gelenkveranderungen, Entstanden Durch Presslufterkrankung. Fortschr. Geb. RöntgStrahl. 18: 197

3. Kindwall, E. P. 1975. Medical aspects of commercial diving and compressed air work. In Occupational Medicine, Principles Practical Applications, (C. Zenz,ed.), pp. 361-421. Chicago: Year Book Medical Publishers.

4. Concannon, James. 1987. Chief, Office of Variance, Occupational Safety and Health Administration -OSHA- Personal communication to Kindwall.

5. Gorman, D. F., Edmonds, C. W. and Beran, R. G. 1986. The neurological sequelae of decompression sickness: a preliminary report. In Proc. Ninth Int. Syrup. Underwater Physiology, Kobe, Japan. Bethesda, Maryland: Undersea and Hyperbaric Medical Society.

6. Rozsahegyi, I. 1967. Neurological damage following decompression. In Decompression of Compressed Air Workers in Civil Engineering (R. I. McCallum, ed.), p. 131. Newcastle-Upon-Tyne: Oriel Press.

7. Murrison A. W., Glasspool, E., Pethybridge R. J., Francis T. J. R., and Sedgwick E. M. 1994 Source: Occupational and Environmental Medicine, Vol. 51, No. 11, pp. 730-734

8. Bast-Pettersen R. Long-term neuropsychological effects in non-saturation construction divers. Aviat Sp Environ Med. 1999;70(1):51–7.

9. Kowalski JT, Varn A, Röttger S, Seidack S, Kähler W, Gerber WD, et al. Neuropsychological deficits in scuba divers: An exploratory investigation. Undersea Hyperb Med. 2011;38(3):197–204.

LESIONES PONZOÑOSAS POR ANIMALES MARINOS

Dr. Manuel Salvador

CONTENIDOS ADICIONALES:

LESIONES PONZOÑOSAS POR ANIMALES MARINOS

CAPÍTULO 17

LESIONES PONZOÑOSAS POR ANIMALES MARINOS

Dr. Manuel Salvador

Las lenguas castellana y valenciana son muy ricas y ambas tienen nombres diferenciados para aquellas sustancias tóxicas que se inoculan a través de un aguijón o una flecha, de aquellas que son administradas con los alimentos o por vías naturales, estas se distinguen entre la ponzoña y el veneno (la metzina y el verí en lengua valenciana), por eso hablamos aquí de lesiones «ponzoñosas», porque ese es el nombre correcto.

Los animales marinos han desarrollado mecanismos de supervivencia que son potencialmente lesivos para los seres humanos que se introducen en su medio.

Voy a limitarme a describir los más frecuentes en nuestros mares y cómo tratar las lesiones que pueden producirnos, no voy a hablar del pulpo de anillos azules, ni de los conos, ni de las serpientes de mar, especies que solo habitan el Indo-Pacífico, porque hay libros excelentes para aquellos que deseen profundizar en este tema.

17.1 Celentéreos

- 9000 especies (son animales carnívoros):

  - Nadadores (fisalias y medusas).

  - Fijos (falso coral, anémonas, actinias, plumas de mar, etcétera).

- Han desarrollado nematocistos:

  - Unos actúan por adherencia.

  - *Otros actúan por inyección.*

  - *Citotóxico, neurotóxico y cardiotóxico.*

¿Qué son los nematocistos?

Figura 1

Esquema y funcionamiento de los nematocistos

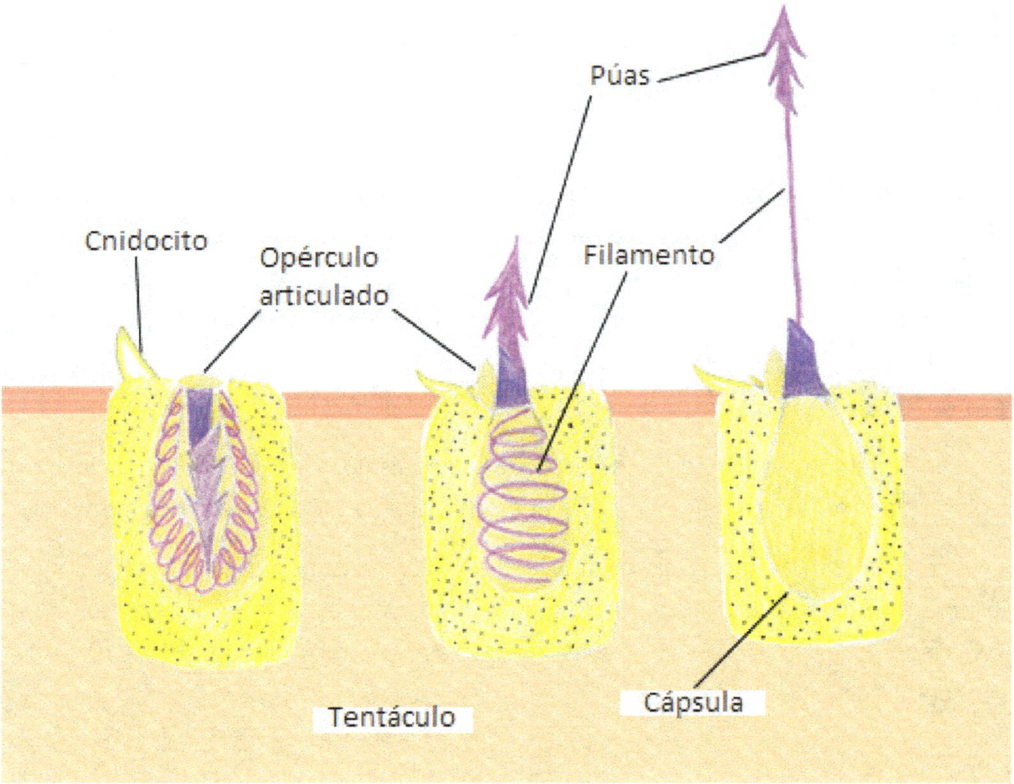

Fuente: De Josuevg , CC BY-SA 3.0

Los nematocistos van desde los más simples, que actúan por adherencia, a los más sofisticados dotados de «arpones», que en algunas especies solo pueden afectar zonas sensibles como la piel de las mejillas o los antebrazos, pero no la de la palma de la mano, y en otras son capaces de atravesar un guante de látex quirúrgico y la piel de la palma después.

17.2 Especies implicadas

- Fisalia o fragata portuguesa[1]

Antes rara, ahora frecuente en el Mediterráneo, tiene un tentáculo muy largo (hasta 9 m) y es la segunda peor en nuestro mar, si la veis huid, y sobre todo no os aproximéis a ella con el viento en la espalda u os picará.

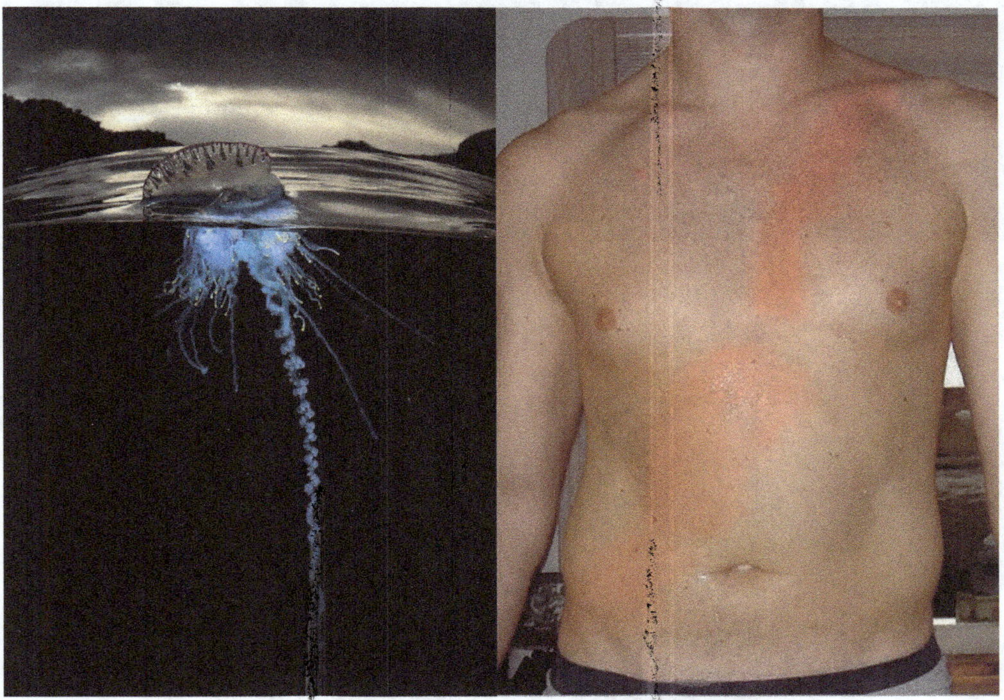

Figura 2

Fragata portuguesa y su picadura

Fuente: Óscar Gómez (imágen izquierda), Simon Tonge CC (imagen derecha)

- Pelagia noctiluca (clavel)

- Rhizostoma pulmo, *Rhizostoma luteum*

Son medusas de tamaño grande y vistosas, muy poco urticantes, solo en mucosas o zonas con la piel fina como la cara interna de los brazos o las mejillas.

Pelagia noctiluca. Medusa de pequeño tamaño, luminiscente que causa de picaduras muy dolorosas

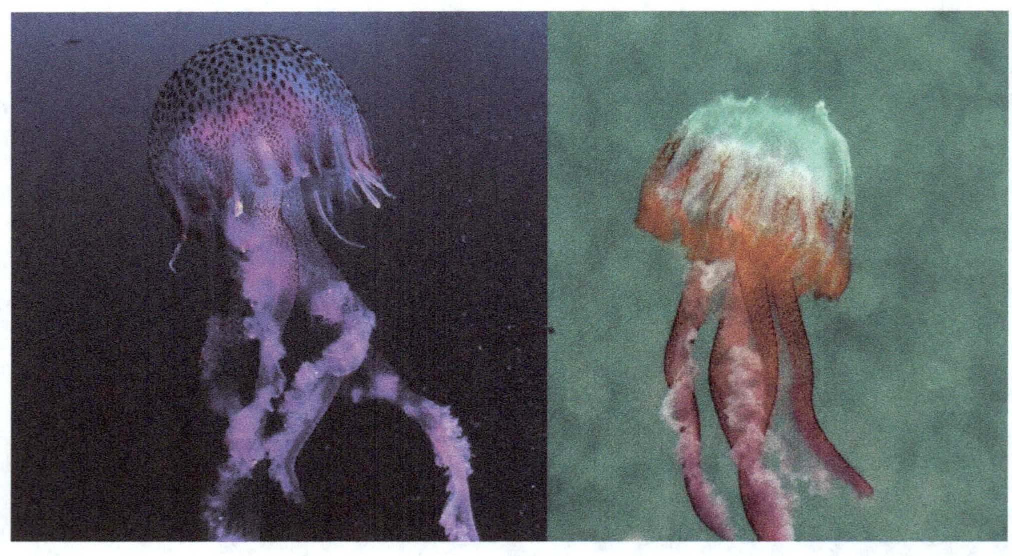

Figura 4

Rhizostoma luteum

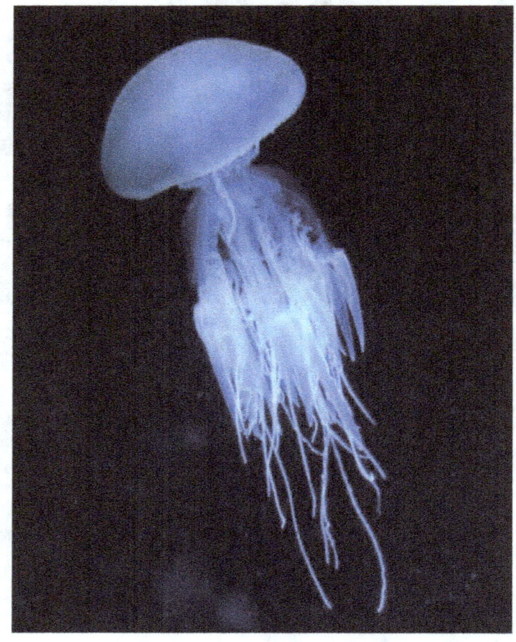

Fuente: Óscar Gómez

- *Cotylorhiza tuberculata* («huevo frito»)

Muy poco urticante, solo en las mejillas o en zonas con piel fina

Figura 5

Cotylorhiza tuberculata

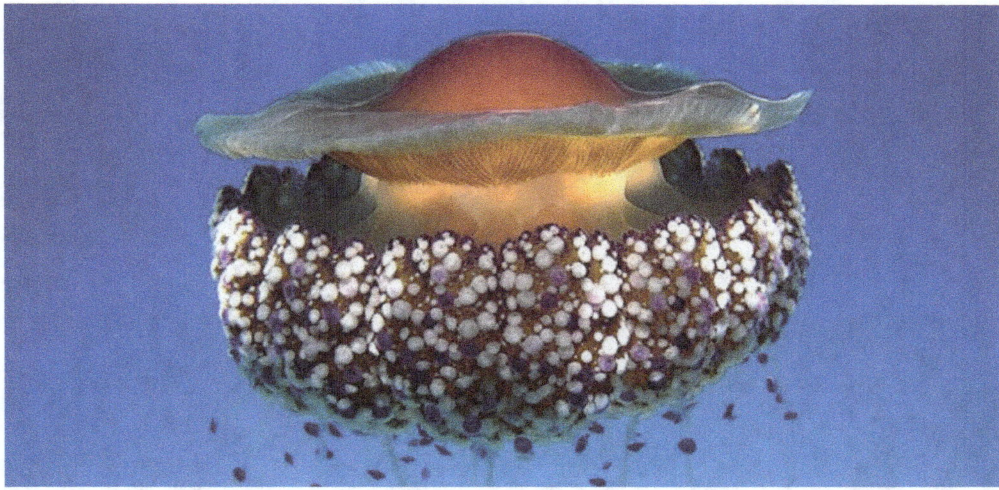

Fuente: Óscar Gómez

- **Anémonas, actinias, hidroides, coral de fuego**

Figura 6

Te enseñan dolorosamente que en el mar es mejor no tocar nada

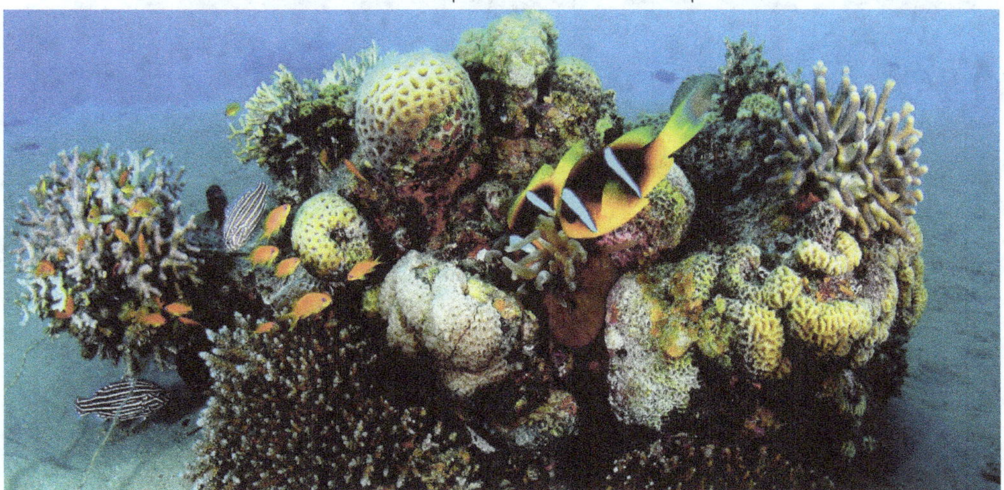

Fuente: Óscar Gómez

- *Caribdea* o avispón del Mediterráneo (cubomedusas)[2]

Una medusa diminuta, de 5 o 6 cm de diámetro, es el equivalente en nuestras aguas del mediterráneo de la *Chironex* que habita en el Indo-Pacífico, y que gozan de merecida mala fama en los mares de Australia. Su picadura ocasiona tanto dolor que no es raro que el buzo pierda el control y se ahogue. Dicen que causa más fallecimientos que los tiburones.

La caribdea es también muy peligrosa, pero vive en el fondo, por debajo de los 20 metros de profundidad y afortunadamente es poco frecuente.

Figura 7

Caribdea marsupialis o avispón del Mediterráneo

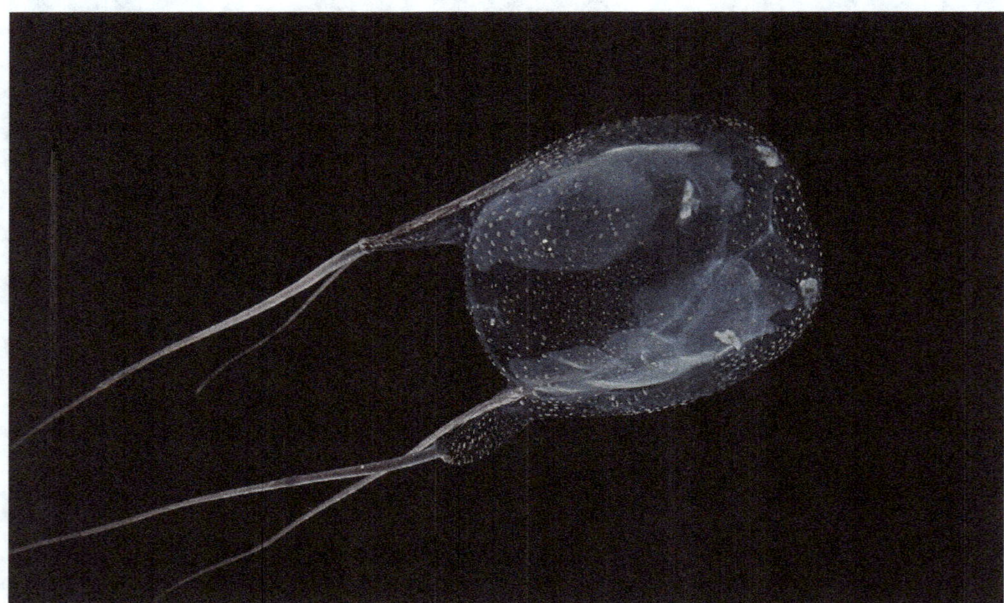

Fuente: Óscar Gómez

17.3 Clínica de la picadura por celentéreos

- Desde reacción local a grave afectación general.

- Quemazón, dolor insoportable, edema, flictenas, etcétera.

- Extensión del dolor al tórax o abdomen.

- Fiebre, sudoración, fallo cardiaco, disnea, delirio.

- Afectación del estado mental.

- Shock anafiláctico.

- Queloides y atrofia cutánea (tardías).

Figura 8
Ejemplo de diferentes picaduras por celentéreos

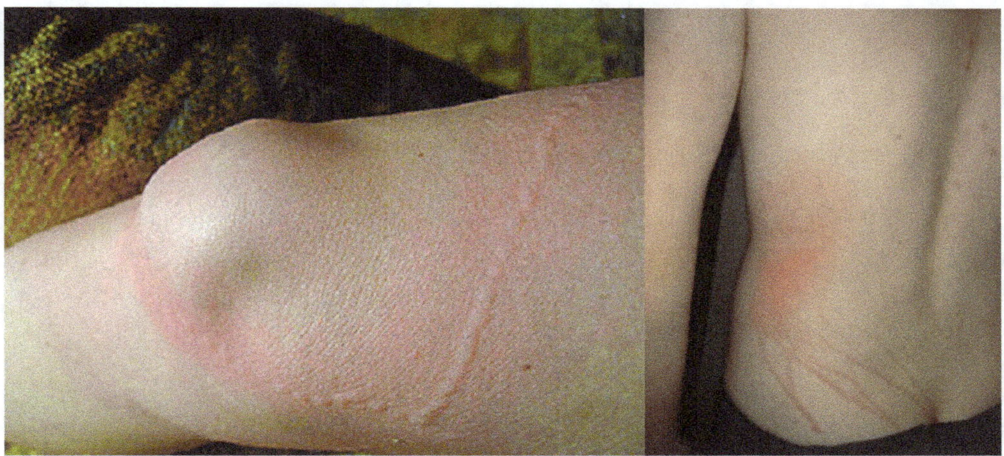

Fuente: Erin Flick Creative Commons

Tratamiento

Durante los años que viajé para bucear en distintos lugares, recuerdo haber visto de todo, hubo una época hace 30 años que estaba muy de moda llevar un bote «ablandador de carne» McCormik® que se espolvoreaba sobre la zona picada. El ablandador de carne, que es algo que se usa mucho en América, contiene papaína, una enzima proteolítica que desnaturaliza las proteínas y, por lo tanto, bloquea los nematocistos.

Algunos buceadores de EEUU también usaban *sprays* de ácido tánico, pero lo más sorprendente era que algunos confiaban ciegamente en la orina recién emitida como agente bloqueante de los nematocistos y solicitaban de sus compañeros que les orinasen sobre la zona picada o sobre algún pañuelo que se aplicaban de inmediato, y ¡parece que funcionaba!

Pero mis recomendaciones van a ser menos extravagantes:

- Sacar a la víctima del agua y acomodarla a resguardo de sol y viento.

- Puede precisar RCP en casos graves con afectación del estado general.

- Bloquear los nematocistos sin descargar (regar con vinagre), pueden quedar sobre la piel restos de tentáculos más o menos visibles y cargados de nematocistos que se activarán agravando la picadura al contacto con agua dulce o arena, esto es lo primero antes de proceder a combatir el dolor, el vinagre es más fácil de conseguir que el amoniaco.

- Tratamiento tópico del dolor, pero ¿cuál…? En principio anestesia local tópica:

    - Pomadas anestésicas al 5 % (Emla).

    - Gasas empapadas con lidocaína al 5 %.

    - Corticosteroides, antihistamínicos.

- Analgésicos: paracetamol, ibuprofeno.

- Lesiones oculares: corticosteroides, ciclopléjicos, colirio anestésico.

17.4 Lesiones por peces

- Picaduras.
- Mordeduras.

Picaduras

Los traquínidos y uranoscópidos se entierran para cazar, mientras que los escorpénidos (cabracho, pez piedra, etc.) se camuflan sobre las rocas.

Si nos pica una araña de mar, o una escorpa, no es que la hayamos pisado, sino que nos hemos acercado tanto a ella que «ha saltado» y clavado sus púas en la parte de nuestra anatomía más próxima, sea la planta del pie, el muslo o el abdomen.

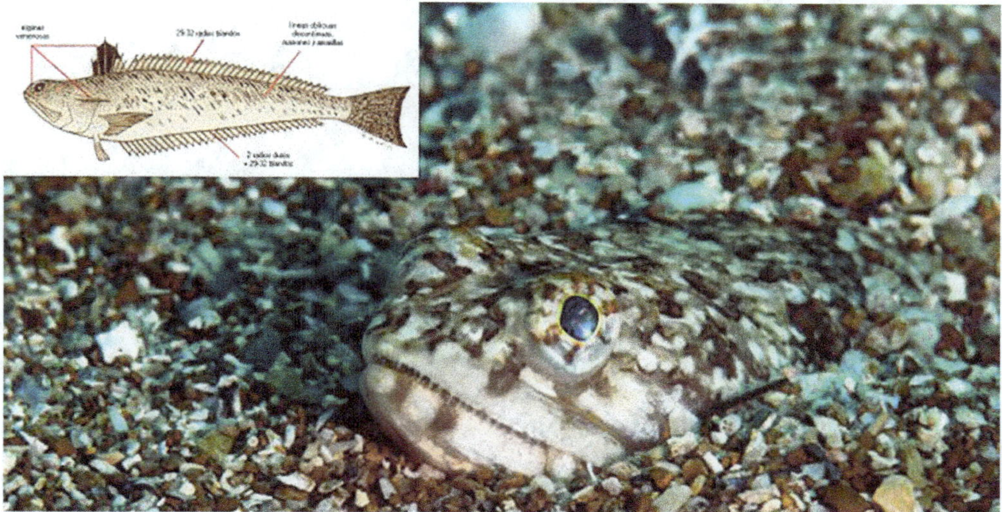

Fuente: Óscar Gómez

Las espinas son huecas, la toxina recubre cada una de las espinas envuelta en una bolsa membranosa, cuando la espina se clava, la bolsa es exprimida y la toxina, inyectada.

Figura 10
Mecanismo de inyección de las espinas

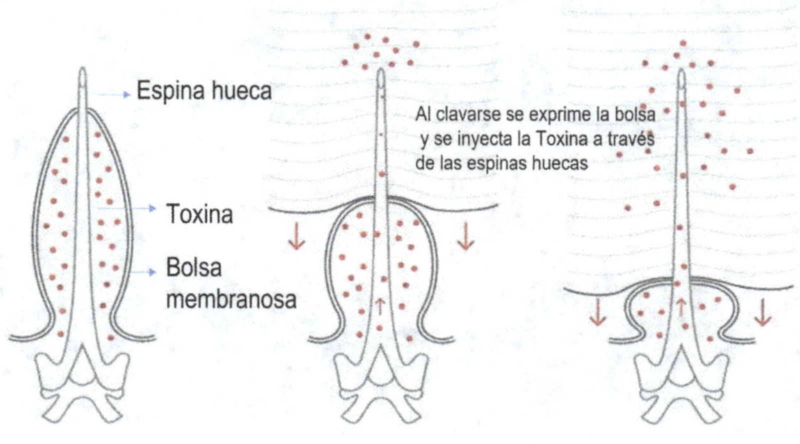

Fuente: Wikimedia Commons

- Traquínidos (pez araña y pez víbora).

Figura 11

Pez araña

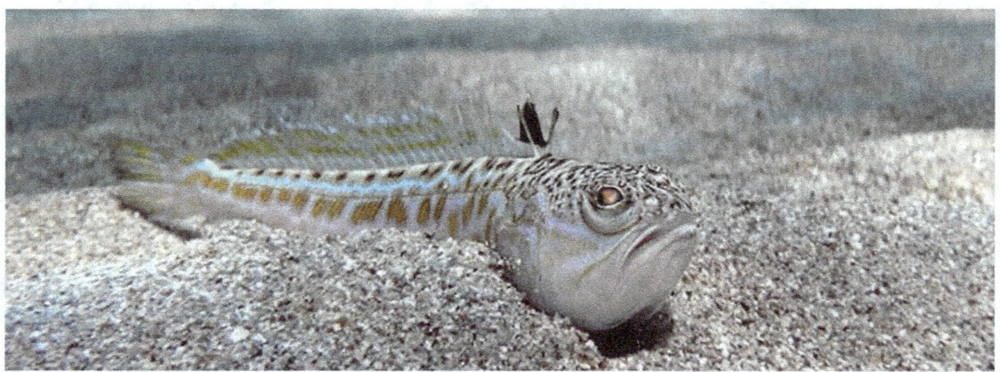

Fuente: Óscar Gómez

- Escorpénidos (pez escorpión, cabracho, etcétera).

Figura 12

Escorpa o gallineta

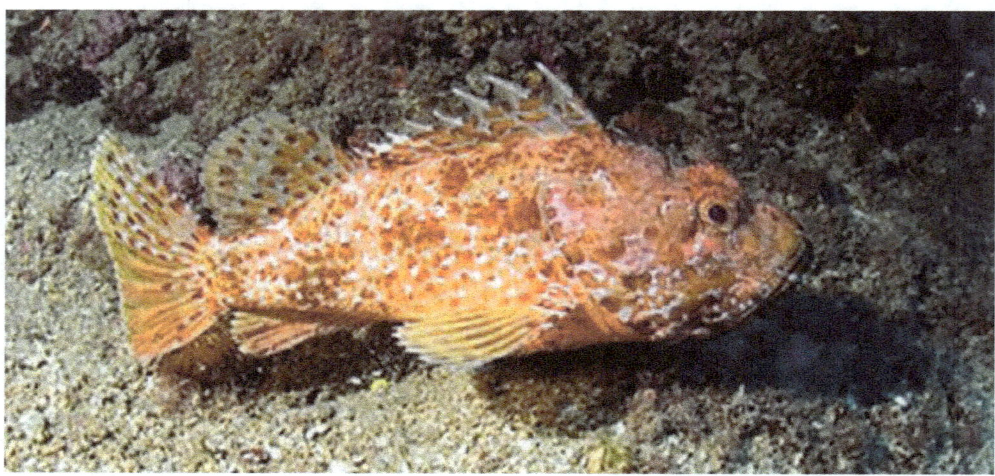

Fuente: Óscar Gómez

- Uranoscópidos (pez rata).

Figura 13
Pez rata

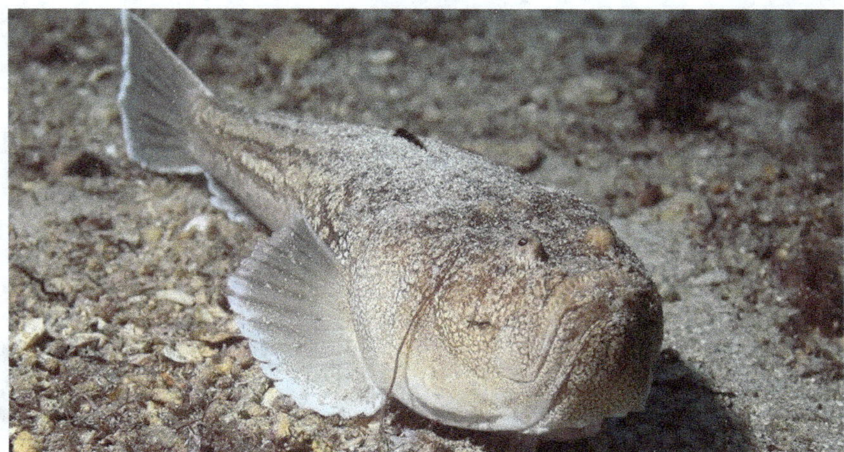

Fuente: Óscar Gómez

- Rayas espinosas.

Las rayas gustan de reposar en el fondo y no les agrada ser molestadas, si se sienten amenazadas repliegan la cola hacia adelante como si de un escorpión se tratase y clavan su aguijón en la muñeca del buzo que las toca o en el tobillo del infortunado bañista que las pisa.

Figura 14
Raya espinosa o chucho

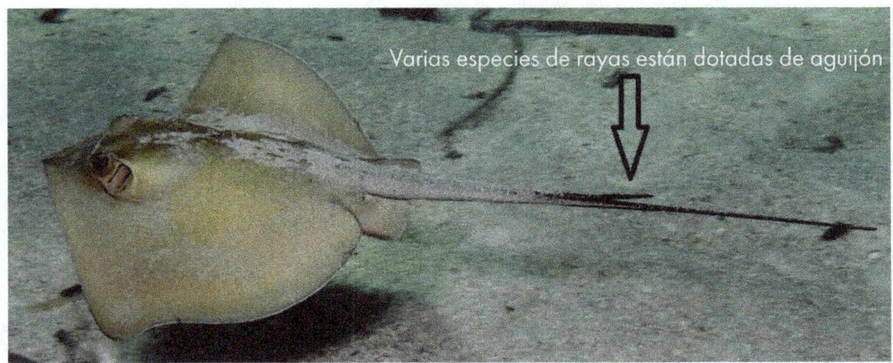

Fuente: Óscar Gómez

- Pez piedra (tropical).

Se parece a un cabracho y se camufla sobre las rocas, no se entierra, hay que andar con mucho cuidado en los mares tropicales, porque es muy fácil al apoyarse en una piedra poner la mano sobre uno de ellos, ya que no se inmutan, por eso no debe uno apoyarse ni agarrarse a nada, y si hay corriente es mejor llevar un gancho que no hacerlo con las manos, aunque estén enguantadas.

Sus picaduras producen a menudo necrosis cutáneas que precisan de hospitalizaciones y de injertos.

Figura 15
Peces piedra

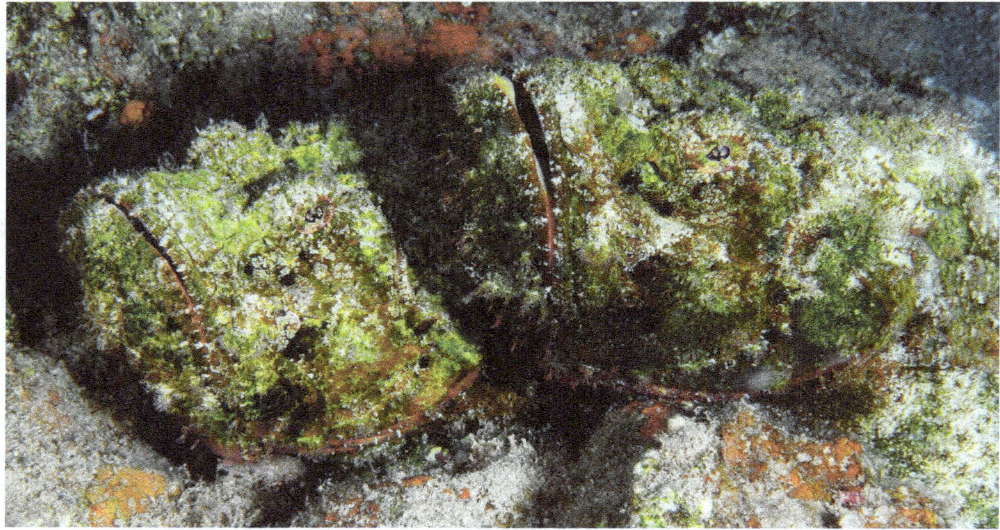

Fuente: Óscar Gómez

Generalidades y Tratamiento

- Toxina de naturaleza proteica (el calor la desnaturaliza).

- Dolor intensísimo.

- Sintomatología neurológica local y/o general:
  - 1°: Aplicar anestesia local por inyección.

  - 2°: Sumergir a continuación la extremidad picada en agua caliente a unos 45 °C. ¡Cuidado con las posibles quemaduras! Sumergir las dos manos o pies para evitarlo.

- Hay que tener en cuenta la posible afectación del estado general con graves consecuencias (shock, parada respiratoria y muerte).

Los marineros de las costas de Castellón y Alicante, cuando alguien resultaba víctima de una picadura, colocaban un trapo con aceite o gasoil en un bote de hojalata le prendían fuego y ahumaban la zona picada acercando la fuente de calor y humo todo lo que el marinero toleraba, se creía que el humo era el antídoto para la toxina y no el calor. La técnica funcionaba, aunque la premisa era errónea.

Siempre que sea posible, bloquearemos el dolor mediante anestesia local antes de proceder a inactivar la toxina termolábil con calor, pero como no queremos provocar quemaduras, siempre introduciremos en agua caliente un miembro sano en compañía del miembro picado.

Picadura en palma de la mano

Figura 16

Ante una picadura en la palma de la mano, lo aconsejable es hacer un bloqueo del nervio mediano. Para ello hay que identificar los dos tendones palmares

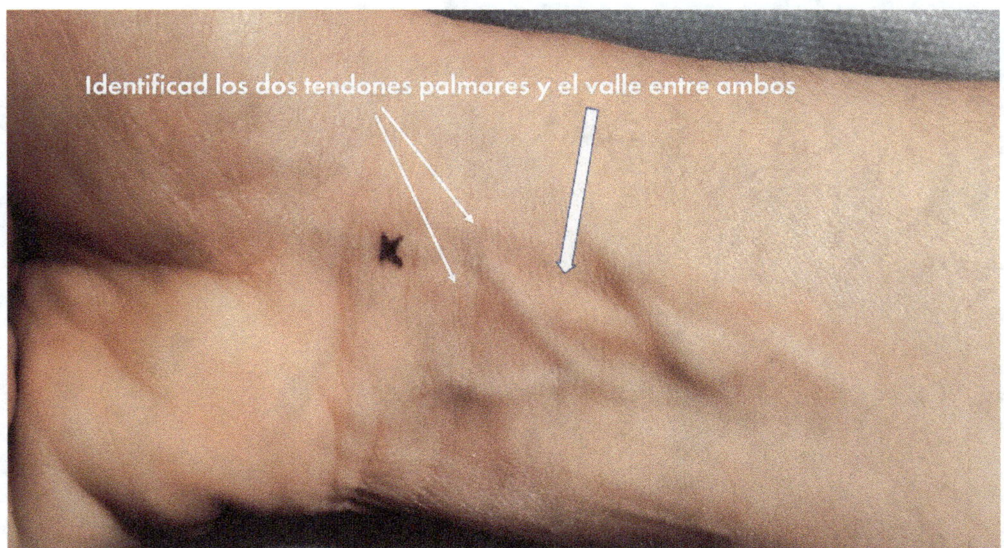

Fuente: Manuel Salvador

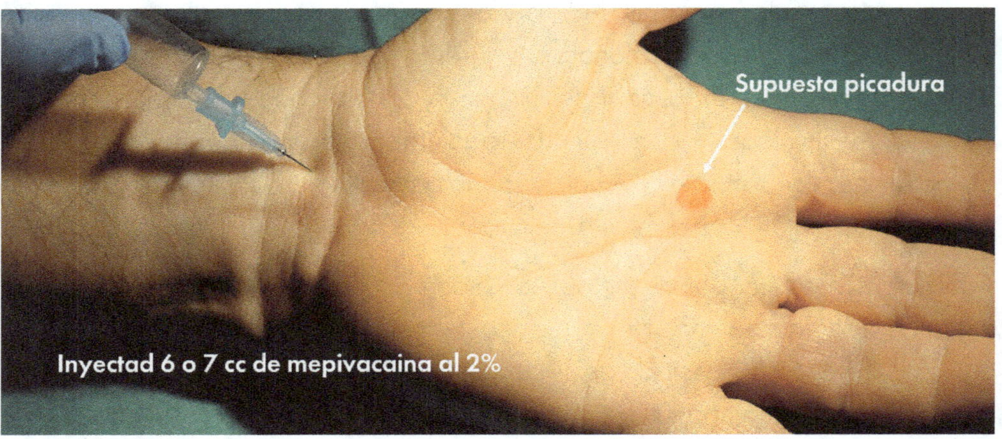

Fuente: Manuel Salvador

Picadura en un dedo

En el caso de que resulte picado un dedo, no hace falta anestesiar toda la mano y utilizaremos la siguiente técnica. Se inyecta por encima del tendón, nunca inyectéis más de 2 cc por el riesgo de crear un compromiso vascular por exceso de volumen.

Figura 18
Esta es la forma más sencilla de bloquear anestésicamente un dedo

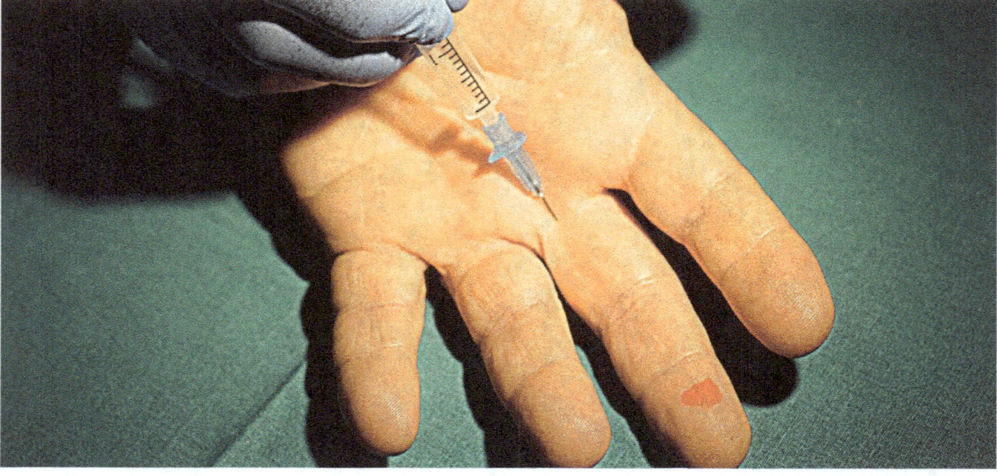

Fuente: Manuel Salvador

Picaduras en la planta del pie

Son las más frecuentes entre los bañistas, en mi opinión, lo ideal es hacer un bloqueo anestésico retromaleolar, porque pinchar directamente en la planta del pie o la palma de la mano es dolorosísimo y debe evitarse siempre que sea posible.

Figura 19

Puede inyectarse anestésico en el mismo sitio de la picadura, pero es preferible el bloqueo anestésico de toda la planta

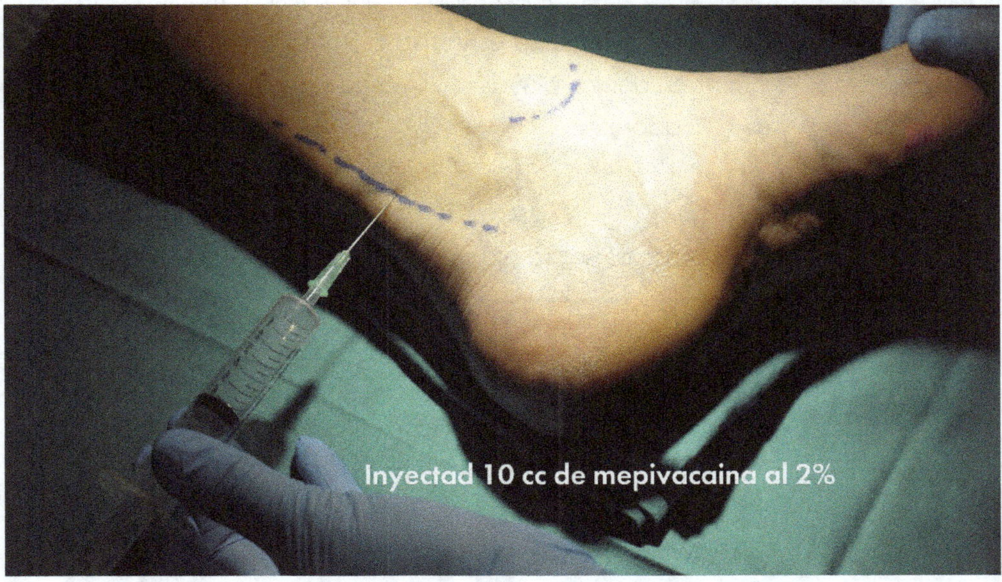

Fuente: Manuel Salvador

Localizaremos el punto 2 cm por encima de la punta del maléolo medial y junto al borde del tendón de Aquiles. Se pincha de atrás hacia delante, a 90° con la tibia y paralelo al borde medial del pie, cuando tropecemos con la cara posterior de la tibia, retrocederemos unos milímetros. Aspiraremos para asegurarnos de no estar dentro de un vaso e inyectaremos lentamente el anestésico. Tarda un poco en hacer efecto, pero obtendremos una anestesia buena y duradera de toda la planta del pie durante unas horas. Acto seguido, se puede proceder al baño caliente de los dos pies.

17.5 Mordeduras de peces

- **Tiburones**

  - Ataques no provocados.

  - Casi todas las especies involucradas.

  - Graves lesiones de partes blandas.

  - Lesiones muy contaminadas.

Los peces depredadores se sitúan al acecho de sus presas al amanecer, pero sobre todo al atardecer, donde rompen las olas, por eso no es recomendable bañarse a esas horas ya que corremos el riesgo de que nuestras manos o pies sean confundidos con una posible presa. Esa es la razón por la que los pescadores de esparavel o «rall» se mueven por las playas a última hora de la tarde para capturar lubinas u otros peces «cazadores».

Figura 20
Noticias sobre ataques a bañistas

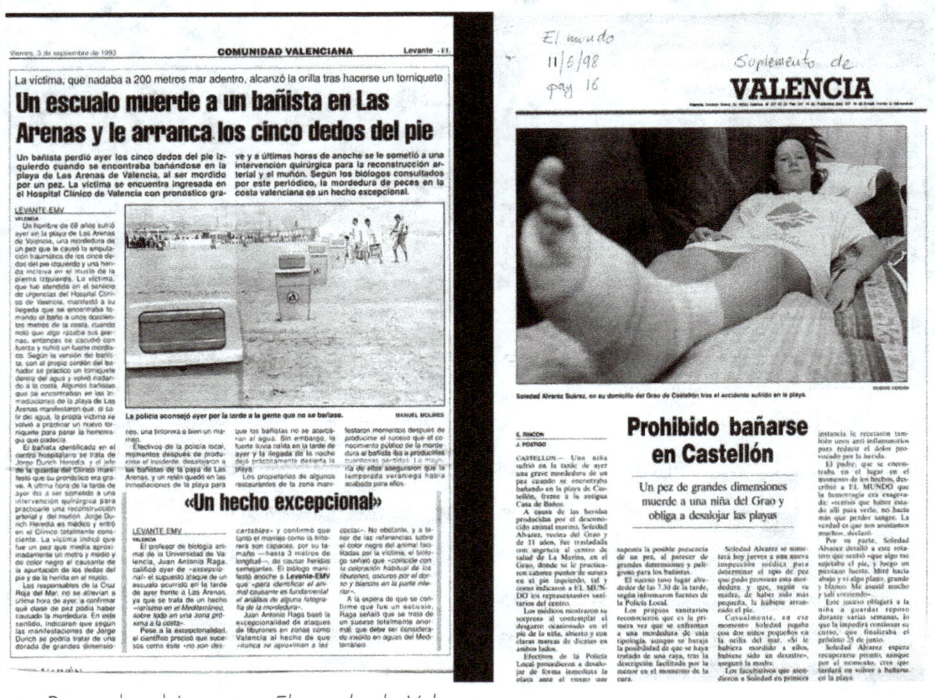

Fuente: Prensa local *Levante* y *El mundo de Valencia*

- **Morenas y congrios**

Las morenas y los congrios abundan en casi todos los mares. Les gusta vivir en oquedades o pecios hundidos, desde donde acechan a sus presas, y suelen recibir la visita de los buceadores. No son animales agresivos, pero tampoco les gusta ser molestados. En ocasiones, los guías de buceo los alimentan con anillas de calamar para hacerlos salir y complacer a sus clientes, lo que los lleva a alterar su comportamiento a la vista de nuevos buceadores y salen en busca de comida creando situaciones peligrosas dado el tamaño de algunos de estos animales.

Los congrios y las morenas pueden alcanzar grandes tamaños y por lo tanto sus mordeduras pueden llegar a amputar miembros y fallecer por desangramiento.

Figura 21

Los congrios rotan cuando muerden en un intento de arrancar el bocado

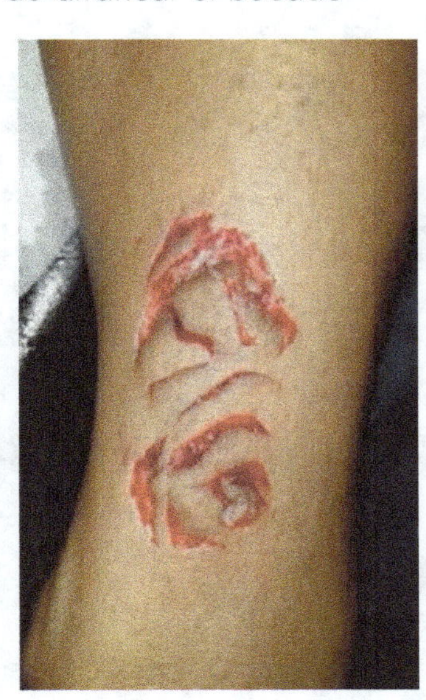

- **Ataques defensivos a buceadores**
- **Influencia del «feeding»**
- **Heridas con gran atricción y contaminadas**

Fuente: Dr. Ramón Sancho

- **Otros peces (meros, dorados...)**

Para los meros vale lo que hemos dicho para las morenas y los congrios, el *feeding*, o costumbre de alimentarlos, altera su comportamiento y puede dar lugar a situaciones inesperadas y mordeduras, a mí me arrancaron una tuba porque el color blanco de la boquilla les pareció calamar, pero igual muerden una mano.

El *Pomatomus saltatrix*, conocido en el mundo como anjova, y por nosotros como dorado o tallahams (cortaanzuelos), es un depredador de mediano tamaño (puede llegar a 130 cm y 18 kg) cuyos ataques a bañistas están documentados en el Mediterráneo y son mucho más temidos en el Atlántico.

Figura 22

Mordeduras típicas de un dorado en el pie de un bañista

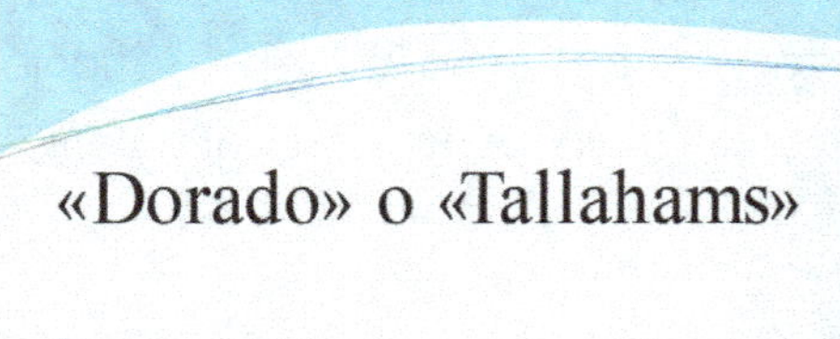

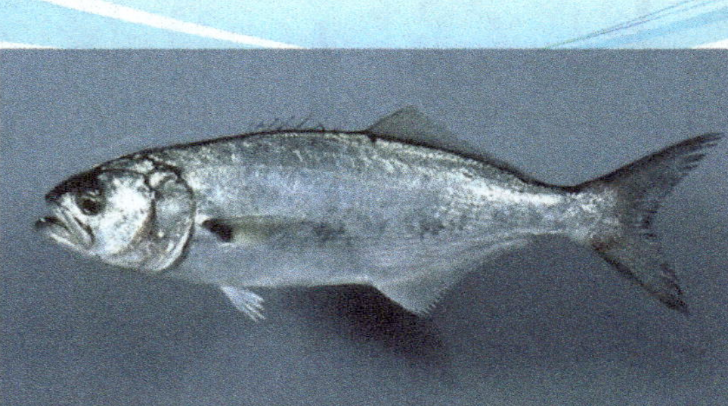

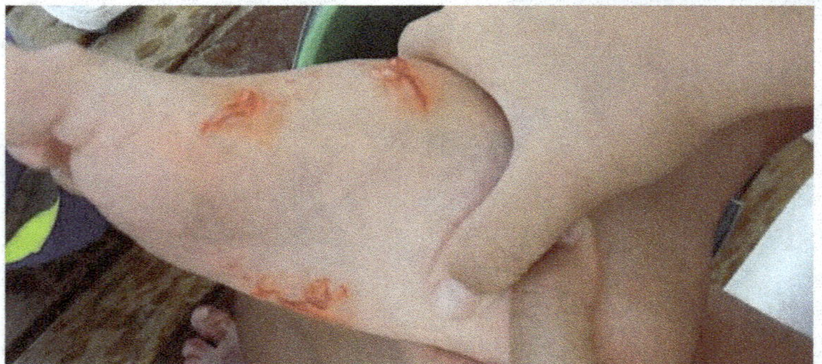

Fuente: Teleelx

El atardecer es la hora favorita en la que los peces depredadores se sitúan a la altura donde rompen las olas al acecho de presas, con el agua revuelta no es difícil confundir un pie o una mano con una presa.

17.6 Descargas eléctricas

- Torpedo o raya eléctrica

  - De 8 a 200 V.

  - Descargas por contacto y por proximidad.

- El agua salada conduce muy bien la electricidad.

- Puede llegar a ser causa de ahogamiento.

Figura 23

Pez torpedo o tremielga

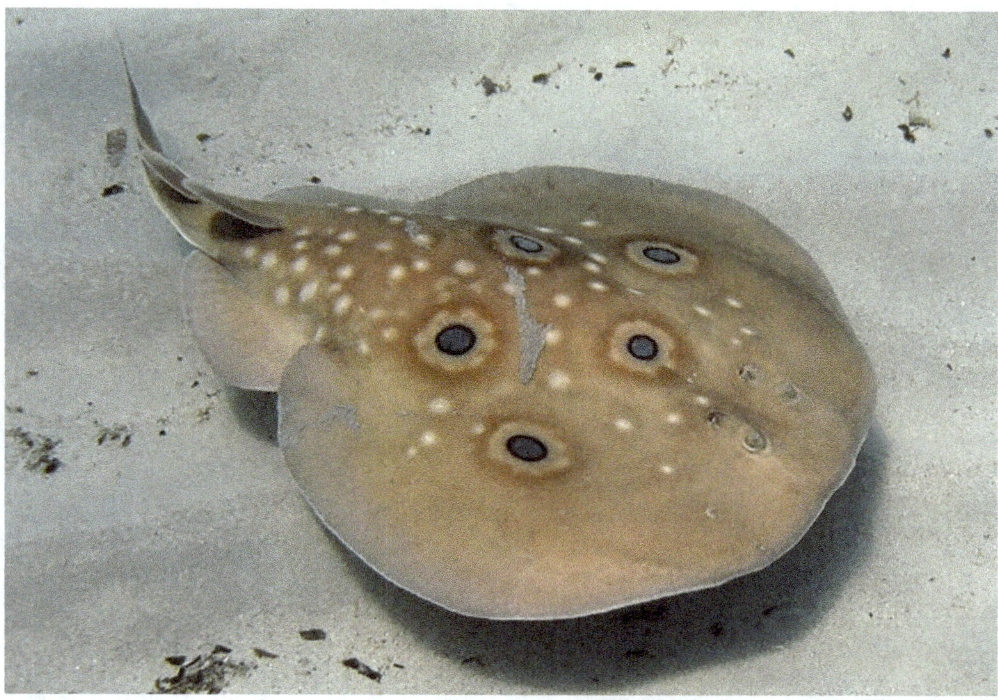

Fuente: Óscar Gómez

17.7 Lesiones por cefalópodos

- **Mordedura ponzoñosa (saliva)**

  - Hialuronidasa, serotonina, octopamina.

- **Tinta tóxica (contacto con la piel)**

- **Lesiones por las ventosas**

17.8 Otros animales ponzoñosos

- **En mares tropicales**

  - Pulpo de anillos azules, *octopussy*.

  - Conos.

  - Serpientes marinas.

  - Gusanos de cristal.

  - Glaucus (dragón azul).

  - Esponjas.

  Vamos a hablar solo de los erizos de mar, que son los más peligrosos enemigos de los buceadores en nuestros mares.

- **Erizos**

  - Peligrosidad según especies.

  - Afectación local, raramente general.

  - Granulomas tardíos.

17.9 Tratamiento de las picaduras de erizo

- Anestesia local (bloqueo locorregional o tópico).

- Mantener la zona mojada con agua salada para que no se entierren.

- Extracción de las púas en ambiente quirúrgico.

- *Trementina de Venecia* (7,5 g), ácido salicílico (7,5 g), lanolina (20 g) y vaselina filante (65 g), aplicado en emplasto durante unas pocas horas hace aflorar las púas para poderlas extraer con unas pinzas, que a ser posible tengan las puntas forradas en goma para evitar quebrarlas al presionar.

- Antibióticos.

Es importante que sea «trementina de Venecia», un líquido de color ambarino, y no «esencia de trementina», que es aguarrás. El problema es que como los farmacéuticos no suelen tener la de Venecia la sustituyen, pero puede conseguirse en almacenes de droguería y convencer al farmacéutico para que prepare la fórmula original, nosotros siempre disponemos de varios tubos «por si acaso».

Figura 24

Extracción de las púas

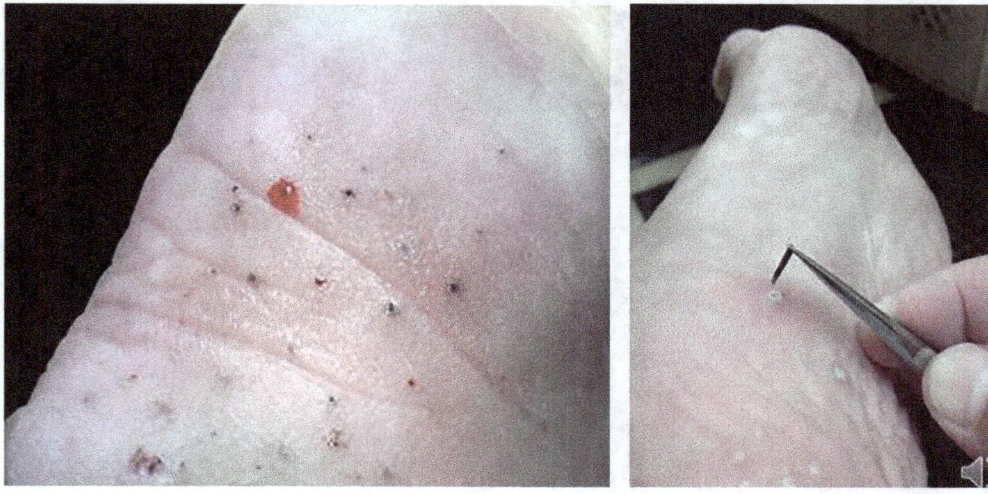

Fuente: Dr Ramón Sancho

Dermatitis

- Dermatitis por *Mycobacterium marinum*.
- Dermatitis por *Erysipelothrix insidiosa*.

Figura 25
Lesión aparecida tras una puntura limpiando pescado

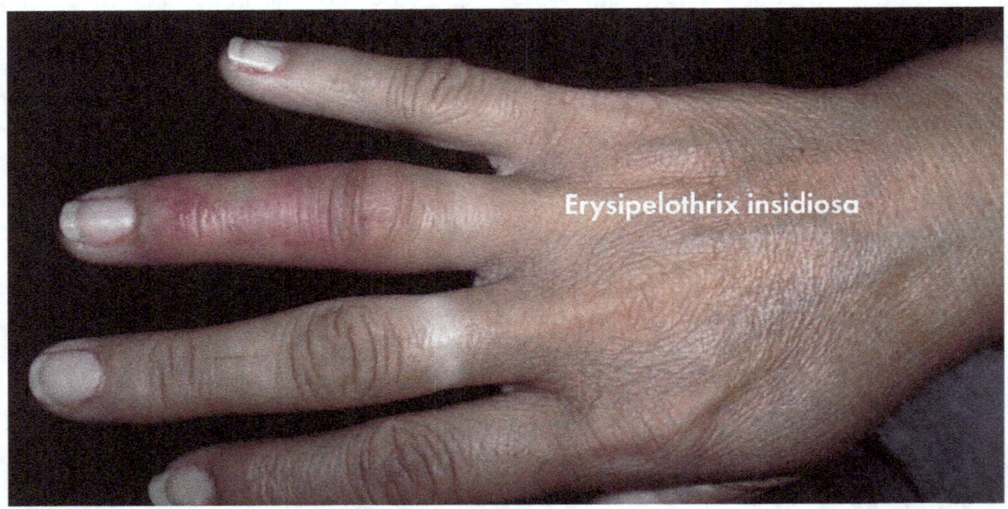

Fuente: Manuel Salvador

17.10 Toxinas asociadas al consumo de productos del mar[5]

De mayor a menor frecuencia:

- Escombrotoxismo.

- Parálisis por ingestión de mariscos:

    - Toxina paralítica de los mariscos (PSP).

    - Toxina diarreica de los mariscos (DSP).

    - Toxina neurotóxica de los mariscos (NSP).

    - Toxina amnésica de los mariscos (ASP).

- Tetrodontoxismo.

- Ciguatera.

De ellas, la más frecuente en nuestro medio es el escombrotoxismo. Hay que rechazar todo túnido que tenga un sabor ligeramente picante. Para los buceadores es de interés la ciguatera porque están expuestos a ella al viajar al trópico, aunque por desgracia es indetectable al gusto.

Escombrotoxismo o escombroidosis

- Causado por la ingesta de túnidos en mal estado de conservación.
- Transformación histidina-saurina por acción de las bacterias.
- Confiere al pescado un sabor picante característico.
- Cefalea, ardor de garganta y eritemas generalizados.
- Puede producir broncoespasmo, disnea, cianosis y síncope.
- Hidrocortisona 100 mg IV a repetir.
- Adrenalina subcutánea o en spray (Medihaler-Epi).
- Antihistamínicos.
- Ergotamina para la cefalea.

Figura 26

Eritema o *flushing* con islas de piel respetadas en una escombroidosis

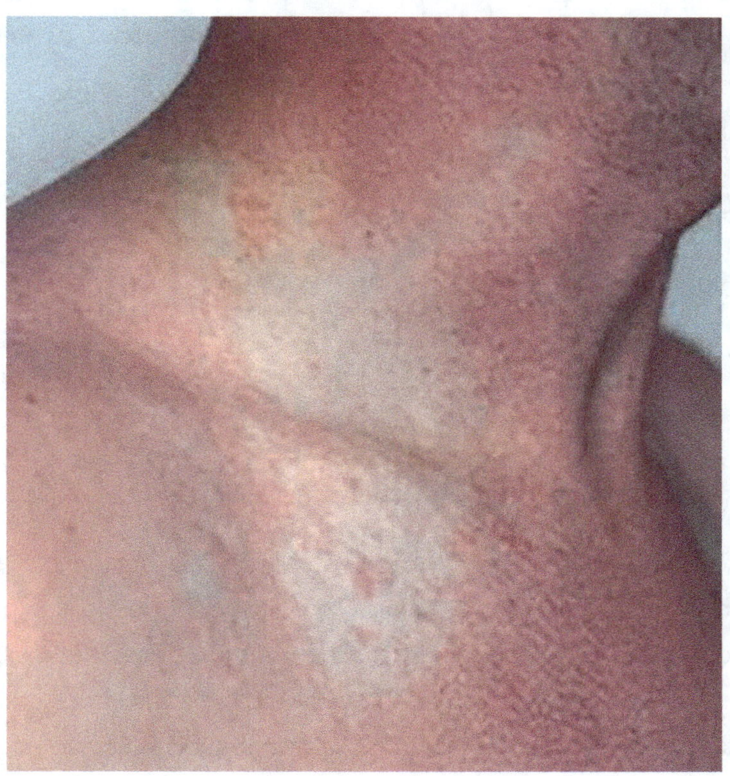

Fuente: Rosh Review 2017

Parálisis por ingestión de mariscos

- «Marea roja».

  - Dinoflagelados (saxitoxina o PSP).

  - Algas:
    - Alexandrium (diarrea, Ac. Okadaico o DSP).
    - Pseudonitzschia (amnesia, Ac. Domoico o ASP).

Tetrodotoxismo

- Ingesta de pez globo o tamboril.

- La toxina paralizante que contiene es 25 veces más potente que el curare.

- La toxina (bloqueador de los canales de sodio) se encuentra en la piel y vísceras, por ello, el caldo efectuado con estos pescados es también muy tóxico.

- Clínica:

  - Parestesias (inicialmente labios y lengua).

  - Salivación y sudoración profusa.

  - Parálisis generalizada (zombies).

  - Parálisis respiratoria y muerte (50 a 60 %).

- El tratamiento es sintomático y soporte vital mientras se metaboliza la toxina.

- En el Mediterráneo se pescan cada vez con mayor frecuencia ejemplares de *Lagocephalus sceleratus* conocido como «tamboril de mejillas plateadas»[6] se cree que penetró por el canal de Suez y en las costas de Turquía se está convirtiendo en un verdadero problema de salud, en España se ha localizado en Denia (Alicante) y puede alcanzar 7-10 kg de peso, no es lo que llamamos «morralla» o pescado para sopa.

- En Canarias, pueden encontrarse cuatro especies de pez globo tóxico:

  - Tamboril (*Sphoeroides marmoratus*).

  - Tamboril azul o gallinita (*Canthigaster rostrata*).

  - Tamboril de hondura (*Sphoeroides pachygaster*).

  - *Lagocephalus lagocephalus*.

Figura 27

Lagocephalus sceleratus

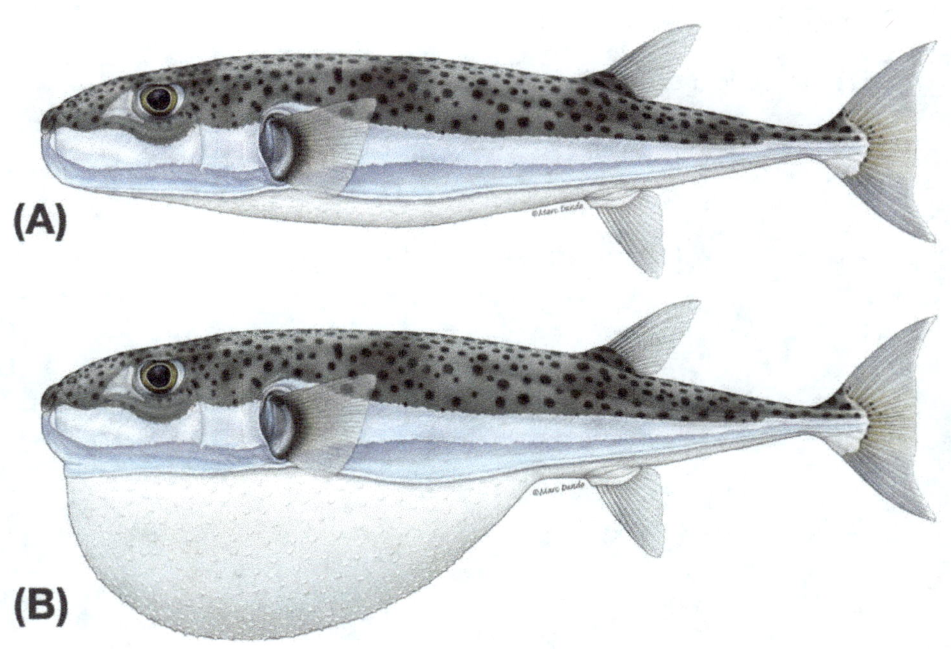

Fuente: Ilustración Marc Dando[1]

---

1   Ulman A, Yildiz T, Demirel N, Canak O, Yemişken E, Pauly D (2021). The biology and ecology of the invasive silver-cheeked toadfish (*Lagocephalus sceleratus*), with emphasis on the Eastern Mediterranean. NeoBiota 68: 145-175. https://doi.org/10.3897/neobiota.68.71767

Ciguatera

El nombre se lo pusimos los españoles en el Caribe al asimilar la enfermedad a las intoxicaciones producidas por el consumo de un caracol llamado Cigua, pero es una patología que puede afectar a cualquier país de los situados en los trópicos.

- **Etiología y epidemiología**

    - Ingestión de pescado.

    - Concentración de toxinas procedentes de organismos dinoflagelados (cadena alimenticia).

    - Gran importancia epidemiológica.

    - Mayor frecuencia entre Trópicos.

Figura 28

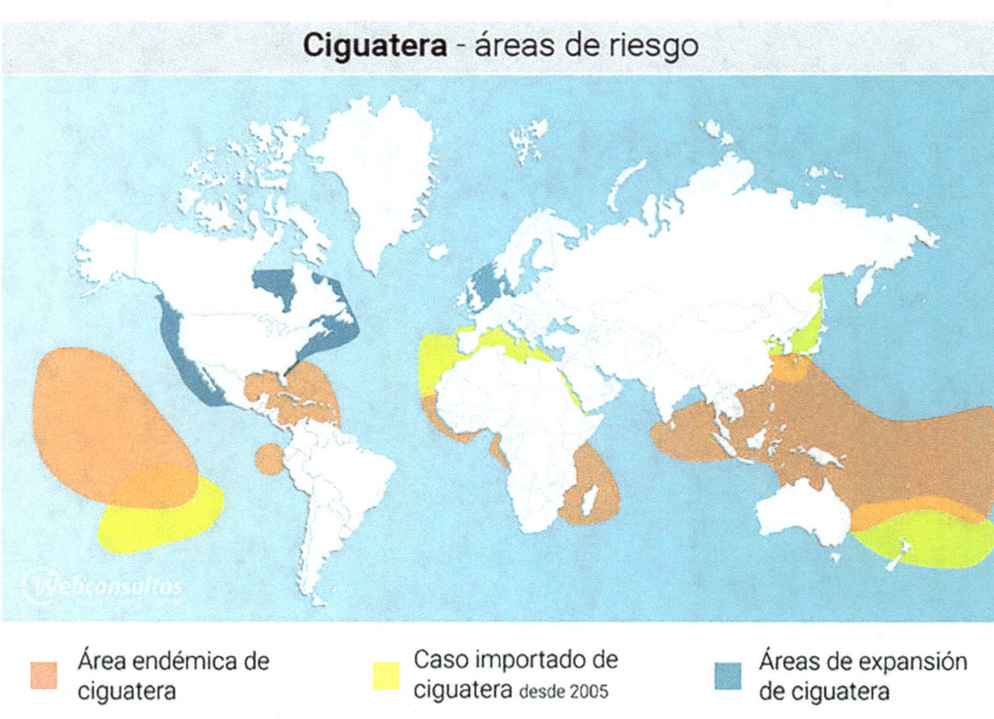

Fuente: Instituto Louis Malardé

- Su aparición es impredecible.

- Relacionada con daños a la ecología.

- **Patogenia**

    - Ciguatoxina: interfiere canales de sodio.

    - Maitotoxina: libera noradrenalina.

    - Escaritoxina: transtornos del equilibrio.

    - Palytoxina: fuertes contracciones tónicas (> CPK).

- **Clínica**

    - Gastrointestinal: náuseas, vómitos y diarreas.

    - Cardiovascular: pulso irregular, hipotensión.

    - Neurológica: motores, sensitivos y conciencia.

    - Sensibilidad: inversión sensaciones térmicas.

    - Mortal en un 0,1 % de los casos.

- **Tratamiento**

    - Prevención.

    - Corregir trastorno hidroelectrolítico.

    - Manitol al 20 % IV 250 ml en 6 horas.

    - Gluconato cálcico 100-200 mg/kg c/6 h.

    - Atropina 0,5-2 mg IV.

    - Amitryptilina 25-75 mg cada noche.

    - Dimenhidrinato 50-100 mg c/4-6 h.

    - Evitar ingesta de alcohol, pescados y marisco.

La peor secuela de la ciguatera es la aparición de una alodinia que persiste durante años. Conozco a algún buceador español que contrajo ciguatera en el

Caribe en los años 90 del siglo pasado y aún es incapaz de sostener una taza caliente o un vaso frío por la sensación dolorosa que le produce.

En este momento se está trabajando para conseguir una vacuna que bloquee la toxina de la ciguatera y ya se ha sintetizado una primera molécula con resultados muy prometedores.

Os recomiendo el vídeo del Dr. Alanís **Intoxicación por Ciguatera - YouTube**

Intoxicación por Ciguatera

https://rcm.amazingbooks.es/subacuatica-capitulo-17/

Figura 29

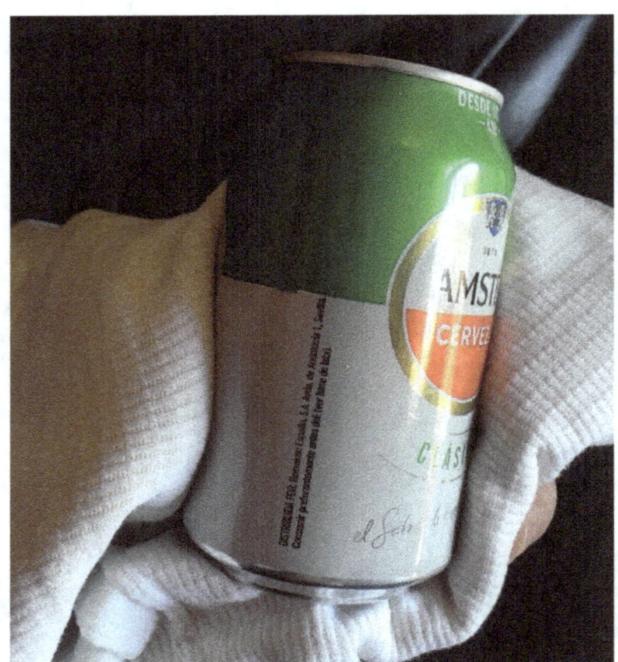

Fuente: Manuel Salvador

Bibliografía

1. Martínez Ramírez M, Villena Zálvez ME, Marín Jara I, Monedero La Orden J. Picadura por Carabela Portuguesa, una "medusa" algo especial. Rev Clínica Med Fam. 2010;3(2):143–5.

2. Borderhore C, Fuentes V. Estudios de biología y ecología de la cubomedusa Carybdea marsupialis (cubozoa). Alicante;

3. Gorman LM, Judge SJ, Fezai M, Jemaà M, Harris JB, Caldwell GS. The venoms of the lesser (Echiichthys vipera) and greater (Trachinus draco) weever fish– A review. Toxicon X. 2020;6.

4. Atkinson PRT, Boyle A, Hartin D, McAuley D. Is hot water immersion an effective treatment for marine envenomation? Emerg Med J. 2006;23(7):503–8.

5. Botana LM. Toxicological Perspective on Climate Change: Aquatic Toxins. Chem Res Toxicol. 2016;29(4):619–25.

6. Ulman A, Yildiz T, Demirel N, Canak O, Yemişken E, Pauly D. The biology and ecology of the invasive silver-cheeked toadfish (Lagocephalus sceleratus), with emphasis on the Eastern Mediterranean. NeoBiota. 2021;68:145–75.

7. Celis, Juan Sebastian and Mancera JE. Ciguatera En Las Islas Del Caribe Durante 31 años. Boletín Investig Mar y Costeras. 2015;44(1):7–32.

ESTUDIO *POSTMORTEM* DE UN ACCIDENTE DE BUCEO

D. Fernando Aguirre, Dr. Josep María Casadesús

CONTENIDOS ADICIONALES:

ESTUDIO *POSTMORTEM* DE UN ACCIDENTE DE BUCEO

CAPÍTULO 18

ESTUDIO *POSTMORTEM* DE UN ACCIDENTE DE BUCEO

D. Fernando Aguirre, Dr. Josep María Casadesús

18.1 Análisis del escenario (Policía subacuática)

A nadie en su sano juicio que se encontrase con un cadáver mientras daba un paseo por el campo se le ocurriría acercar su coche, cargar el cuerpo y llevarlo al cuartel de la Guardia Civil más cercano, ¡menuda le iba a caer!

Sin embargo, cuando aparece un cadáver en el mar, parece que a la gente se le olvida todo eso y alteran irremisiblemente el escenario, moviendo e incluso extrayendo y transportando el cadáver por su cuenta.

El análisis del escenario es fundamental para reconstruir las circunstancias del fallecimiento, y si ese escenario no se respeta no solo vamos a dificultar enormemente averiguar cuáles han sido las causas del fallecimiento, si ha sido por causas fisiológicas o se trata de un homicidio imprudente, de un suicida o incluso de un asesinato fríamente planificado, como conocemos algunos casos por haber sido resueltos eficazmente por el GEAS de la Guardia Civil. Por eso, tened esto presente como sanitarios y como buceadores, si alguna vez buceando tropezaseis con un cadáver, no toquéis nada, dad aviso y dejad que la policía subacuática haga su trabajo.

18.2 La necropsia de un buceador

Las muertes ocurridas en el medio acuático son por definición muertes violentas y, por ello, subsidiarias de una investigación y de un examen postmortem médico-legal, ya que si bien en la mayor parte de los casos se tratará de muertes accidentales, también hay muertes suicidas e incluso homicidas, por manipulación de los equipos de buceo o por llevar al buceador a una situación peligrosa con la intención de causarle la muerte.

Un patólogo forense nunca debería realizar la autopsia de un buceador sin disponer del perfil de la inmersión realizada, bien por la información extraída del ordenador del buceador o bien por la información aportada por los compañeros de la inmersión.

Perfiles de las inmersiones de ambos buceadores extraídas de sus ordenadores de buceo y superpuestas

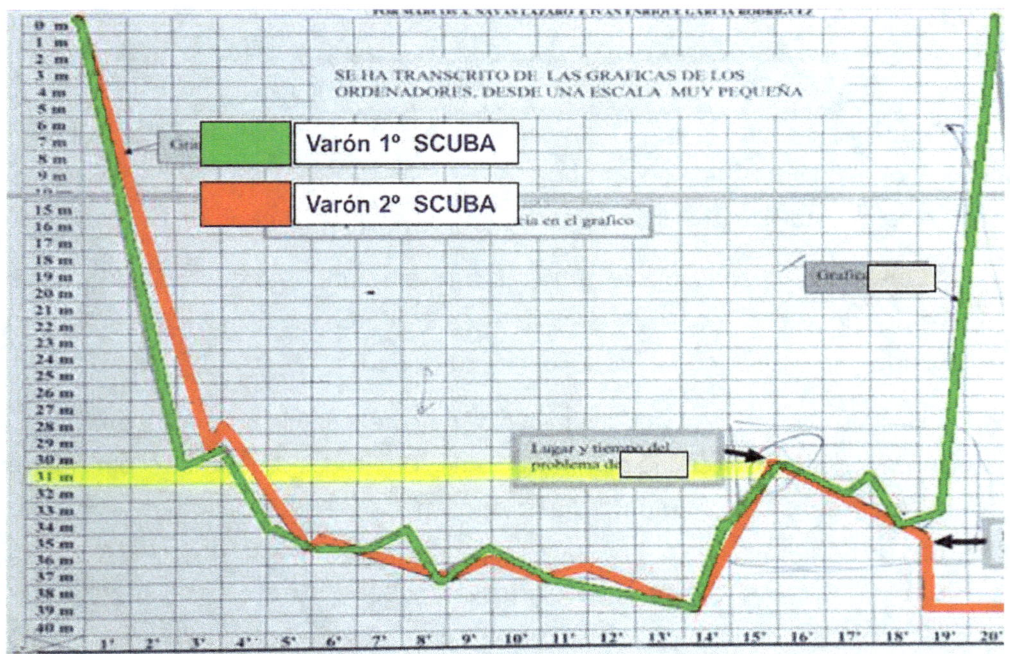

Vamos a presentar a continuación un caso real en el que fallecieron dos buceadores recreativos mientras realizaban juntos una inmersión, y fallecieron por motivos diferentes, pero muy demostrativos de cuáles son las causas más frecuentes de fallecimiento de los buceadores.

En el caso del gráfico anterior, en el que fallecieron ambos buceadores, el buceador n.º 2 al que llamaremos «buceador rojo» por el color en el perfil, presentó un problema y falleció. En ese momento, el n.º 1 «buceador verde» entró en pánico y ascendió rápidamente desde 34 m de profundidad olvidando las más elementales precauciones de seguridad, con lo que sufrió un aeroembolismo masivo falleciendo también. Las curvas de las inmersiones de los ordenadores de ambos buceadores superpuestas en este gráfico fueron claves para averiguar las circunstancias de ambos fallecimientos.

La Ley de Enjuiciamiento Criminal dice que el examen *postmorten* debe determinar no solo la causa de la muerte, sino también las circunstancias de la misma.

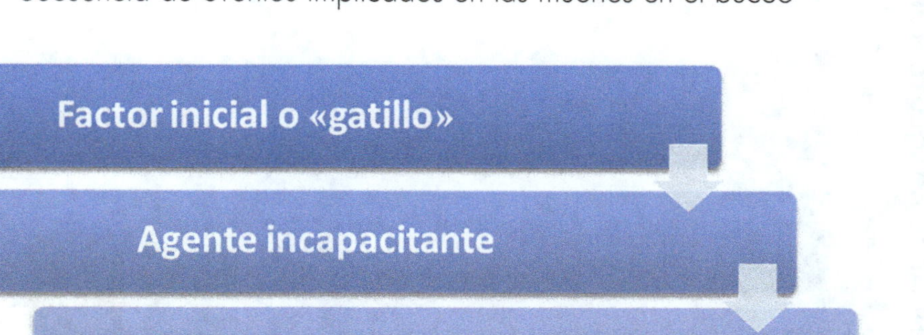

Figura 2

Secuencia de eventos implicados en las muertes en el buceo[1]

En las diferentes casuísticas, la muerte por ahogamiento ocupa el primer lugar, ocurre entre un 60-80 % de los casos, pero hay otras causas como el barotraumatismo pulmonar con embolia gaseosa arterial; en otros, la patología cardiaca subyacente, y en menor grado, otros como la enfermedad por descompresión, la intoxicación por gases respiratorios (narcosis, hiperoxia e hipercapnia), laringoespasmo, fallos de los equipamientos, etcétera.

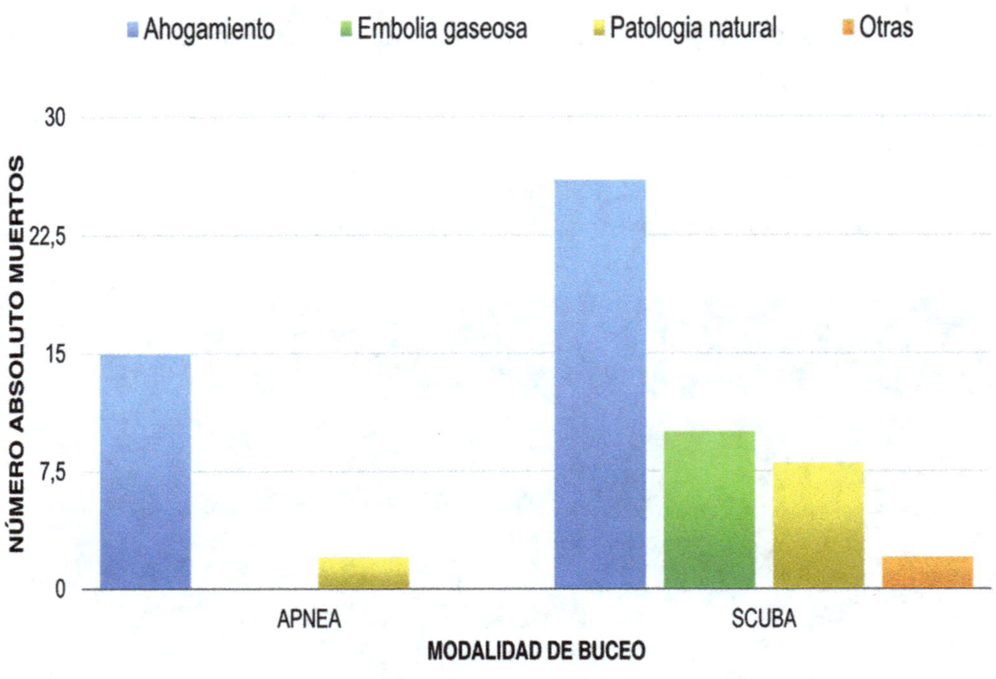

Con los datos recopilados de los posibles antecedentes patológicos de los accidentados, el perfil de inmersión y la testifical de los compañeros del buceador recogida por la policía subacuática, podremos hacernos una primera idea de lo ocurrido y razonar una «impresión diagnóstica» y un diagnóstico diferencial que nos orientará en el tipo de estudio postmortem a realizar, que sería como las «exploraciones complementarias» a solicitar, como en cualquier acto médico.

En la clasificación que publicó el Dr. Desola en 1996[3] sobre las patologías prevalentes en cada fase del buceo, a saber: descenso, tiempo en el fondo y ascenso, encontramos que una de las patologías prevalentes en el ascenso es el barotrauma pulmonar con embolia arterial gaseosa.

Figura 4

Figura 5

Fases de la inmersión, el barotraumatismo pulmonar y la embolia gaseosa arterial son accidentes que ocurren típicamente en la fase de ascenso. El ascenso tan rápido del buceador verde que se observa en la imagen del perfil es sugerente de que la posible causa de su fallecimiento fuese un barotraumatismo pulmonar con embolia gaseosa arterial

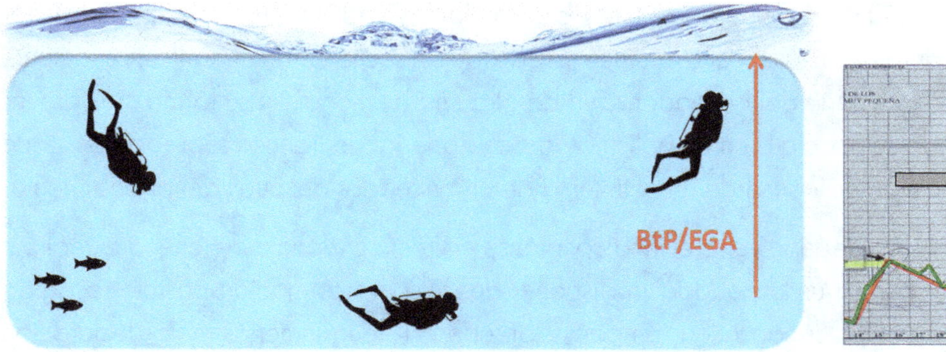

Tabla 1

Clasificación de la patología del buceo con escafandra autónoma

	Enfermedad descompresiva (DCS)	Barotraumatismo pulmonar (BtP)
• **Factor causal**	Sobresaturación de gas inerte	Sobreexpansión pulmonar
• **Constitución inicial de las burbujas**	Nitrógeno	Aire
• **Situación de las burbujas extravasculares**	Infiltrantes en tota la anatomía: músculo, grasa, hueso, etc.	Enfisema subcutáneo "en esclavina". Espacios pleurales
• **Trayecto preferente de las burbujas**	Circulación venosa. Sistema linfático	Circulación arterial supra-aórtica
• **Destino preferente de las burbujas**	Médula espinal lumbar	Cerebro
• **Neumotórax o neumomediastino**	No	Sí

Fuente: Desola, 2016

El médico forense debe tener clara la diferencia entre una enfermedad por descompresión (ED), que aunque puede dejar secuelas invalidantes, raramente causa la muerte del buceador, y un barotrauma pulmonar en su forma más grave, cuando se asocia a un embolismo gaseoso arterial de troncos supraaórticos, que es la segunda causa de fallecimiento de un buceador después del ahogamiento.

Nunca debería verse el médico forense en la circunstancia de tener que realizar la autopsia a un buceador sin disponer de toda la información posible recogida por la policía subacuática, en particular, el perfil de la inmersión y la declaración de los testigos son de vital importancia.

Figura 6

Criterios diagnósticos mayores

Fuente: Lawrence y Cooke, 2006[4]

Figura 7

Diagrama de eventos

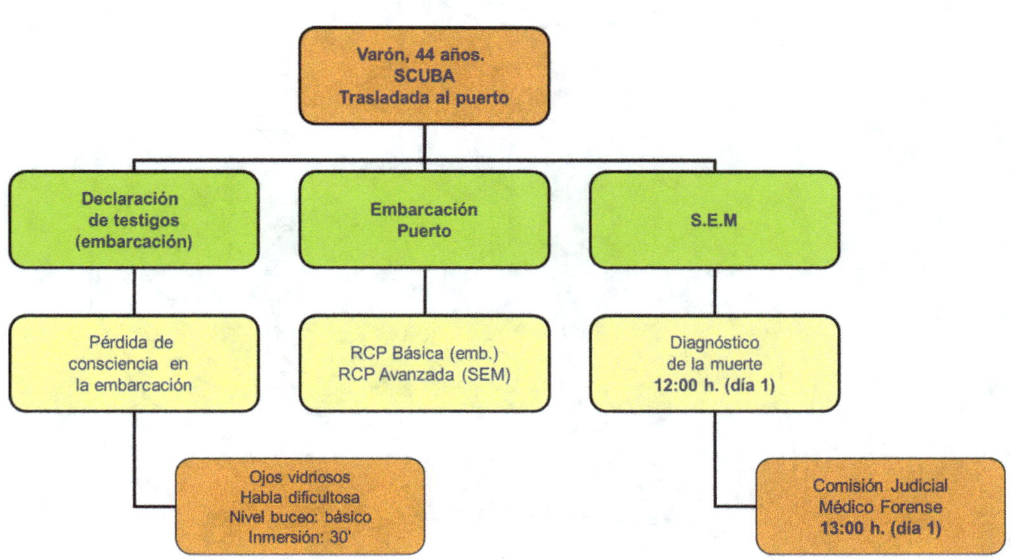

En un barotrauma pulmonar con una embolia gaseosa arterial (EGA) se produce un desgarro de los alveolos y el aire se introduce por las boquillas de las venas pulmonares llegando a la aurícula y ventrículo izquierdos, y desde allí, por los troncos supraaórticos, carótidas y arterias vertebrales, alcanzará el polígono de Willis y la circulación cerebral.

Figura 8

Embolia gaseosa arterial

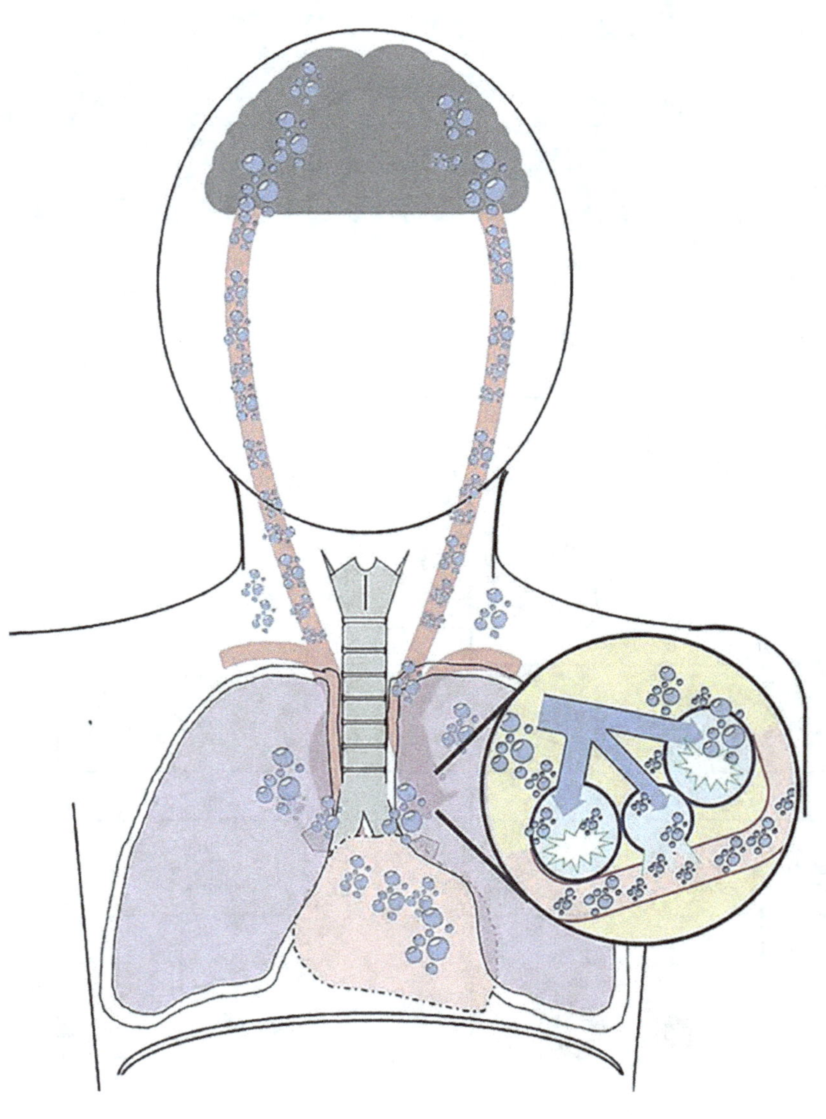

Así pues, sabemos que si sospechamos una EGA debemos buscar aire en cavidades cardiacas izquierdas, por lo que procederemos a abrir el pericardio y a identificar el ventrículo izquierdo.

Figura 9
Apertura del pericardio

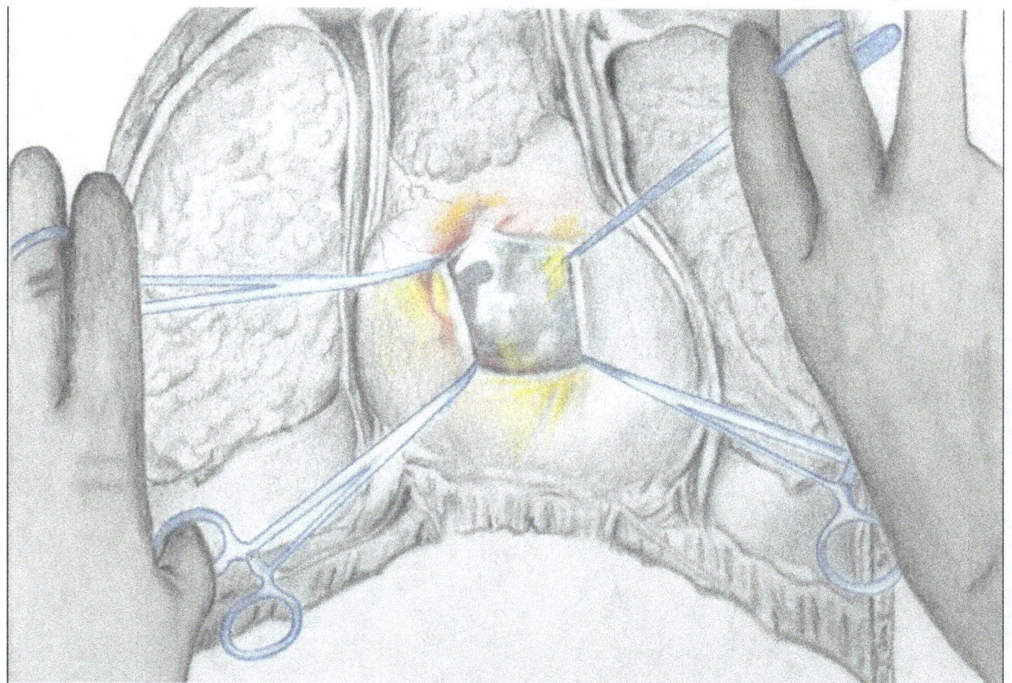

Fuente: Casadesús y Aguirre, 2011

Del mismo modo, aislaremos los vasos arteriales encefálicos en el polígono de Willis, y es muy importante para evitar «artefactos» que efectuemos un aislamiento de la circulación toracocraneal ligando las carótidas antes de abrir el tórax si empezamos la autopsia por el tórax, y aislaremos y ligaremos las arterias encefálicas antes de extraer el encéfalo, si comenzamos la autopsia por el cráneo. El objeto de ambas maniobras es evitar que pueda introducirse aire, lo que nos induciría a una conclusión errónea.

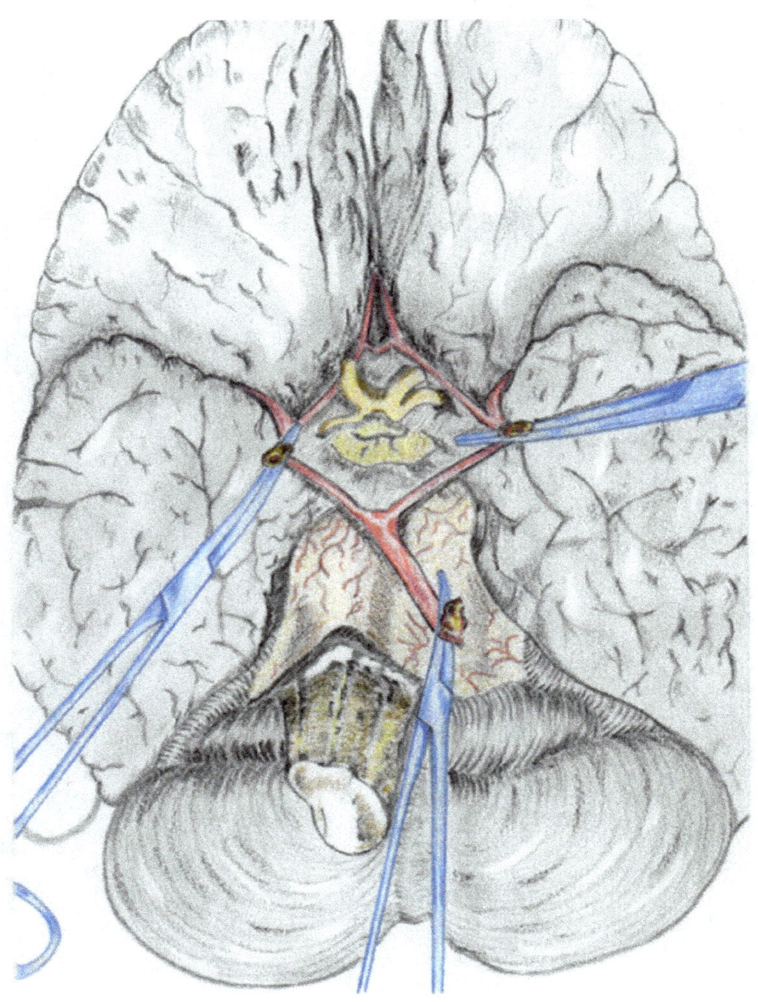

Fuente: Casadesús y Aguirre, 2011

Estos estudios nos sugirieron proponer una sistematización de la autopsia de los buceadores introduciendo algunas modificaciones sobre técnicas ya publicadas, y esta fue nuestra aportación en la investigación en las técnicas de autopsia de estos accidentes de buceo[5].

Estos estudios se han realizado sobre cadáveres donados para la ciencia del Departamento de Anatomía, puesto que aunque para la realización de una

Forensic Science, Medicine and Pathology (2018) 14:18–25
https://doi.org/10.1007/s12024-018-9951-4

ORIGINAL ARTICLE

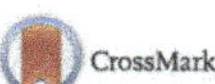

Diagnosis of arterial gas embolism in SCUBA diving: modification suggestion of autopsy techniques and experience in eight cases

Josep M. Casadesús [1,2,3] · Fernando Aguirre [4] · Ana Carrera [2,3] · Pere Boadas-Vaello [2,3] · Maria T. Serrando [3,5] · Francisco Reina [2,3]

Accepted: 9 January 2018 / Published online: 19 February 2018
© Springer Science+Business Media, LLC, part of Springer Nature 2018

autopsia judicial no es preceptivo, como ocurre con las autopsias clínicas, la autorización previa del difunto o de sus familiares, sino solo la orden del juez, pero esto no autoriza a que se haga sobre ellos trabajos de investigación ni se pongan a punto nuevas técnicas.

Dicho esto, veamos nuestra propuesta de comenzar la autopsia por un primer tiempo craneal, levantando la calota un dedo por encima de los arcos superciliares para tener mejor acceso a los vasos, que aislaremos y ligaremos antes de extraer el encéfalo.

Figura 12 y 13

Técnica de la apertura craneal

Accesibilidad al campo de disección y ligadura de vasos arteriales

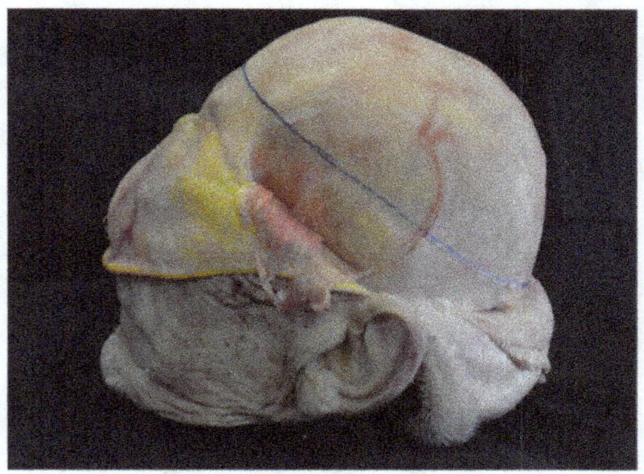

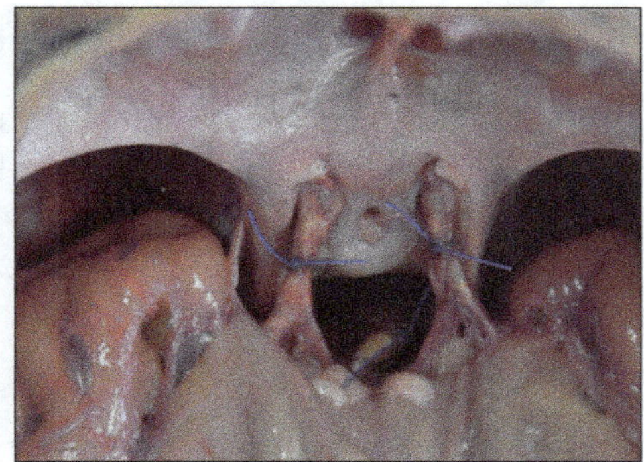

Tras proceder a la apertura de la cavidad craneana, procedemos a levantar parcialmente el encéfalo para poner en tensión y aislar los vasos arteriales y el polígono de Willis, ligando las carótidas internas ❶, las arterias cerebelosas superiores ❻ y la arteria basilar ❺.

Figura 14 y 15

Aislamiento de vasos arteriales y del polígono de Willis

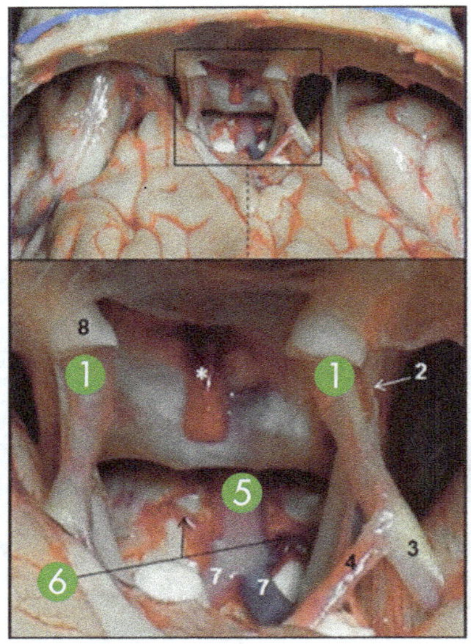
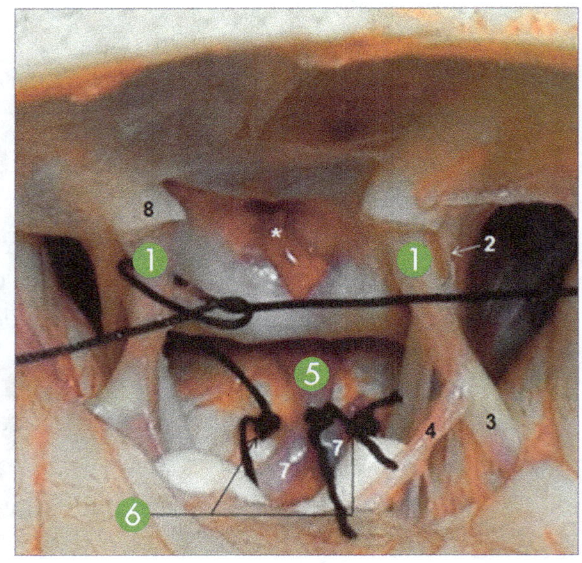

Fuente: Casadesús y Aguirre, 2011

Una vez se ha procedido en un primer tiempo a aislar la circulación toracocraneal ligando los vasos de la base de cráneo, vamos a proceder al aislamiento a nivel torácico previo a la apertura del peto esternocostal y, después, a ligar dos pequeñas arterias, que son las mamarias o torácicas internas, ramas de las subclavias que transcurren hacia abajo, y lo haremos a nivel del segundo espacio intercostal.

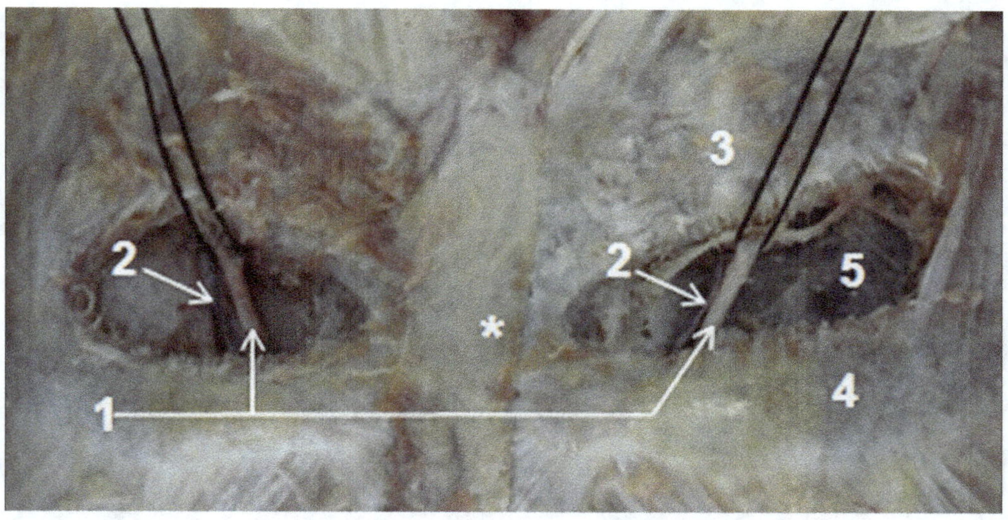

Fuente: Casadesús y Aguirre, 2011

A continuación, se retira el peto esternocostal, las flechas negras muestran las arterias torácicas internas ligadas para evitar la posible entrada de aire al corazón que artefactase la autopsia.

Figura 17
Véanse las arterias torácicas internas ligadas

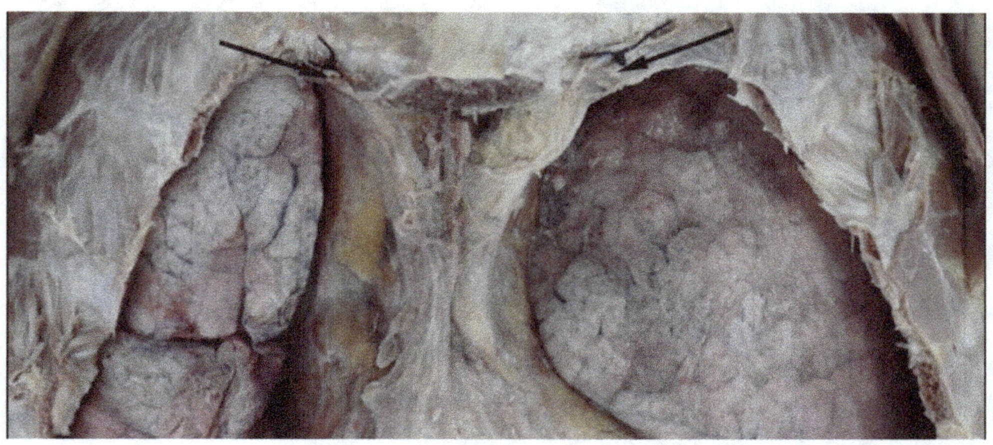

Fuente: Casadesús y Aguirre, 2011

Una vez abierta la cavidad torácica, el paso siguiente Figura 18 es el de identificar los volúmenes aéreos en las cavidades izquierdas. Para ello, abriremos el pericardio en «tienda» o «saco pericárdico», lo que nos permitirá llenarlo de agua y, así, al puncionar el ventrículo izquierdo lo haremos bajo sello de agua con el objeto de mejor visualizar la salida del contenido aéreo.

Figura 18

Apertura del pericardio en «tienda»

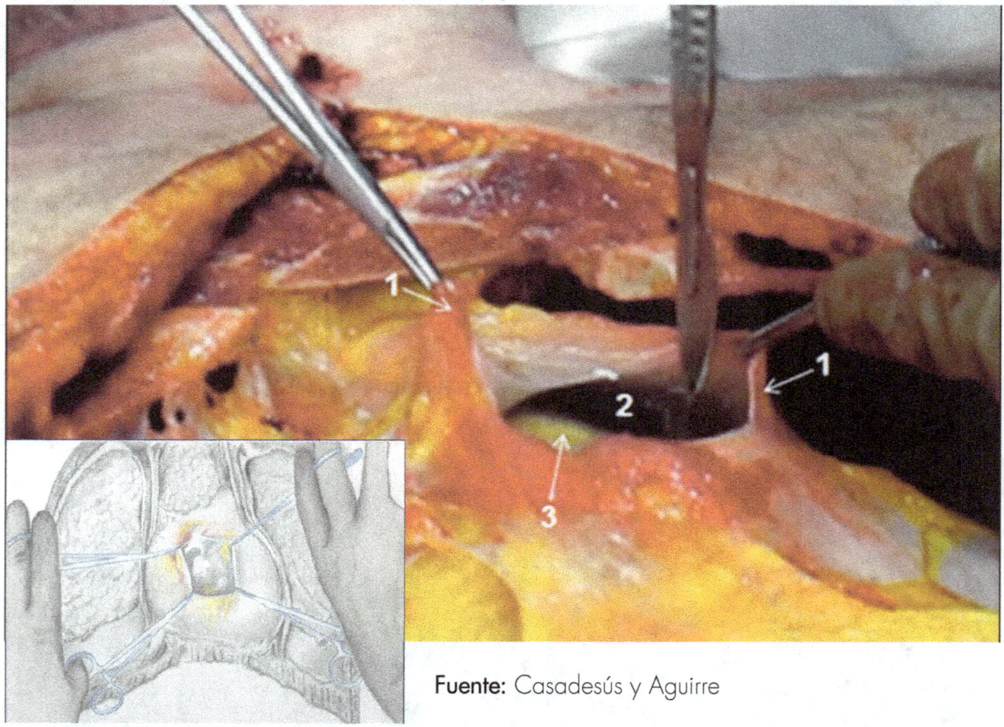

Fuente: Casadesús y Aguirre

En la imagen siguiente observamos la salida de burbujas transparentes del ventrículo izquierdo que nos confirma la sospecha de embolia gaseosa arterial.

Es importante que las burbujas sean transparentes y sin restos de contenido hemático, porque eso quiere decir que la cantidad de aire embolizado ha sido tal que ha desplazado fuera del corazón todo resto hemático.

Salida de burbujas transparentes al incidir el ventrículo izquierdo

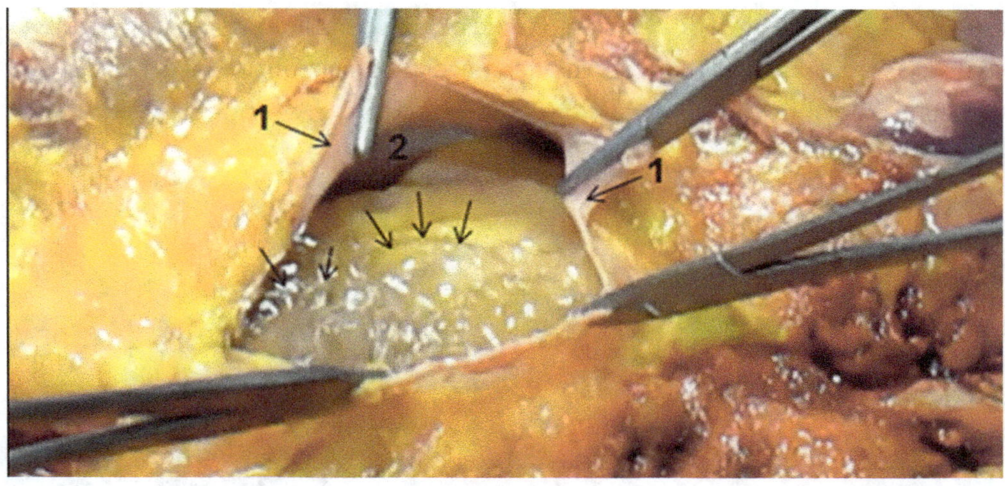

Fuente: Casadesús y Aguirre

Ahora nos queda objetivar masas de aire en el interior de las arterias del polígono de Willis. En ocasiones, podemos ver imágenes de aire en la red venosa superficial del encéfalo, como se ve en la imagen de la izquierda Figura 20, esto es un artefacto que se ve en muchas autopsias y no es en absoluto demostrativo de una EGA.

Figura 20 y 21

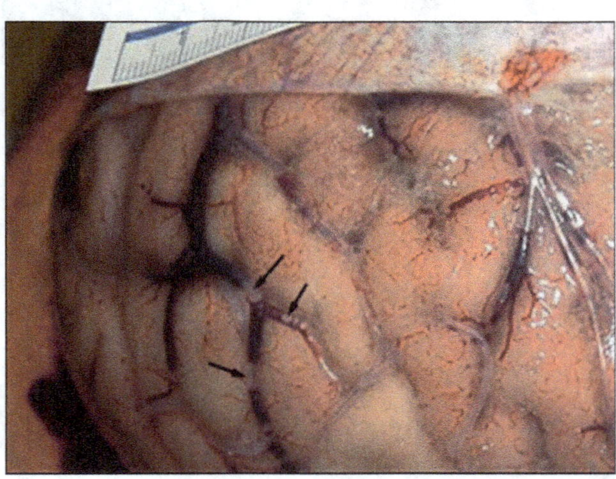
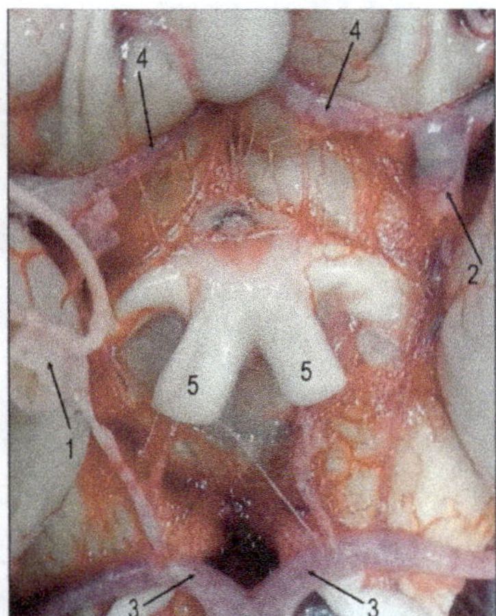

Fuente: Casadesús y Aguirre

Sin embargo, la existencia de aire en el interior de las arterias del polígono de Willis (Figura 21, flechas 1, 2, 3 y 4), que fueron ligadas en el primer tiempo, sí que es demostrativo de la existencia de una EGA como causa más probable de fallecimiento del buceador. Para demostración del contenido aéreo del polígono de Willis, practicaremos la prueba hídrica encefálica, introduciendo el encéfalo en una cubeta y cubriéndolo de agua antes de proceder a la sección de las carótidas internas o de la arteria basilar que es de mayor calibre.

Figura 22

Prueba hídrica de aire en el polígono de Willis

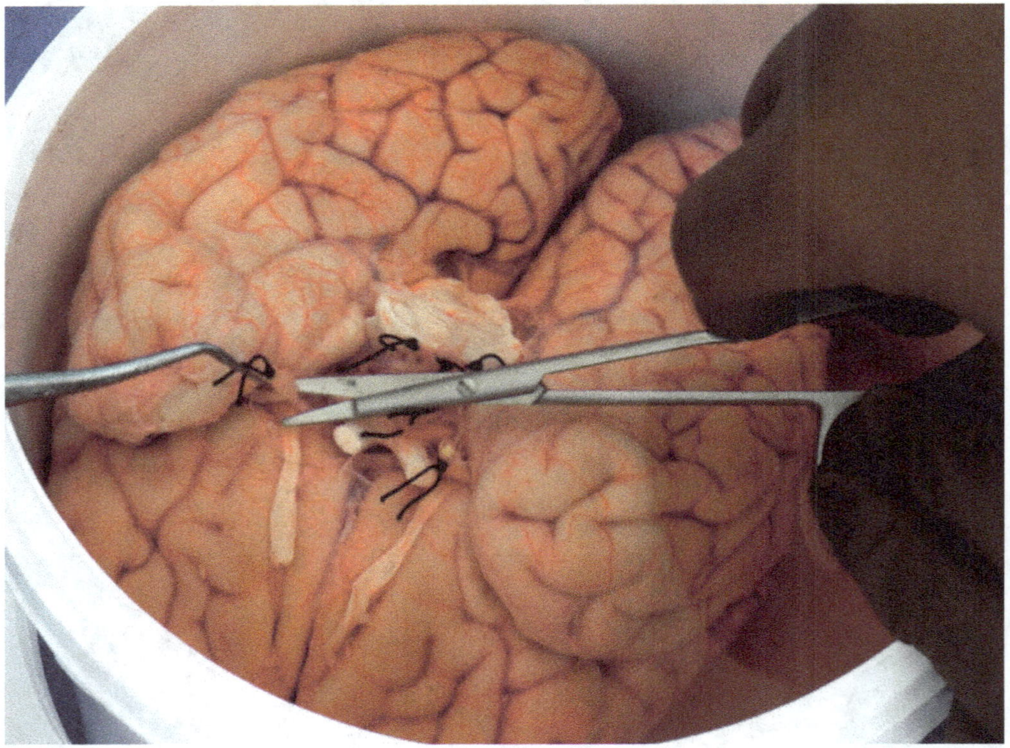

Fuente: Casadesús y Aguirre

Así pues, confrontando los hallazgos de la autopsia con la sospecha que teníamos de que el rápido ascenso del buceador pudiese haber sido causa de un BP + EGA, y siguiendo los criterios de Lawrence y Cooke, podemos confirmar la causa de la muerte de este buceador.

Por eso, como insistieron Edmonds y Caruso en 2014[6], es muy importante conocer el perfil de la inmersión antes de realizar la autopsia, sobre todo hoy en día, que la mayor parte de los buceadores llevan consigo un descompresímetro digital, que la policía subacuática recogerá junto con el resto del equipo para analizarlo.

Pero no siempre un fallecimiento tras un ascenso rápido se asocia a un BP + EGA como se puede observar en el cuadro siguiente, y no olviden que la primera causa de fallecimiento de un buceador es el ahogamiento.

Tabla 2

Ascenso rápido relacionado con la causa de la muerte

Caso	Enfisema subcutáneo	Perfil inmersión (ascenso)	Neumotórax	Neumo-mediastino	Aire cavidades cardíacas izquierdas	Aire Polígono arterial de Willis	Causa de muerte
14	✓	Rápido	✓	✓	✓	✓	BtP/EGA
15		Rápido					Ahogamiento
16		No ascenso					Ahogamiento
17	✓	Desconocido			✓		Ahogamiento
18		Controlado					Ahogamiento
19		Rápido					Cardiaca
20		Controlado					Ahogamiento
21	✓	Controlado	✓				Ahogamiento
22	✓	Rápido		✓	✓	✓	BtP/EGA
23		Controlado					Ahogamiento
24	✓	Rápido		✓	✓	✓	BtP/EGA

Siguiendo con el caso real que estamos analizando, vamos a ver ahora el caso del otro buceador, el «rojo», que tiene un perfil de buceo normal hasta el momento de su ahogamiento y que, como en otros casos en los que se descarta el atropello náutico, las lesiones por animales marinos o la intervención de terceros, debemos intentar averiguar cuál ha sido la «predisposición» para que un sujeto que sabe nadar y que está buceando se ahogue:

a) Síncope o convulsiones, epilepsia.

b) Alteraciones del nivel de consciencia y/o función motora por drogas, alcohol, hipotermia y/o traumatismos craneoencefálicos.

c) Parada circulatoria (pérdida de conducción eléctrica o fibrilación ventricular).

d) Inconsciencia por cualquier otra causa (cardiopatía isquémica, canalopatías arritmogénicas como el síndrome de QT largo, etc.).

Figura 23
Fases de la inmersión

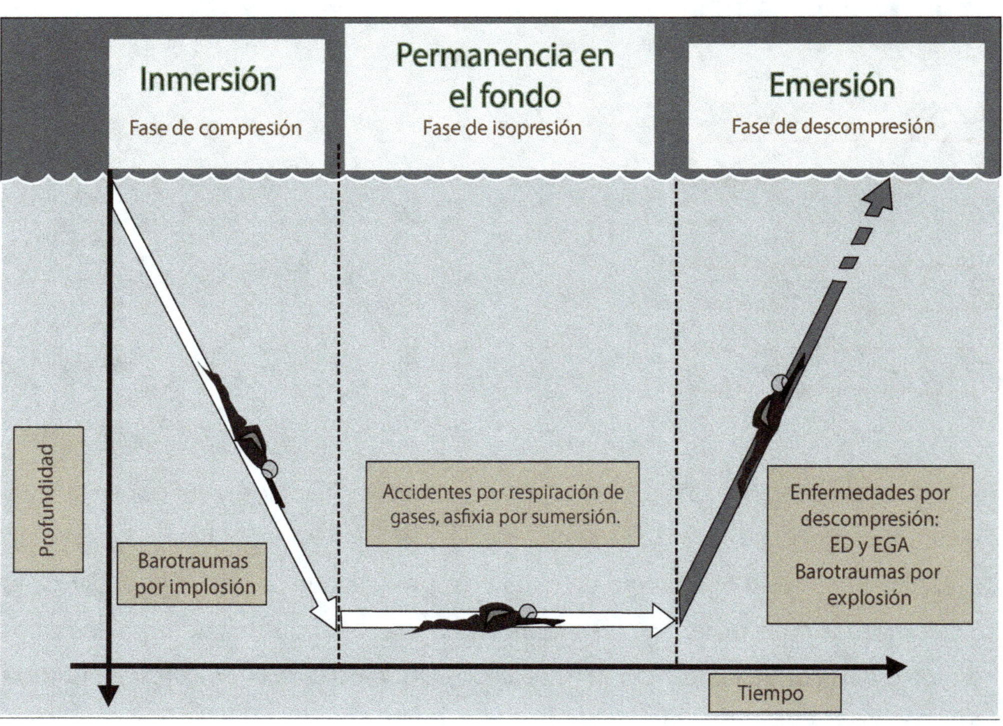

El buceador «rojo» que, de acuerdo con los perfiles de buceo, fue el primero de los dos que falleció provocando la crisis de pánico en su compañero, lo hizo durante la fase «horizontal de la inmersión».

La fase de «permanencia en el fondo» es por definición una fase de isopresión en la que no tienen cabida los accidentes barotraumáticos ni puede desencadenarse una enfermedad por descompresión, pero el buceador está expuesto a sufrir un accidente por respirar gases a elevada presión parcial (narcosis e hiperoxia) y a cualquiera de las innumerables causas que pueden dar lugar a un ahogamiento, como un síncope por hidrocución, una arritmia cardiaca o a un agente externo.

Determinar cuál puede haber sido el factor inicial en el ahogamiento de un buceador durante la fase de «permanencia en el fondo» es complejo, puesto que ni las intoxicaciones por gases, ni la hidrocución, ni una arritmia cardiaca dejan huellas, por eso la labor de la policía subacuática en el examen del escenario y en el examen y análisis del equipo y de la mezcla respirada adquiere tanta importancia.

En el diagrama siguiente tenemos los criterios de diagnóstico macroscópico de ahogamiento por sumersión, que son los mismos para un bañista, para el infortunado que cayó a un río o fue arrastrado por una riada, que para un buceador; pero cuando un buceador se ahoga, y es una persona preparada, entrenada y equipada para enfrentarse a la «hostilidad» del elemento acuático, hay que buscar el factor inicial o desencadenante.

Criterios de diagnóstico macroscópico

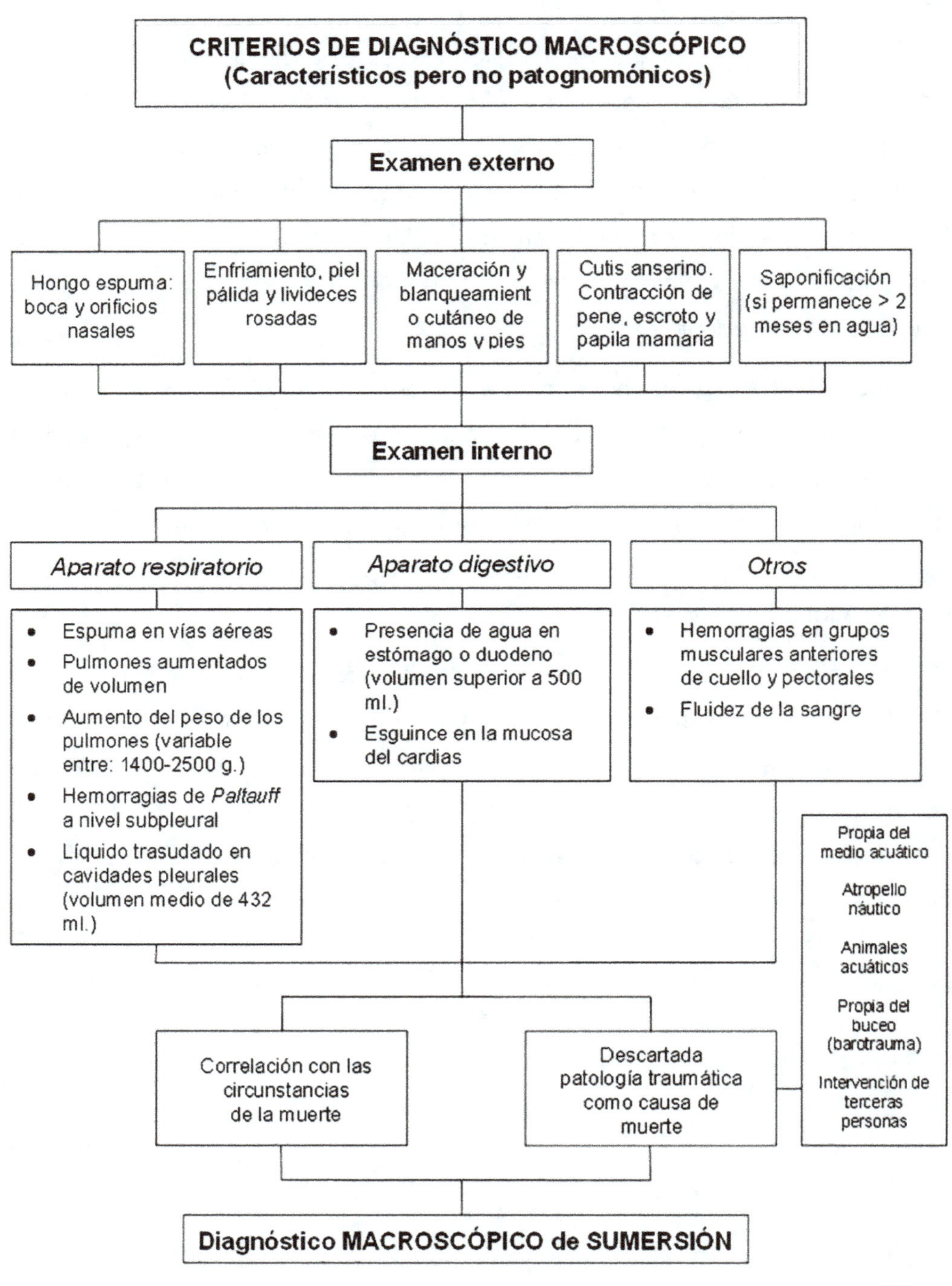

Veamos pues la hipótesis y las conclusiones acerca del fallecimiento del buceador al que denominamos «rojo» y que involuntariamente se convirtió en el factor inicial o «gatillo» del accidente sufrido por su compañero de inmersión, el buceador «verde».

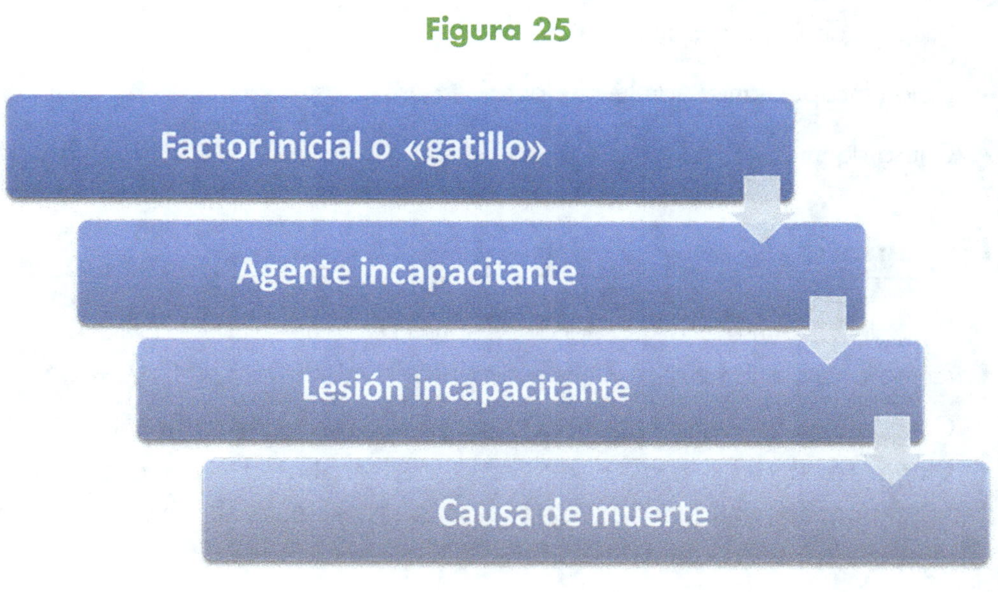

Figura 25

Caso n.º 1 Buceador «rojo» (ahogamiento): hipótesis

- **Factor inicial:** hipotetizamos ejercicio intenso (corrientes); ansiedad (pérdida de la aleta); metabolismo respiratorio acelerado (falta compensación flotabilidad), y traumatismo.

- **Agente incapacitante:** sospecha de enfermedad cardiovascular; hipercapnia.

- **Lesión incapacitante:** sospecha de incidente cardiaco (probable arritmia o isquemia miocárdica); laringoespasmo, asfixia.

- **Causa de muerte:** sospecha causa cardiaca; asfixia por sumersión (ahogamiento).

Caso n.º 2 Buceador «rojo» (ahogamiento): conclusiones

- **Factor inicial:** hipotetizamos ejercicio intenso (corrientes); ansiedad (pérdida de la aleta).

- **Agente incapacitante:** sospecha de enfermedad cardiovascular o hipercapnia (factores de predisposición).

- **Lesión incapacitante:** ¿arritmia?, laringoespasmo, asfixia.

- **Causa de muerte:** ahogamiento.

Bibliografía

1. Denoble PJ, Caruso JL, De G, Pieper CF, Vann RD. Common causes of open-circuit recreational diving fatalities. Undersea Hyperb Med. 2008;35(6):393–406.

2. Casadesús JM, Aguirre F, Carrera A, Boadas-Vaello P, Serrando MT, Reina F. Diving-related fatalities: multidisciplinary, experience-based investigation. Forensic Sci Med Pathol [Internet]. 2019 Jun 27;15(2):224–32. Available from: http://link.springer.com/10.1007/s12024-019-00109-2

3. Desola J. Descriptive Classification of Diving Accidents. II European Consensus Conference. Marseille; 1996.

4. Lawrence C, Cooke C. Autopsy & the Investigation of Scuba Diving Fatalities Contents [Internet]. Melbourne; 2013. Available from: https://www.rcpa.edu.au/getattachment/eb46cf47-cf52-4845-91a1-e799ab4cb969/Autopsy-and-the-Investigation-of-Scuba-Diving-Fata.aspx

5. Casadesús JM, Aguirre F, Carrera A, Boadas-Vaello P, Serrando MT, Reina F. Diagnosis of arterial gas embolism in SCUBA diving: modification suggestion of autopsy techniques and experience in eight cases. Forensic Sci Med Pathol. 2018;14(1):18–25.

6. Edmonds C, Caruso J. Recent modifications to the investigation of diving related deaths. Forensic Sci Med Pathol. 2014;10(1):83–90.

APÉNDICE

DIRECCIONES ÚTILES Y PROTOCOLOS DE ACTUACIÓN INICIALES

CONTENIDOS ADICIONALES:

**DIRECCIONES ÚTILES Y
PROTOCOLOS DE ACTUACIÓN INICIALES**

APÉNDICE

DIRECCIONES ÚTILES Y
PROTOCOLOS DE ACTUACIÓN INICIALES

Protocolo de recogida de datos por vía telefónica sobre un accidente de buceo

El objeto de este documento es el de favorecer la recogida de datos cuando estamos hablando con el médico del SAMU que está atendiendo al accidentado(s) «in situ» y orientarle en lo que tiene que buscar y lo que tiene que preguntar y averiguar.

Nuestro protocolo de evacuación en estos 20 años ha sido el de trasladar a la UTH a los que tuvieran déficit neurológico y al hospital más cercano a los que presentaban síntomas no neurológicos, pero una información más completa puede ayudar a decidir mejor.

En los últimos casos, hemos observado una peligrosa tendencia a ocultar información, a esconder el ordenador de buceo, a banalizar las condiciones en las que ocurrió el accidente; así este documento puede tener también valor legal.

Si nos llama el CICU —poca información— le pedimos que nos pase con el médico del SAMU.

1°. Nombre del médico con el que hablamos y nombre del accidentado.

2°. Consciente, Glasgow, SpO_2, ¿déficit neurológico aparente, se mantiene en pie?

3°. Pesca submarina, buceo con botellas, ¿mezclas de gases?, ¿reciclador?

4ª. Profundidad máxima y tiempo en el fondo última inmersión. Si es apneísta, número de «bajadas».

5ª. ¿Hay inmersiones anteriores el mismo día o los previos al accidente?

6ª. Titulación y experiencia como buceador, edad, peso y talla (aproximadamente).

7ª. ¿Qué le ha ocurrido? ¿Cuándo han aparecido los primeros síntomas, aún en el agua o después?

Mapa de las Cámaras Hiperbáricas de España

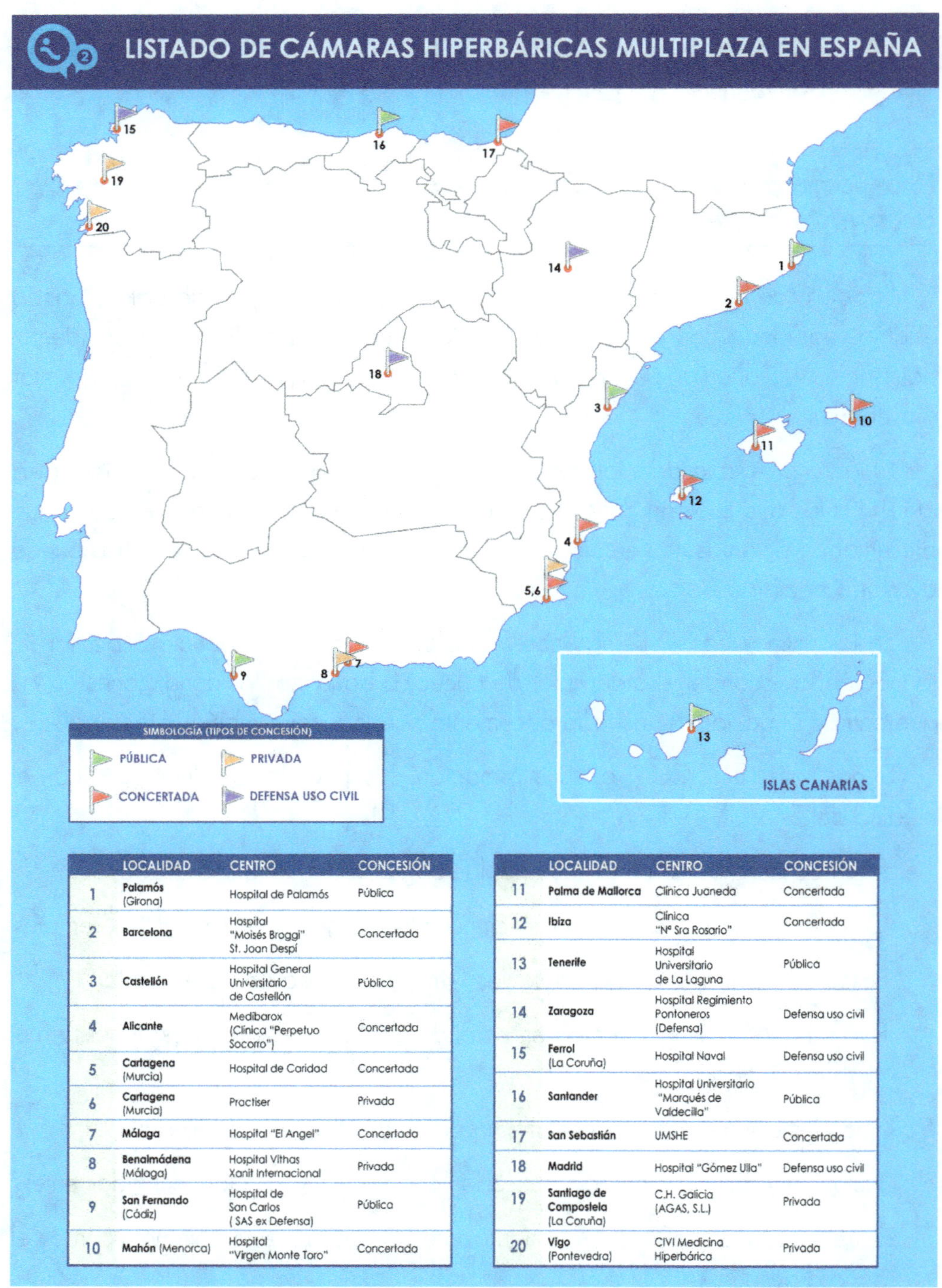

	LOCALIDAD	CENTRO	CONCESIÓN
1	Palamós (Girona)	Hospital de Palamós	Pública
2	Barcelona	Hospital "Moisés Broggi" St. Joan Despí	Concertada
3	Castellón	Hospital General Universitario de Castellón	Pública
4	Alicante	Medibarox (Clínica "Perpetuo Socorro")	Concertada
5	Cartagena (Murcia)	Hospital de Caridad	Concertada
6	Cartagena (Murcia)	Practiser	Privada
7	Málaga	Hospital "El Angel"	Concertada
8	Benalmádena (Málaga)	Hospital Vithas Xanit Internacional	Privada
9	San Fernando (Cádiz)	Hospital de San Carlos (SAS ex Defensa)	Pública
10	Mahón (Menorca)	Hospital "Virgen Monte Toro"	Concertada

	LOCALIDAD	CENTRO	CONCESIÓN
11	Palma de Mallorca	Clínica Juaneda	Concertada
12	Ibiza	Clínica "Nª Sra Rosario"	Concertada
13	Tenerife	Hospital Universitario de La Laguna	Pública
14	Zaragoza	Hospital Regimiento Pontoneros (Defensa)	Defensa uso civil
15	Ferrol (La Coruña)	Hospital Naval	Defensa uso civil
16	Santander	Hospital Universitario "Marqués de Valdecilla"	Pública
17	San Sebastián	UMSHE	Concertada
18	Madrid	Hospital "Gómez Ulla"	Defensa uso civil
19	Santiago de Compostela (La Coruña)	C.H. Galicia (AGAS, S.L.)	Privada
20	Vigo (Pontevedra)	CIVI Medicina Hiperbárica	Privada

Todo buceador que presente déficit de algún par craneal (incluyendo el 8º sordera), marcha atáxica o déficit motor (hemiparesia o paraparesia) debe ser trasladado directamente a la UTH.

La presencia de parestesias u hormigueos sin déficit no es motivo de traslado directo a la UTH. El tratamiento prehospitalario es el mismo para todos los AD:

- **Hidratación:** puede realizarse por vía oral, si el buceador está consciente, o por vía intravenosa. La cantidad a administrar debe ser de un litro en la 1ª hora, por vía oral, administrar agua sin superar los 250 ml cada 15 min para evitar el vómito, y por vía intravenosa utilizar soluciones isotónicas como el suero fisiológico o el Ringer, evitando las que contienen glucosa por el riesgo de agravar un posible edema cerebral; después, la perfusión continuará a razón de 100 a 200 ml/hora controlando la diuresis.

- **Oxígeno normobárico:** administrar oxígeno a la FiO_2 más alta posible, para ello utilizaremos una mascarilla con reservorio —Monaghan— de «no reinhalación» y un flujo de 12 a 14 l/min. No olvidéis ventilar el habitáculo durante el traslado.

- **No administrar corticoides ni aspirina.**

- **Traslado:** debe efectuarse por el medio más rápido posible, que suele ser la ambulancia medicalizada que atiende al accidentado, los traslados en helicóptero suelen demorarse, la vibración genera desprendimiento de burbujas y los pilotos, por motivos de seguridad, son remisos a volar en la cota de 300 m.

Es muy importante trasladar al buzo con el ordenador de buceo que llevaba en la inmersión

Definición. Accidentes Disbáricos (AD) son aquellos producidos tras la exposición a un medio hiperbárico o por un cambio brusco de la presión ambiental.

Los AD más comunes son los relacionados con el medio acuático, pero también ocurren en los trabajadores de las tuneladoras de escudo de presión, donde trabajan a 4 ATA (3 Bar), y en los pasajeros de aviones comerciales o militares expuestos a ambientes hipobáricos.

Clasificación simplificada de los accidentes disbáricos

- Barotraumatismos:

    - Del área ORL.

    - Barotrauma pulmonar y embolia arterial gaseosa.

- Enfermedad por descompresión:

    - Manifestaciones cutáneas y linfáticas.

    - Manifestaciones musculoarticulares (Bends).

    - - Manifestaciones cardiorespiratorias (Chokes).

    - Manifestaciones neurológicas:

        Sordera y/o vértigos.

        Centrales (hemi o tetraparesia).

        Medulares (paraplejia).

- Intoxicaciones por gases respiratorios:

    - Narcosis nitrogenada.

    - Crisis de hiperoxia.

    - Hipercapnia.

El tercer grupo (intoxicaciones) no será incluido en este protocolo porque solo tienen trascendencia en el lugar del accidente, nunca en el hospital, al ser causa de ahogamiento.

Tratamiento prehospitalario de los accidentes disbáricos

En un protocolo de tratamiento hospitalario de los AD es necesario hacer mención a la fase prehospitalaria, pues el éxito del tratamiento hospitalario depende en gran medida de una correcta actuación inicial.

La telefonía móvil permite al médico de guardia en la UTH comunicarse con el médico que esté realizando la primera asistencia, recabar a través de él información sobre profundidad y duración de la inmersión realizada, orientar en la búsqueda de signos y síntomas, recomendar el tratamiento inicial y el lugar y medio más adecuado para la evacuación del accidentado, evitando traslados fallidos hasta la Cámara Hiperbárica de un paciente que por su patología no necesita ser recomprimido.

Es muy importante para el especialista en Medicina Subacuática e Hiperbárica (MSH) conocer los detalles de la inmersión realizada y la secuencia y el momento de presentación de los síntomas:

- Profundidad máxima y duración de la inmersión.

- Si hay evidencia de haber sufrido un barotrauma.

- Equipo utilizado.

- Saber si realizó inmersiones previas.

El tratamiento prehospitalario es el mismo para todos los AD:

- Hidratación.

- Oxígeno normobárico.

- No administrar corticoides ni aspirina.

- **Hidratación:** del mismo modo que los buceadores salen del agua con un cierto grado de hipotermia, también lo hacen con un cierto grado de deshidratación, la vasoconstricción y el aumento de la precarga a causa de la «centralización» de la sangre venosa que causa la ingravidez, inhiben la secreción de la hormona ADH y aumentan la diuresis. Esta deshidratación se verá aumentada en aquellos casos en que haya burbujas circulantes, que causan daño endotelial, provocan agregaciones de los leucocitos y plaquetas y provocan la salida del líquido intravascular al espacio intercelular, produciendo hemoconcentración y elevando el índice hematocrito por encima de un 50 %.

  La rehidratación puede realizarse por vía oral, si el buceador está consciente, o por vía intravenosa. La cantidad a administrar debe ser de un litro en la 1ª hora, por vía oral, administrar agua sin superar los 250 ml cada 15 min para evitar el vómito, y por vía intravenosa utilizar soluciones isotónicas como el suero fisiológico o el Ringer, evitando las que contienen glucosa por el riesgo de agravar un posible edema cerebral, después la perfusión continuará a razón de 100 a 200 ml/hora controlando la diuresis.

- **Oxígeno normobárico:** consiste en administrar oxígeno a la FiO_2 más alta posible, para ello utilizaremos una mascarilla con reservorio (Monaghan) y un flujo de 12 a 14 l/min. El propósito del oxígeno normobárico es el de provocar una desnitrogenización de los tejidos, puesto que la cantidad de nitrógeno disuelta en los tejidos depende de la ppN_2 en el alveolo pulmonar, respirar una ppO_2 lo más alta posible provoca la liberación de nitrógeno por parte de los tejidos y la reabsorción de las burbujas de nitrógeno a favor de gradiente, es lo que se conoce como «ventana de oxígeno» u *oxygen pathway*. La administración de oxígeno en esta forma debe instaurarse lo antes posible y mantenerse durante todo el traslado.

- **Corticoides y aspirina:** en la actualidad, no se recomienda administrar ninguno de los dos fármacos, hubo un tiempo en el que se recomendaba aplicar el protocolo NASCIS II en caso de evidencia de lesión medular, pero se retiró la recomendación ante la falta de resultados. En cuanto a la aspirina, algunos recomiendan aún su uso como profilaxis de la agregación plaquetaria en el caso de burbujas circulantes, pero nunca debe administrarse a un accidentado.

Traslado del accidentado

Si el médico que atiende al accidentado in situ ha contactado con el especialista MSH consensuarán el destino del accidentado, si no ha sido posible, nosotros recomendamos que «en ausencia de signos o síntomas neurológicos» el traslado se realice al hospital más cercano para evaluar allí al accidentado y contactar con el especialista MSH de la UTH y confirmar o descartar la existencia de un AD, que al no tener afectación neurológica no se resentirá de un eventual traslado secundario si fuese necesario en último término.

Haya o no dudas de si se trata realmente de un AD, el tratamiento inicial será siempre el mismo y el traslado se efectuará siempre con oxígeno. Si la gravedad del AD aconseja el traslado por medios aéreos, los pilotos ya saben que el traslado de un AD debe efectuarse sin superar la cota de 300 m para evitar que el descenso de la presión ambiental agrave el cuadro clínico.

Atención hospitalaria al accidente disbárico

Hay algunas diferencias según se trate de un accidentado que acude directamente a PU, un traslado primario o un traslado secundario.

El tratamiento etiopatogénico de los accidentes disbáricos es la recompresión en Cámara Hiperbárica, por ello, una vez se ha alcanzado el diagnóstico de un AD no debe demorarse la entrada del accidentado en la Cámara Hiperbárica solicitando la realización de nuevas pruebas diagnósticas.

Protocolo para el tratamiento con OHB de la intoxicación por monóxido de carbono (CO)

Un protocolo para el tratamiento de la intoxicación por monóxido de carbono en un Manual de Medicina Subacuática puede parecer fuera de lugar, pero, sin embargo, este tipo de intoxicaciones ocurren en buzos que trabajan en clubs náuticos limpiando cascos con ayuda de un narguilé y un compresor portátil, y en otros que cargan las botellas en entornos mal ventilados y que pueden verse afectados tanto cuando las cargan como cuando respiran el aire contaminado de su interior.

El monóxido de carbono es un gas incoloro e inodoro producto de la combustión incompleta de cualquier combustible en una atmosfera pobre en oxígeno.

Fuentes habituales de intoxicación son los braseros, barbacoas, calentadores domésticos de gas, motores de explosión, generadores eléctricos portátiles, neveras de butano, etcétera.

Un paciente que refiera malestar, náuseas, dolor de cabeza, debilidad, confusión mental o que presente una pérdida de conciencia puede tener una intoxicación por monóxido de carbono. Un saturímetro HbO_2 convencional no refleja la intoxicación por CO, y el color «rojo cereza» descrito como típico de estas intoxicaciones solo se ve en raras ocasiones, el diagnóstico de certeza precisa de una gasometría arterial o venosa y hay que solicitar específicamente «determinación de carboxihemoglobina o COHb».

Figura 2

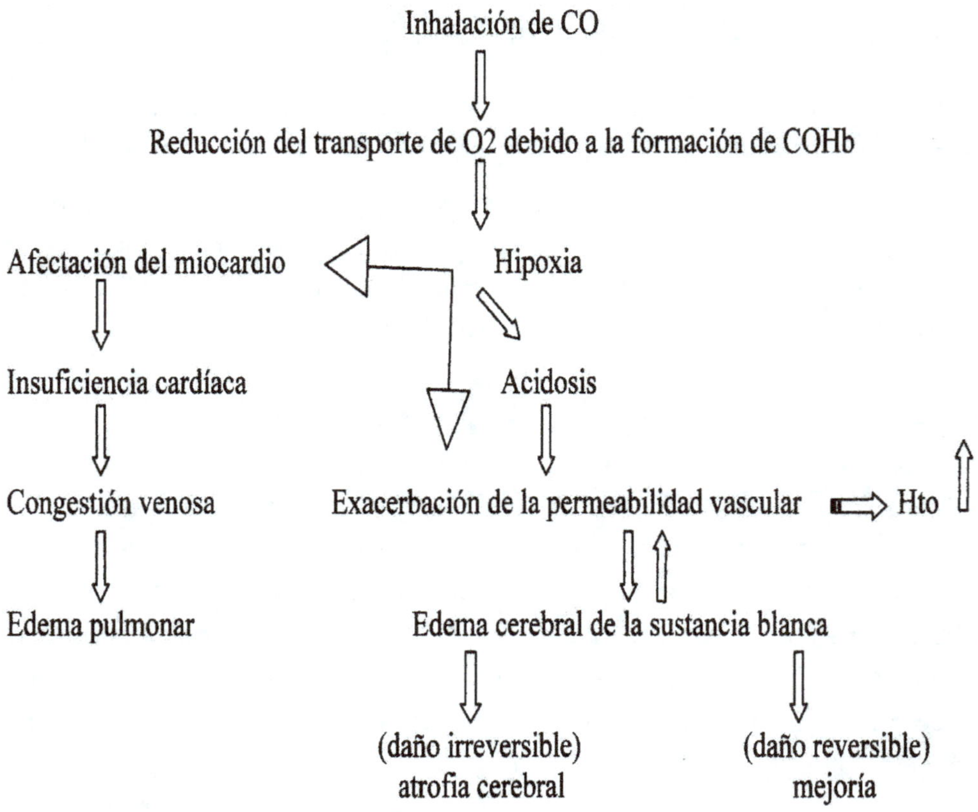

Indicación para tratamiento con oxigenoterapia hiperbárica (OHB)

Pacientes afectos de exposición documentada (COHb > 10 %) al monóxido de carbono en las 24 horas previas y con uno o más de los siguientes síntomas:

- Gestación

- Pérdida de consciencia

- COHb > 20 % (niños > 10 %)

- Déficit neurológico de cualquier tipo

- Isquemia miocárdica

- Edad > 50 años

- Acidosis metabólica (Exceso de base < -2,0 mmol/l o concentración de lactato > 2,5 mmol/l)

Información muy útil para tratar una intoxicación por monóxido de carbono

- Antecedentes personales

- Nivel inicial de carboxihemoglobina

- ¿Cuándo fue la intoxicación?

- Fuente de CO

- ¿Habla el paciente castellano?

- Síntomas: dolor en el pecho, confusión mental, vértigo, debilidad muscular, dolor de cabeza, trastornos de la memoria, náusea, vómitos, respiración agitada (disnea), pérdida de consciencia

- ¿Intoxicación involuntaria o intencional?

- ¿Está la paciente embarazada?

- ¿Hay evidencias de daño miocárdico?

- ¿Cuál es su estado clínico? Estabilidad hemodinámica, Glasgow, etcétera

- Contraindicaciones relativas a la OHB:

    - Neumotórax no tratado

    - Insuficiencia cardiaca

    - Inestabilidad hemodinámica

Tratamiento de emergencia de la intoxicación por CO

Oxígeno FiO_2: 1 mediante mascarilla con reservorio y no-reinhalación a 15 litros/min.

- Fluidoterapia: S. salino 1 litro en las dos primeras horas seguido de 250 ml/h, excepto si hay riesgo de edema agudo de pulmón

- Gasometría arterial inicial, luego, pueden ser venosas

- Electrocardiograma

- Rx de tórax

- Otras según estado del paciente: intubación endotraqueal, vía arterial, sonda vesical, sonda nasogástrica…

Acción de la oxigenoterapia hiperbárica

- Revierte la hipoxia reduciendo la vida media de la COHb.

- Revierte la sintomatología.

- Reduce la posibilidad de los dos síndromes neurológicos, que se observan con la misma incidencia: el síndrome neurológico persistente y el síndrome neurológico tardío (SNT). En este último es muy típico un periodo de lucidez entre las manifestaciones de la intoxicación aguda y posterior afectación del sistema nervioso central.

- Es importante que comience el tratamiento profiláctico antes de las 48 horas, habitualmente se administran dos sesiones de OHB separadas por 24 horas de intervalo, la primera a 2,8-3 ATA y la segunda a 2-2,4 ATA, ambas de unos 90 minutos de duración.

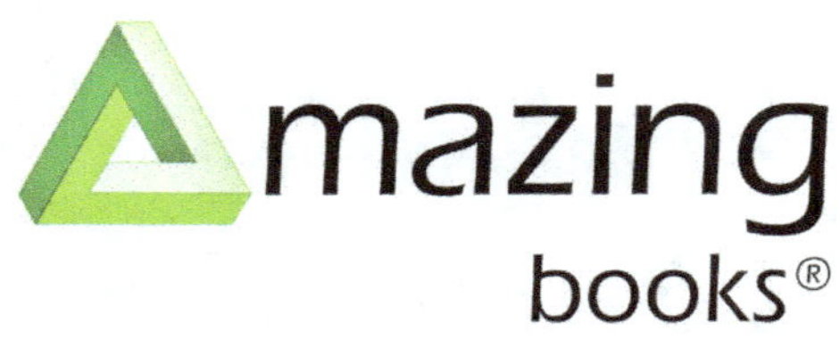

One World, One Health.

www.amazingbooks.es

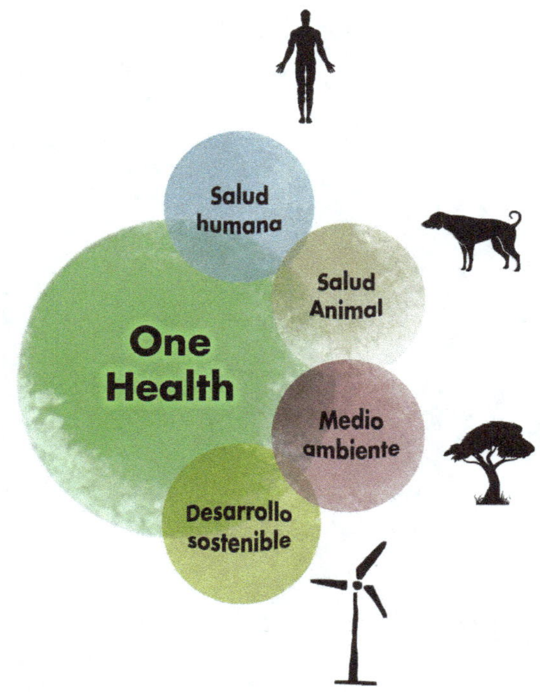

Telf.: +34 976 077 006

+34 680 859 355

info@amazingbooks.es - www.amazingbooks.es